La chirurgienne et le prince

*

Une maman pour Farah

KARIN BAINE

La chirurgienne et le prince

Traduction française de
CAROLINE JUNG

BLANCHE

HARLEQUIN

Collection : Blanche

Titre original :
SURGEON PRINCE'S FAKE FIANCÉE

HARPERCOLLINS FRANCE
83-85, boulevard Vincent-Auriol, 75646 PARIS CEDEX 13
Service Clients — www.harlequin.fr
ISBN 978-2-2805-0665-6 — ISSN 0223-5056

Édité par HarperCollins France.
Composition et mise en pages Nord Compo.
Imprimé en août 2024 par CPI Black Print (Barcelone)
en utilisant 100% d'électricité renouvelable.
Dépôt légal : septembre 2024.

FSC www.fsc.org
MIXTE
Papier issu de sources responsables
FSC® C159065

Pour limiter l'empreinte environnementale de ses livres, HarperCollins France s'engage à n'utiliser que du papier fabriqué à partir de bois provenant de forêts gérées durablement et de manière responsable.

1

— Quoi ? Maintenant ?

Soraya sentit la pièce tourner autour d'elle, en partie à cause de l'information qu'on venait de lui communiquer mais surtout pour avoir été pratiquement poussée vers un petit bureau par quelqu'un qui, d'habitude, ne lui adressait jamais la parole. Ou seulement pour lui dire des choses désagréables.

— Je voudrais que vous opériez mon père.

Raed Ayad était un confrère neurochirurgien qu'elle avait eu la malchance de croiser une fois dans sa vie.

Face à son silence, il répéta sa requête dans un soupir.

Il était légèrement moins agité que lorsqu'il l'avait accostée dans le couloir pour lui demander s'il pouvait lui « dire un mot ». Il avait commencé par évoquer un pays dans le besoin et la responsabilité qui lui incombait mais elle n'avait pas compris de quoi il parlait. Au moins savait-elle à présent ce qu'il attendait d'elle. Restait à savoir pour quelle raison.

Le fait que ce chirurgien renommé soit également prince d'un pays lointain n'était un secret pour personne. Une île du golfe persique dont il ne semblait pas avoir la moindre nostalgie. Cela dit, elle aurait pu deviner son ascendance royale à la démarche digne et un peu hautaine avec laquelle il se déplaçait dans les couloirs de l'hôpital. Pourquoi travaillait-il dans un grand hôpital londonien au lieu de se prélasser dans un luxueux palais ?

Beaucoup de gens devaient travailler parce qu'ils avaient des factures à payer et des enfants à élever. Depuis le divorce, elle avait eu beaucoup de choses en tête, entre les dettes que son mari infidèle avait contractées, le déménagement chez sa sœur qui vivait dans un minuscule appartement et son nouveau poste au London Central Hospital. Elle avait suffisamment de préoccupations pour ne pas avoir à prendre en charge l'intervention chirurgicale d'un membre d'une famille royale.

D'autant que le Dr Ayad ne s'était pas montré particulièrement courtois la première fois qu'elle était entrée en contact avec lui. Elle cherchait, à l'époque, à lever des fonds pour la création d'un centre dans lequel les jeunes aidants de personnes hospitalisées pourraient trouver écoute et réconfort. C'était une cause qui lui tenait particulièrement à cœur car elle-même s'était occupée de ses parents âgés et souffrants ainsi que de sa petite sœur, Isolde, qu'elle avait prise sous son aile à leur mort.

Comme elle venait d'arriver dans la région et ne connaissait pas grand monde, elle s'était adressée directement à ses confrères chirurgiens dont le revenu était plus élevé que ceux de la plupart du personnel hospitalier. Or, le jour de la levée des fonds, quand elle s'était approchée de Raed – en pyjama, avec des couettes et une incisive masquée comme si elle venait de perdre une dent de lait – il l'avait à peine regardée, rétorqué un « Ce n'est pas le moment », avant de s'éloigner d'un pas lourd. Pour un prince, il avait sérieusement manqué de bonnes manières.

— Redites-moi ce qui se passe. Lentement, s'il vous plaît.

Elle vit sa mâchoire se crisper, et le soupir de frustration qu'il poussa ne contribua pas à le rendre plus sympathique à ses yeux.

— Mon père est ici, à l'hôpital, dit-il. Il a eu un infarctus et a besoin d'un pontage.

— D'accord, mais en quoi est-ce que cela me concerne ?

À l'exception du jour de la levée de fonds où il l'avait envoyée promener, il ne lui avait jamais adressé directement la parole. C'était la première fois. En temps normal, il arrivait en coup de vent à l'hôpital, passait le plus clair de la journée au bloc, où il faisait des merveilles, et sortait comme il était entré, laissant dans son sillage une foule ébahie par ses prouesses. Personne ne lui arrivait à la cheville, du moins sur le plan professionnel. En revanche, il n'était pas réputé pour son affabilité. Les qualificatifs qui revenaient le plus étaient « froid », « précis » et « maître de lui ». Les plus positifs, du moins.

Raed se passa la main dans les cheveux, décoiffant ses boucles noires d'ordinaire lisses et brillantes. Même sa barbe soigneusement taillée paraissait exceptionnellement un peu ébouriffée.

— Mon père est le monarque d'un petit pays. S'il lui arrivait quoi que ce soit, cela provoquerait des troubles. Il ne faut pas que la nouvelle de son malaise s'ébruite, tant qu'il ne sera pas remis sur pied. Et, si je m'adresse à vous, c'est parce que vous êtes le meilleur chirurgien cardiaque de tout le groupe hospitalier.

Elle ne doutait pas de ce dernier constat. Elle savait aussi les efforts que cela avait requis. Elle éprouva un pincement au cœur à l'idée que le Dr Ayad ait joui de privilèges et peut-être même de passe-droits pour en arriver à ce stade de sa carrière, alors qu'elle avait dû se battre tous les jours. Il était prince, il n'avait pas eu à se trouver de petits boulots pour payer ses études, élever sa sœur orpheline ou rembourser les dettes d'un ex-mari infidèle.

Certes, il n'y était pour rien dans tout ce qu'elle avait vécu et, de toute façon, les sentiments ne devaient pas interférer avec son métier, mais son arrogance le rendait vraiment antipathique.

— Il faut que je consulte mon planning, dit-elle calmement.

— Vous n'avez pas l'air de comprendre : c'est une urgence. Cela ne peut pas attendre, répondit-il avant de marcher en long et en large dans le petit bureau.

Elle se revit elle-même faire les cent pas, à l'époque où ses parents avaient appris, l'un et l'autre, à un an d'intervalle, qu'ils avaient un cancer des poumons. Au moins le père de Raed pouvait-il réchapper d'un infarctus, grâce au pontage.

— Je comprends, dit-elle avec compassion. Vous ne voulez pas vous asseoir et m'expliquer calmement ce qui s'est passé ?

Elle l'invita à se poser sur une chaise mais il se remit à faire les cent pas, manifestement bouleversé.

— Le fait est que je suis le prince héritier. Ce qui signifie que, si mon père meurt, je devrai monter sur le trône.

C'était la première fois qu'elle le voyait autrement que distant et froid. Les événements étaient suffisamment déstabilisants pour le toucher de près, sans quoi il ne se confierait certainement pas à elle, entre deux opérations, dans un bureau minuscule, au bout du couloir.

— Mais ce n'est pas une surprise, je présume. Je ne sais pas comment tout cela fonctionne mais si vous êtes le prince héritier, cela signifie que…

— En fait, c'est mon frère Amir qui était censé monter sur le trône mais il est toujours à Londres et, après ce qui s'est passé, je ne pense pas qu'il rentre de sitôt…

— Je suis désolée de ce qui est arrivé à votre frère. Je sais que l'accident a coûté la vie de sa femme et que sa fille a été gravement blessée. Ma sœur Isolde travaille avec elle en rééducation.

L'accident de la route avait fait la une des journaux, bien avant qu'elle ne vienne travailler dans cet hôpital. Et, au bout de six mois, la nièce du Dr Ayad, Farah, âgée de neuf ans, n'avait toujours pas recouvré l'usage de ses jambes, en dépit d'un travail de rééducation intensif.

— Il n'est pas en mesure de retourner diriger le pays. Sa fille a besoin de lui, et lui-même travaille ici, dans ce même hôpital.

Il poussa un profond soupir.

— Mais moi, j'ai besoin de… de temps.

Il finit par s'asseoir, l'air abattu. Soraya ne put s'empêcher d'éprouver de la peine pour lui.

— Mais… Je croyais que vous étiez l'aîné.

Elle ne comprenait pas pourquoi il était pris de court alors que sa position dans la fratrie le désignait d'emblée comme le successeur au trône.

— En fait, Amir et moi étions sur le point d'annoncer publiquement qu'il reprendrait les rênes du pouvoir à ma place, lorsqu'ils ont eu l'accident. Tout le monde sait qu'il doit veiller sur Farah. Mais, maintenant que notre père est souffrant, il faut que quelqu'un aille à Zaki. C'est à moi que revient cette tâche.

La réticence transparaissait dans chacun de ses mots. Il ne semblait pas avoir d'autre choix que d'accepter les responsabilités que sa position d'aîné lui conférait.

Sans être membre d'une famille royale, Soraya connaissait le poids des responsabilités qui incombaient aux aînés, étant donné qu'elle avait passé la majeure partie de sa vie à s'occuper de sa petite sœur. Leurs parents les avaient eues tard et leur état de santé s'était mis à décliner alors que Soraya n'était encore qu'une adolescente. Elle s'était occupée d'Isolde avant même la mort de leurs parents et avait toujours fait passer les besoins de sa petite sœur avant les siens.

De toute évidence, Raed n'avait pas envie de renoncer à la vie qu'il s'était construite à Londres, mais il n'avait pas le choix. Soraya éprouva une certaine empathie pour cet homme contraint par ses obligations familiales.

— Bon, d'accord, d'accord. Je vais aller voir votre père et parler à son médecin.

— Merci, Soraya.

Était-ce la manière dont il avait prononcé son prénom ou la gratitude qu'elle lisait dans ces beaux yeux bruns qui fit flageoler ses jambes ? Peu importait, de toute façon, elle n'était pas là pour la bagatelle. Elle ne s'était même pas encore remise de son divorce douloureux.

Quatorze mois s'étaient écoulés depuis que la terre s'était dérobée sous ses pieds, lorsqu'elle avait découvert que non seulement Frank la trompait mais aussi que c'était avec son argent à elle qu'il avait entretenu sa maîtresse.

Il n'y avait jamais eu beaucoup de place dans la vie de Soraya pour les relations amoureuses, entre ses études, son travail et sa sœur Isolde. Certes, elle avait connu quelques hommes à la faculté de médecine mais ce n'est qu'une fois que sa sœur, devenue adulte, avait quitté la maison, qu'elle avait envisagé la possibilité de rencontrer quelqu'un avec qui partager sa vie. Frank avait été sa première histoire sérieuse.

C'était un avocat spécialisé en droit caritatif, en lequel elle pensait pouvoir avoir confiance, un homme au grand cœur qui donnait son temps et son énergie à de bonnes causes. Aussi lui avait-il semblé juste qu'ils vivent sur son salaire à elle. Ce qu'elle n'avait pas compris, c'était qu'il donnait à l'une de ses administratrices beaucoup plus que des documents à signer, et qu'il avait accumulé des dettes pour financer sa liaison avec elle.

Isolde avait conseillé à Soraya de le dénoncer pour avoir imité sa signature sur les accords de prêts et de crédits qui avaient servi, comme elle l'avait découvert à ses dépens plus tard, à payer des vacances somptueuses dans des hôtels de luxe. Elle qui croyait qu'il se démenait pour trouver des fonds et se débattait avec les parlementaires pour aider les associations, alors qu'il passait du bon temps avec sa maîtresse ! Elle n'avait pas eu la force d'affronter une action en justice qui risquait d'être épuisante et interminable, de se confronter de nouveau à ce mari déloyal et à ses mensonges. Elle avait préféré arrêter les frais et partir, même si cela impliquait de vendre sa maison et d'aller vivre chez sa petite sœur pour un temps.

Si elle venait à rencontrer un homme avec qui envisager quelque chose de sérieux, elle veillerait à ce qu'il la fasse passer au premier plan, pour une fois. Et qu'il ne porte pas le poids d'un royaume sur ses épaules.

Le père de Raed Ayad avait beau être roi, elle le traiterait comme n'importe quel autre patient, si elle était amenée à l'opérer. Quant à Raed, ce serait simplement le parent d'un patient auquel, une fois l'opération passée, elle n'aurait certainement plus jamais affaire.

Raed demeura assis un long moment après que Soraya et sa flamboyante chevelure rousse furent sorties de son champ de vision. Il était soulagé de savoir qu'elle opérerait son père, mais son soulagement était teinté d'embarras à l'idée de s'être totalement laissé emporter par ses émotions devant elle. Dans ce métier, il n'était pas rare de voir des familles inquiètes et stressées mais Soraya était une consœur, qu'il ne connaissait pas vraiment de surcroît. Ce qui ne l'avait pas empêché de lui livrer des détails très personnels, qu'il avait manifestement gardés pour lui trop longtemps.

Voir son père lutter pour survivre était une épreuve difficile. Au moins son état de santé était-il stabilisé, en attendant le pontage. À cela s'ajoutait le poids des responsabilités qui incombaient à Raed en tant qu'héritier du trône. C'était à lui de gérer la communication avec les médias au sujet de la situation.

Depuis l'accident qui avait fait voler la vie de son frère Amir en éclats, il sentait qu'on attendait de lui qu'il rentre à Zaki et se prépare à reprendre les rênes du royaume. Les responsabilités vis-à-vis de sa famille et de son pays lui avaient déjà coûté sa relation avec Zara Il n'était pas prêt à quitter tout ce qu'il avait construit en Angleterre mais, si les problèmes de santé de son père étaient révélés publiquement, il n'aurait pas d'alternative et devrait prendre la relève – ce à quoi Amir s'était préparé, pas lui.

Il sortit son téléphone de sa poche et composa le numéro de son frère.

— Comment cela s'est-il passé ? demanda ce dernier.

— Les tractations sont en cours – mais j'ai dû insister un peu.

Amir émit un petit rire, et Raed se dit que c'était peut-être la première fois qu'il l'entendait rire depuis la mort de sa femme.

— J'aurais bien aimé voir ça !

— Je n'ai pas donné le meilleur de moi-même, dit-il en grimaçant au souvenir de la scène.

En général, il était plutôt doué pour contenir ses émotions. Même quand Zara l'avait quitté parce qu'elle ne se voyait pas le suivre à Zaki et encore moins devenir membre de la famille royale, il n'avait rien laissé transparaître de ce qu'il ressentait. Ses émotions étaient la seule chose sur laquelle il semblait pouvoir exercer un certain contrôle, dans sa vie.

Son existence avait été dictée par ses obligations familiales et royales et ce, dès son plus jeune âge – jusqu'à ce qu'il se rebelle contre cet état de fait et décide de faire des études de médecine et de tracer sa propre voie. Il avait travaillé d'arrache-pied pour y parvenir.

Comment avait-il pu laisser libre cours à ses émotions devant une personne qu'il connaissait à peine, une consœur de l'hôpital qui plus était ? Il avait le sentiment que les rênes de sa vie lui échappaient de nouveau.

C'était sans doute la conjonction de plusieurs éléments concomitants dans sa vie, dont le manque de sommeil. Ce à quoi était venue se greffer la réaction initialement hostile de la seule personne qui était en mesure de les sortir de ce cauchemar. Il n'en avait pas fallu davantage pour qu'il perde son calme habituel. Le Dr Yarrow avait d'emblée paru réticente à opérer son père. Il s'était alors imaginé devoir prendre le premier vol pour Zaki. Seul. Laissant derrière lui, à Londres, ses parents, son frère, sa nièce et leurs problèmes. Même avec l'intervention de Soraya, il ignorait si son père survivrait. Leur mère était bouleversée par la situation, Amir et Farah avaient besoin de lui. Qu'il reste à Londres ou qu'il quitte sa carrière et sa vie londonienne pour le royaume de Zaki, il serait, dans les deux cas, partagé entre ses responsabilités vis-à-vis de sa famille et les responsabilités vis-à-vis de son pays. Jamais plus il ne tiendrait les rênes de sa propre vie.

— Nous faisons tous de notre mieux, Raed, dit Amir.

— Comment va mère ? Je suis désolé de vous avoir laissés, mais il fallait que je voie le Dr Yarrow.

— Je sais, ne t'inquiète pas. Je lui ai demandé de rentrer à l'hôtel pour se reposer.

— Tu as bien fait. Elle est mieux dans sa suite, avec le personnel aux petits soins pour elle, que dans une salle d'attente, à angoisser en buvant du café tiède. Toi et moi sommes habitués à la vie à l'hôpital et à ce genre de circonstances, mais pas elle.

Amir, de par son métier de chirurgien thoracique, était souvent confronté à des situations critiques, où le patient se trouvait entre la vie et la mort. Comme Raed, il avait fait ses études de médecine en Angleterre et, comme lui, il travaillait au London Central Hospital. Pour l'instant, du moins. Ni l'un ni l'autre ne savaient ce qui les attendait à l'avenir.

— Il faut nous reposer, sans quoi nous ne serons d'aucune utilité pour père. Demain, j'accompagne Farah à sa séance de kiné. Tu devrais aller te reposer, ce soir, et nous rejoindre demain.

— Pourquoi pas, dit Raed.

Ils se saluèrent et raccrochèrent.

Il avait pris des nouvelles de sa mère et parlé avec le médecin de son père. Il avait besoin de passer du temps avec sa famille. Car il ne savait même pas pendant combien de temps il pourrait encore le faire.

— Bonjour, Fafa ! s'exclama Raed.

Farah le regarda d'un air faussement contrarié alors qu'elle adorait qu'il l'appelle par ce surnom. Raed n'avait pas beaucoup mieux dormi chez lui que les nuits précédentes au chevet de son père, dans l'unité cardiaque, mais il chercha à donner le change devant sa nièce pour qu'elle ne s'inquiète pas. Il fallait la protéger de l'idée qu'elle puisse perdre un autre membre de sa famille. Farah savait que son grand-père était malade mais personne n'était rentré dans les détails, espérant qu'il se rétablirait avant qu'elle comprenne la gravité de son état de santé.

— Bonjour, oncle Raed ! répondit-elle en souriant.

Mais son sourire était mitigé par une ombre triste qui lui fendit le cœur. Il l'embrassa sur la joue.

— Alors ? Comment ça va ?

Farah plissa le nez.

— C'est dur.

— Je sais, ma chérie, mais ces exercices vont permettre à tes jambes de recouvrer peu à peu leur force.

— Quel intérêt, si je ne suis pas sûre de pouvoir remarcher un jour ?

Il sentit sa gorge se serrer en la voyant si abattue dans son fauteuil roulant, comme si elle avait baissé les bras. Ce n'était plus la petite fille vive qui dansait avec lui, debout sur ses pieds, en riant et en chantant. Même si elle recouvrait l'usage de ses jambes, Raed avait le pressentiment qu'elle ne redeviendrait jamais l'enfant gaie et insouciante qu'elle était avant l'accident. Raed aurait donné n'importe quoi pour redonner le sourire à son frère et à sa nièce. Mais que pourrait-il faire pour eux, s'il partait à l'autre bout du monde ?

— Tout ce que tu fais là, c'est justement pour pouvoir remarcher un jour, dit une voix féminine.

Raed se retourna. Une jeune femme blonde et enjouée venait d'entrer dans la chambre. De toute évidence, elle connaissait bien Farah et, à en juger par son uniforme, ce devait être sa kinésithérapeute.

— Raed, je te présente Isolde, dit Amir avec un grand sourire qui n'échappa pas à Raed.

— Isolde ? J'ai le sentiment d'avoir entendu parler de vous récemment...

Il se souvint que Soraya avait évoqué le travail de sa sœur avec Farah.

— Ah, oui ! Seriez-vous, par hasard, la sœur du Dr Yarrow ?

La ressemblance était frappante.

— C'est cela. D'ailleurs, je suis censée la rejoindre pour le déjeuner. Oh... Quand on parle du loup...

Raed suivit le regard d'Isolde et vit Soraya, dans le couloir, faire à sa sœur un petit salut de la main.

La conversation de la veille lui revint en mémoire et il eut un peu honte. Soraya l'avait vu dans la pire version de lui-même, la plus vulnérable, sous un jour que ni ses patients ni sa famille n'avaient jamais connu. Il avait eu un moment de faiblesse qu'il espérait ne jamais voir se reproduire et oublier, autant que possible.

— Papa, on peut déjeuner avec Isolde ? demanda soudain Farah, contrant les efforts de Raed pour ne plus penser à son débordement émotionnel devant Soraya.

— Mlle Yarrow vient justement de dire qu'elle allait déjeuner avec sa sœur, ma chérie, dit Amir, soudain aussi mal à l'aise que Raed.

— J'accepte ton invitation avec plaisir, Farah. Soraya vit chez moi, vous savez, et nous nous voyons tous les jours. Je serais ravie de déjeuner avec d'autres gens qu'avec ma grande sœur autoritaire.

Isolde paraissait aussi enthousiaste que Farah, et Raed sentit que c'était un combat perdu d'avance. Ce qui comptait, après tout, c'était que Farah recouvre le sourire.

— On va prendre le thé à l'hôtel de ma grand-mère, il y aura des scones, des macarons et des toasts.

— Super ! dit Isolde avec un grand sourire en regardant Farah, avec qui elle semblait avoir tissé une relation de confiance, presque d'amitié, qui faisait chaud au cœur.

— Vous êtes les bienvenues, votre sœur et vous, ne serait-ce que pour vous remercier de vous occuper si bien de Farah, intervint Raed, conscient qu'il ne pouvait de toute façon pas fuir éternellement Soraya et le souvenir embarrassant des épanchements auxquels il s'était livré en sa présence.

C'était probablement elle qui allait opérer leur père, ils seraient donc amenés à se revoir plus fréquemment, qu'il le veuille ou non.

Isolde se précipita vers sa sœur, qui attendait dans le couloir, pour lui transmettre l'invitation. Raed vit la surprise sur le visage de Soraya se transformer en franche contrariété. Lorsqu'elle s'aperçut qu'il était en train de la regarder, elle afficha un sourire un peu forcé et lui fit un signe de la main. Isolde l'invita à entrer dans la chambre.

— Merci beaucoup pour l'invitation, dit Soraya, mais…

— Mais rien du tout, la coupa sa sœur. Nous sommes ravies d'aller boire le thé dans votre famille, ajouta-t-elle en la fixant d'un regard entendu.

Raed réprima un sourire en voyant Isolde mener la danse.

— Il faut que nous allions nous changer, Isolde, et je n'ai pas vraiment beaucoup de temps aujourd'hui, insista Soraya en serrant les dents.

— Vous êtes très bien comme cela ! Et, ne vous inquiétez pas, nous serons en famille, dans une chambre d'hôtel, pas dans un lieu public. Notre chauffeur nous attend et vous ramènera, si bien que vous ne perdrez pas une minute de votre journée de travail, en dehors de votre pause déjeuner.

La réputation du Dr Soraya Yarrow était excellente. C'était une chirurgienne cardiaque hors pair, y compris dans les situations de crise dans lesquelles elle gardait une grande maîtrise d'elle-même. Ce qui rendait Raed d'autant plus honteux à l'idée d'avoir perdu ses moyens en sa présence.

— Merci, c'est très aimable à vous, dit-elle en souriant.

Mais son sourire ne parvenait à pas dissimuler son agacement. Il était évident qu'elle n'avait aucune envie de déjeuner avec Amir et lui, et qu'elle était piégée par sa loyauté envers sa sœur. C'était une situation dans laquelle il se reconnaissait. Il espérait que sa contrariété s'atténuerait et qu'elle finirait par apprécier d'être venue.

Il s'était renseigné sur elle, avant de lui demander d'opérer son père. Apparemment, elle avait pris son poste à l'hôpital au moment où lui avait rompu avec Zara. Il ne se souvenait pas l'avoir rencontrée auparavant – mais il n'était de toute façon pas d'humeur très sociable, depuis leur rupture. Il se posait trop de questions sur son avenir, se demandant ce qu'il adviendrait de lui et comment il parviendrait à assumer seul ses responsabilités. Mais, comme toujours, il avait préféré mettre ses émotions de côté et aller de l'avant. Comme quand il était jeune et devait faire des apparitions publiques, ou quand il avait été envoyé en pension, loin de sa famille. Il n'avait jamais vraiment été autorisé à dire qu'il n'était pas heureux et on attendait de lui qu'il suive le chemin tracé pour lui, quoi qu'il lui en coûte.

Aussi, quand Zara et lui s'étaient séparés, il s'était plongé dans le travail, afin d'apporter son aide aux personnes qui avaient encore besoin de lui. Ce qui ne signifiait pas qu'il ne souffrait pas. D'ailleurs, il souffrait encore.

Il allait s'efforcer de déjeuner et de bien s'entendre avec la femme qui allait certainement sauver la vie de son père, mais il était toujours terrorisé à l'idée de ce que sa vie lui réserverait ensuite.

2

— La seule chose qui soit encore plus stressante que de faire un pontage sur un roi est probablement d'aller boire le thé avec toute sa famille, marmonna Soraya à sa sœur.

— Arrête de t'inquiéter ! Amir et Farah sont des amours, dit Isolde sur un ton censé la rassurer.

— Ce ne sont pas Amir et Farah qui m'inquiètent, rétorqua-t-elle. Raed a cet air hautain depuis que je le connais. Cela ne m'étonnerait pas qu'il continue à nous regarder de haut, nous, le petit peuple.

Le Dr Ayad chercherait sans doute à recouvrer sa dignité, après s'être montré aussi vulnérable la veille. Pour ce faire, les hommes de son genre s'en prenaient généralement aux simples mortels qui se trouvaient à leur portée. Comme elle avait été l'unique témoin de ce moment de vulnérabilité, elle figurait sans doute en première ligne. Chose qu'elle ne pouvait évidemment pas expliquer à sa sœur, puisque Raed lui avait parlé sur le ton de la confidence.

— Tu te fais une montagne de tout, Soraya. Essaie simplement de profiter de ce que la vie t'offre, dit Isolde alors qu'elles sortaient de l'hôpital et avançaient, derrière les membres de la famille Ayad, vers la limousine qui les attendait.

Fidèle à lui-même, Raed fit peu cas d'elle. Raison pour laquelle elle avait été étonnée qu'il vienne la supplier d'opérer son père et qu'il avoue avoir autant de respect pour son travail. Elle ne s'imaginait même pas qu'il connaisse son nom. De toute évidence, les problèmes de santé de son père l'avaient ébranlé, suffisamment pour que sa façade impassible se fissure un peu.

Elle ne lui en voulait pas. Elle-même avait connu les affres du deuil de ses parents, et le sentiment d'impuissance qu'elle n'avait pu surmonter qu'en se jetant à corps perdu dans le travail. Elle comprenait qu'il soit déstabilisé par la situation, dont l'issue aurait des conséquences importantes sur sa vie. Elle éprouvait une certaine compassion pour lui mais ne pouvait pas faire grand-chose d'autre que d'opérer le roi en espérant que tout se résolve au mieux pour tout le monde.

Il devait certainement avoir été aussi surpris qu'elle par son épanchement émotionnel de la veille. Preuve qu'il avait besoin de se livrer à quelqu'un. Quand elle était venue attendre Isolde pour le déjeuner, elle avait croisé son regard et décelé un certain embarras dans ses yeux. Ce qui ne rendait que plus étonnante son insistance à ce qu'elle aille déjeuner avec eux dans la chambre d'hôtel de sa mère. À moins qu'il ait simplement l'intention de la voir mal à l'aise à son tour.

— On dirait qu'il va pleuvoir, dit Raed, brisant le silence qui régnait dans la voiture.

— Nous avons bien fait de ne pas aller pique-niquer, lâcha Soraya en riant bêtement à sa piètre plaisanterie.

— Ç'aurait été un fiasco, acquiesça poliment Amir.

Elle n'en revenait pas de rouler dans Londres en limousine, comme une star. Ils étaient confortablement assis sur les sièges en cuir noir mais la conversation demeurait guindée et l'atmosphère étrangement tendue, probablement parce que la majorité des personnes présentent aurait préféré ne pas se trouver là. Seules Farah et Isolde bavardaient comme de vieilles copines. Raed, Amir et elle regardaient par la fenêtre pour éviter d'avoir à croiser le regard des autres sans savoir que dire.

C'était bien le genre d'Isolde de la traîner dans une situation dont elle n'avait rien à faire. Une fois de plus, elle n'avait pas eu le cœur de le lui refuser. Isolde était un esprit libre et avait tendance à agir sur des impulsions, sans se douter de la préoccupation que son attitude générait chez sa sœur. Isolde avait grandi sans se soucier d'avoir à payer les factures et de s'occuper de quelqu'un d'autre qu'elle-même, comme Soraya l'avait fait dès l'adolescence. Cette dernière n'avait jamais cessé d'éprouver anxiété et inquiétude liées au poids des responsabilités. On ne lui avait pas vraiment laissé le choix.

Elle n'était pas envieuse de la liberté dont jouissait sa sœur qui n'avait jamais eu à porter le fardeau de la culpabilité et des responsabilités. Elle était même heureuse qu'Isolde soit sortie de ce schéma familial récurrent. Cette dernière vivait la vie que toute jeune femme devrait vivre, alors que Soraya avait dû sacrifier sa liberté pour que sa sœur puisse en jouir. Elle se demandait parfois ce qu'aurait été sa vie si elle n'avait pas eu à se soucier de quoi que ce soit. Comme en cet instant où elle était invitée. Autant Isolde était capable d'apprécier chaque instant, autant Soraya se préoccupait de l'impression qu'elles allaient produire sur la famille de Raed, Amir et Farah. Elle se demandait si elles seraient à la hauteur. Ou si on les considérerait seulement comme les roturières qu'elles étaient.

— C'est magnifique ! s'exclama Isolde en entrant dans l'hôtel, impressionnée par le faste des lieux.

— C'est un étalage écœurant de richesses et de privilèges, murmura Soraya.

Elle avait du mal à se détendre et à apprécier le luxe comme le faisait sa sœur, alors qu'elle avait passé la plupart de son temps à compter chaque centime et à s'estimer heureuse d'avoir un toit au-dessus de leur tête pour la nuit. Peut-être était-elle jalouse, finalement. En tout cas, elle n'était pas à l'aise face à l'opulence.

De plus, elle ne tenait pas à ce que Raed pense qu'il pouvait acheter ses services ou, pis, qu'ils lui étaient acquis simplement parce qu'elle avait accepté son invitation à déjeuner. S'il cherchait à l'impressionner avec ce genre de chose, il était mal tombé.

— Tu as bien le droit d'être gâtée, pour une fois. Tu as passé ta vie à t'occuper de moi et tu mérites que quelqu'un fasse la même chose pour toi. Et, de toute évidence, ce quelqu'un, ce n'était pas Frank.

Elles pouffèrent de rire en imaginant son ex-mari la couvrir de cadeaux.

— J'aurais dû me douter qu'il était radin. La première fois que nous sommes allés dîner au restaurant, il a partagé la note, à la fin du repas, en fonction de ce que chacun avait mangé et m'a laissée payer le vin parce que lui avait bu seulement de l'eau de la carafe. Cela a jeté les bases de notre relation et montré qui il était vraiment, à savoir mesquin et égocentrique. Le reste – son altruisme et sa passion apparents –, c'était du bluff.

Soraya méritait mieux, elle en était désormais consciente, mais elle avait mis du temps à voir le vrai visage de Frank, celui qui se cachait derrière la façade qu'il affichait aux yeux du monde.

— Si ça se trouve, il n'y a pas que tes compétences de chirurgienne qui intéressent Raed, dit Isolde en soulevant les sourcils.

Soraya pria pour que personne n'entende leurs messes basses.

— J'en doute, répondit-elle, espérant mettre fin à la discussion.

Mais Isolde n'avait pas épuisé le sujet.

— Dans ce cas, pourquoi nous a-t-il invitées ?

— Lui as-tu laissé le choix ?

Isolde fit la moue.

— Quel cynisme ! Pourquoi est-ce que tu ne peux jamais te détendre et t'amuser ?

— À ton avis ?

— Tous les hommes ne sont pas comme Frank. Ils ne cherchent pas tous à faire des choses dans ton dos. Bon, est-ce qu'on pourrait simplement aller boire le thé avec la famille royale, comme deux femmes normales, et cesser de nous inquiéter pour tout ? dit Isolde en prenant sa sœur par le bras.

Elles suivirent Raed et Amir jusque dans une salle, au milieu de laquelle trônait une grande table. Une femme âgée, vêtue d'une somptueuse robe mauve en soie brodée de fils d'or entra dans la pièce. Raed se précipita vers elle pour l'embrasser.

— Je suis content que vous ayez pu vous reposer, mère.

Amir vint l'embrasser à son tour.

Cette femme avait tout d'une reine. Soraya se sentit mal à l'aise.

— Comment résister à un déjeuner avec les gens que je préfère au monde ? dit la reine en se penchant vers Farah pour l'embrasser.

Le sentiment de s'immiscer dans l'intimité d'une famille se fit plus vif encore.

— Mère, je vous présente le Dr Soraya Yarrow, qui a gentiment accepté d'opérer père. Et voici sa sœur, Isolde, la kinésithérapeute qui travaille avec Farah.

— Soyez les bienvenues. Recevez toute ma gratitude pour tout ce que vous faites pour ma famille.

— Votre Majesté, dit Soraya en faisant la révérence, contente que son pantalon de costume blanc cassé ne soit pas trop serré.

Elle prit conscience qu'elle n'avait pas témoigné la même déférence à Raed ni à Amir, mais elle n'avait vu personne, à l'hôpital, leur faire des ronds de jambe – pas physiquement, du moins. Raed ne semblait pas s'attendre à ce qu'on le traite différemment des autres médecins. À en juger par leur conversation de la veille, Soraya aurait même tendance à penser qu'il préférait qu'on ne lui rappelle pas son rang.

Isolde, dans sa minirobe un peu moins pratique, s'apprêtait à faire à son tour une petite révérence mais la reine l'arrêta.

— Pas de formalités, dit-elle. Vous êtes désormais des amies de la famille, alors appelez-moi « Djamila ».

— Je suis enchantée de faire votre connaissance, Djamila, fit Isolde en la prenant dans ses bras.

— Moi de même, répondit la mère de Raed, surprise et

amusée, avant de se dégager avec grâce et de l'inviter à s'asseoir à la table, entre Farah et Amir.

Elle prit place en bout de table, ne laissant d'autre choix à Soraya que de s'asseoir à côté de Raed.

— Merci de nous avoir invitées, lui dit-elle.

Puisqu'ils allaient passer le déjeuner en compagnie l'un de l'autre, autant faire en sorte que leurs échanges soient courtois.

— Je crois que ni vous ni moi n'avons vraiment eu le choix, lâcha Raed en tirant la chaise pour qu'elle prenne place, avant de s'asseoir à son tour.

— Merci. Je vois que vous pouvez être poli quand vous voulez, s'entendit-elle dire.

Raed tourna brusquement la tête vers elle, l'air surpris.

— Je vous demande pardon ?

Elle rougit et regretta ses paroles. Pourquoi fallait-il qu'elle évoque son manque de courtoisie au moment même où il venait de faire preuve de savoir-vivre ? De toute évidence, il n'avait aucun souvenir de leur premier échange, lorsqu'il lui avait répondu sans égards alors qu'elle essayait de lever des fonds pour le centre d'accueil des jeunes adultes aidants. Peut-être n'était-il poli qu'en présence de sa famille, de sa mère ?

— Vous ne vous en souvenez peut-être pas, mais nous nous sommes rencontrés, il y a quelques mois. Je venais d'arriver au London Central Hospital.

Elle baissa la voix pour ne pas le gêner devant ses proches.

— Je suis sûr que je m'en souviendrais, dit-il.

— Je collectais de l'argent pour un centre de jeunes aidants. Je portais un pyjama.

Elle le vit réfléchir, et le souvenir sembla refaire surface.

— Oui, vous aviez des couettes, c'est cela ? Oui, je me souviens. Je traversais une mauvaise passe, à l'époque. Une autre. Je n'ai pas dû être très agréable avec vous et je m'en excuse.

Ses remords lui mirent du baume au cœur.

— Ne vous inquiétez pas. Nous avons tous nos mauvais jours.

Elle se retint de lui poser des questions, en dépit de son envie d'en savoir davantage. Sa réaction lui fit penser qu'il n'était pas aussi froid et hautain qu'il lui en avait donné l'impression jusque-là.

Le silence tomba entre eux tandis que les domestiques servaient le thé dans de délicates tasses en porcelaine et apportaient différents plateaux garnis de gâteaux, de friandises et de petits canapés.

Soraya était en train de mordre sur un canapé au saumon quand Raed se pencha vers elle.

— J'étais en pleine rupture. Je suis désolé de vous avoir fait subir ma mauvaise humeur. Je vous présente mes excuses.

Il la fixa de ses grands yeux bruns, dans lesquels elle crut percevoir une ombre familière. Chaque fois qu'elle-même évoquait son divorce, elle avait l'impression de recevoir un coup de couteau en plein cœur, qui lui rappelait à quel point l'amour l'avait fait souffrir. Peu importait que Frank l'ait trompée, qu'elle soit mieux sans lui, désormais : la blessure était toujours vive. Si Raed semblait avoir une vie idéale, vue de l'extérieur, il était évident qu'il traversait, lui aussi, une période douloureuse, et que quelqu'un lui avait brisé le cœur.

— J'accepte vos excuses, dit-elle en se penchant vers lui pour poser la main sur son genou, geste qu'elle regretta aussitôt.

Elle cessa de respirer, les joues en feu. C'était une chose de ne pas faire la révérence à un prince héritier sur son lieu de travail, c'en était une autre de lui peloter la cuisse sous la table, quelle qu'en soit la raison. Ils regardèrent tous deux droit devant, sans savoir que dire.

Raed avala un canapé en une bouchée et Soraya but une gorgée de thé en se demandant comment elle allait se sortir de ce pétrin. Elle finit par se dire que la meilleure stratégie à adopter était encore d'ignorer l'incident.

— Moi aussi, à cette époque, j'étais en pleine rupture, dit-elle enfin. J'étais sans doute un peu à vif. Mais la procédure de divorce est derrière moi, maintenant.

Il lui était toujours douloureux de prononcer ces mots, mais elle espérait qu'à force de les répéter ils finiraient par s'émousser comme une vieille lame qui ne coupe plus.

— Je suis désolé. Aucune rupture n'est simple. Zara et moi n'étions pas mariés mais j'ai du mal à me remettre de ce grand changement de vie.

Il dégusta lentement un macaron à la pistache. Soraya résista à l'envie de poser de nouveau la main sur lui. Ce n'était déjà pas approprié la première fois, le refaire serait franchement bizarre.

— Docteur Yarrow, intervint la reine, vous devez trouver surréaliste le fait que nous soyons tous réunis autour d'une tasse de thé alors que mon mari est souffrant.

— Chaque famille réagit à sa manière. Mieux vaut continuer à vivre et à espérer, plutôt que de s'inquiéter à son chevet.

C'était également plus simple pour le personnel de ne pas avoir à gérer les familles inquiètes et stressées en plus des malades et de leurs maladies. Sans parler des problèmes supplémentaires posés par le fait que ce patient était roi, comme la nécessité de loger sa suite et la sécurité.

— C'est ce que nous avons fait le premier soir, quand il a été admis à l'hôpital, dit Amir.

Soraya avait remarqué qu'il avait été plutôt silencieux pendant le trajet jusqu'à l'hôtel mais qu'il était en grande conversation avec Isolde et Farah depuis qu'ils s'étaient attablés. Elle espérait qu'Isolde se contente de le faire sortir un peu de sa coquille, sans le submerger sous sa personnalité parfois exubérante.

— J'ai vu votre époux ce matin. Dès que son état sera suffisamment stabilisé, je lui ferai un pontage qui permettra à son cœur de battre régulièrement. Après quoi il devra faire un peu de rééducation. Mais je suis sûre que vos fils vous ont déjà informée de tout cela.

Elle se sentait un peu sous pression, notamment parce qu'elle était sur le point d'opérer un patient dont les fils étaient des confrères, en plus d'être des princes.

Elle commençait à avoir plus de respect pour Raed et les responsabilités qu'il devait assumer, en plus du stress de la maladie de son père et de sa rupture sentimentale. Cela leur faisait un certain nombre de points communs, en dépit du fait qu'ils provenaient de milieux très différents. Il n'avait manifestement pas de problèmes d'argent mais elle reconnaissait chez lui le même engagement envers la famille, le même besoin de protéger les siens. Aucune des personnes présentes ne devait imaginer ce qu'il ressentait au sujet de l'infarctus de son père et de l'avenir.

Elle se demanda s'il était conscient d'avoir trouvé en elle un alter ego et si c'était ce qui lui avait permis de se confier à elle. De son côté, ce témoignage de confiance lui mettait du baume au cœur, comparé au comportement de Frank qui avait fait tant de choses dans son dos. Tous les hommes n'étaient peut-être pas aussi menteurs et aussi égocentriques, après tout.

— Nous nous alignerons sur vos décisions, dit Raed, décidé à montrer à Soraya qu'il ne lui mettrait pas de bâtons dans les roues et n'interférerait pas au sujet du traitement de leur père.

Il lui faisait confiance.

Elle avait été très discrète au sujet de la conversation qu'ils avaient eue dans le petit bureau, et s'était même montrée compréhensive. Il ne la connaissait pas mais il lui semblait qu'en tant qu'aînée elle comprenait intimement son besoin de protéger sa famille et de prendre les meilleures décisions les concernant. Il avait vu, dans les échanges entre les deux sœurs, que Soraya veillait sur Isolde comme lui veillait sur Amir.

Contrairement à Zara, elle comprenait qu'en l'absence d'Amir, c'était à lui que revenait la responsabilité du trône. Comme lui, elle semblait être prête à tout pour le bien-être de sa famille, y compris accepter une invitation qui ne l'enchantait pas. Il avait senti qu'elle ne tenait pas davantage que lui à ce thé en famille mais elle avait raison sur le fait qu'ils devaient continuer à vivre, ne serait-ce que pour Farah qui avait déjà connu trop de souffrance.

— Pouvez-vous coucher cette déclaration par écrit et la signer ? demanda-t-elle le plus sérieusement du monde, avant de lui faire un grand sourire.

Il aimait son sens de l'humour, comme le fait qu'elle ne paraissait impressionnée ni par lui ni par le reste de la famille. Il y avait beaucoup de choses chez elle qu'il appréciait. Son corps avait réagi de façon inattendue, quand elle avait posé la main sur son genou. C'était un geste de solidarité et de compassion, il en était conscient, mais il semblait avoir réveillé son corps las.

Il n'avait connu aucune autre femme depuis le départ de Zara, trop occupé qu'il était par son métier et par les problèmes familiaux. Il n'avait ni temps ni place pour une vie privée. Le célibat était un bouclier contre les peines de cœur. Ce qui ne l'empêchait pas d'avoir envie de partage avec une personne avec qui il pourrait être lui-même, dans l'intimité d'une relation.

Il avait remarqué que Soraya ignorait l'étiquette avec lui alors qu'elle avait fait la révérence à sa mère. Il se réjouissait qu'elle ait oublié son rang dans son empressement à le réconforter ou même qu'elle ne s'en soit peut-être jamais préoccupée. Elle l'avait accepté à l'hôpital et en dehors de l'hôpital tel qu'il était, en dépit de son attitude parfois peu engageante qui faisait fuir la plupart des gens.

— Vous avez ma parole, répondit-il d'une voix étonnamment grave.

Il eut l'impression de la voir frissonner, ce qui ne fit rien pour apaiser la tension soudaine qu'il ressentit entre eux. Une tension qui n'avait rien à voir avec leurs premiers échanges malheureux mais plutôt avec une sensibilité nouvelle vis-à-vis l'un de l'autre.

En d'autres circonstances, il aurait pu chercher à voir où ce début d'attirance le mènerait mais il n'y avait pas de place dans sa vie pour quelque aventure que ce soit. Son avenir était incertain, sa vie londonienne ne tenait plus qu'à un fil et il n'avait pas besoin de se compliquer davantage l'existence en s'attachant à une femme avant de partir.

— Nous devons décider de la conduite à tenir au cas où les médias aient vent de l'état de santé de votre père, intervint la reine, une fois que tout le monde eut fini de manger, soulevant le sujet qu'il avait essayé d'éviter trop longtemps. Et, comme tu es l'héritier du trône, Raed, il faut prendre ta sécurité très au sérieux. Nous ne pouvons être trop prudents, si bien que j'ai demandé à la sécurité de l'hôpital de t'assigner un agent de protection rapprochée.

Il n'avait jamais vraiment eu à s'inquiéter de sa sécurité en Angleterre mais ils ne pouvaient pas prendre de risques. Cela dit, la perspective d'avoir à ses côtés une personne qui le suive comme son ombre ne l'enchantait pas – pas davantage que le reste de ses attributs de prince héritier.

— Les gens commencent à se demander pourquoi père et toi passez autant de temps ici. J'imagine que la compassion a une date de péremption, dit Amir avec ironie en finissant son thé.

Il était évident que la situation exerçait une pression sur lui aussi. Il reposa sa tasse.

— Les gens oublient que nous sommes aussi des humains, renchérit Raed. Ils pensent que nous pouvons simplement faire fi de nos émotions et de nos problèmes et continuer à exercer notre mission publique comme si nous en étions exempts. Mais ce n'est pas le cas. Mais ne t'inquiète pas de cela, Amir. Concentre-toi sur votre bien-être, à Farah et à toi. Je me charge du reste.

Il n'avait aucune idée de ce en quoi le reste allait consister mais il ne voulait pas qu'Amir s'en préoccupe. L'intérêt que Raed prenne le relais était justement de permettre à son frère de s'en détacher.

L'année avait été difficile pour tout le monde, en particulier pour Amir. À présent, quelques mois après la mort de sa femme, c'était leur père qui était en danger. Même si l'on n'attendait pas de lui qu'il rentre au royaume, Amir était conscient des enjeux. Il prenait ses responsabilités très au sérieux, peut-être encore plus que Raed. Il n'était jamais sorti du rang, n'avait jamais posé problème. Il avait accepté sa place au sein de la famille et assumé ses obligations mieux que son frère aîné qui ne pensait qu'à voler de ses propres ailes. Le fait de ne pas pouvoir assumer son rôle de prince héritier rongeait sa conscience autant que celle de Raed.

Le téléphone d'Amir se mit à vibrer et, à en croire l'expression de son visage quand il scruta l'écran, les nouvelles n'étaient pas bonnes. Il tendit le téléphone à Raed.

— Je reçois une alerte chaque fois que notre famille est mentionnée dans les médias.

Pourquoi notre famille royale ne vit-elle pas dans son propre pays ?

Raed lut le gros titre à haute voix et parcourut l'article. L'auteur se demandait pourquoi les contribuables finançaient le fonctionnement du palais alors qu'aucun des membres de la famille royale ne s'y trouvait actuellement. C'était une préoccupation légitime pour des gens qui se débattaient avec un pouvoir d'achat en crise, ainsi qu'une autre cause de migraine potentielle pour Raed.

— Nous devons faire une déclaration au sujet de votre père, dit leur mère, la voix brisée par l'émotion.

— Ne nous précipitons pas. Je suggère que nous n'intervenions pas tant qu'il n'a pas été opéré. Nous aurons alors une vision plus claire de la situation.

Raed préférait repousser le plus possible son retour à Zaki et le tourbillon médiatique qui l'accompagnerait. Il voulait s'assurer que tout le monde allait bien et avoir un peu plus de temps pour se préparer à la tâche qui lui incomberait. Ainsi qu'à l'idée de laisser derrière lui la vie qu'il avait construite en Angleterre.

— Tu as raison, Raed, dit Amir. Nous ne pouvons pas annoncer ta volonté de renoncer au trône au moment où il est momentanément vide. La monarchie aurait l'air plus instable que jamais. Je sais que tous nos plans ont été modifiés par les circonstances mais il faut que l'un d'entre nous se rende à Zaki et ce ne peut être moi. Je dois rester ici, auprès de Farah.

— Je sais, fit Raed. Mais j'ai besoin d'un peu plus de temps.

C'était peut-être égoïste, les gens avaient le droit de savoir ce qui se passait à la tête de leur royaume mais c'était lui qui allait être confronté à la situation et aux réactions à Zaki.

— Il faut tout de même faire quelque chose, Raed. Plus nous laisserons les choses s'envenimer, plus il sera compliqué de les assainir. J'ai toujours l'intention d'assumer mes fonctions, dès que je le pourrai. Mais, en attendant, nous devons expliquer les raisons de l'absence prolongée de père, avant que le pays se soulève. Pour l'instant, il n'y a qu'un tabloïd qui sème la zizanie, et il y a sans doute un moyen de l'arrêter avant que les gens se mettent à spéculer. Et, si nous ne souhaitons pas évoquer l'état de santé de père, il nous faut trouver autre chose.

— Tu veux dire, pour faire diversion ?

En général, ils étaient opposés à l'idée de manipuler la presse dans leurs propres intérêts, mais le moment était extraordinaire. Si cela leur permettait de gagner du temps, Raed était disposé à donner aux journalistes de quoi les occuper le temps que la situation s'éclaircisse. À savoir le temps que leur père soit tiré d'affaire. Il était, pour le moment, impossible de savoir combien de temps Amir et Farah allaient rester en Angleterre.

— Je ne suis pas sûre que…

La réticence de leur mère était compréhensible mais ils devaient trouver le moyen de la protéger, elle aussi. Il n'y aurait personne pour veiller sur elle si son époux était souffrant, si Amir s'occupait de Farah et si Raed rentrait à Zaki. Il n'osait imaginer ce qui se passerait si leur père succombait à ses problèmes cardiaques. Quoi qu'il arrive, Raed devait trouver un moyen de rester un peu à Londres.

— Pourquoi pas un scandale ? s'exclama Isolde avec animation, ce qui lui valut un regard noir de la part de sa sœur.

— Nous ne ferons rien qui entache notre réputation. C'est précisément ce que nous cherchons à éviter, rappela Raed. Si les gens commencent à s'imaginer que la monarchie menace de s'effondrer, les conséquences risquent d'être ingérables. Nous sommes considérés comme une institution stable, dans notre pays. Compromettre cette stabilité aurait des implications politiques et économiques probablement irréversibles. Nous ne pouvons pas nous permettre d'afficher quelque signe de faiblesse que ce soit.

— Je ne vois pas quelle diversion nous allons pouvoir utiliser, dit Amir. En tout cas, Farah et moi avons déjà été trop longtemps sous le feu des projecteurs. Nous aspirons à la paix, désormais.

L'intérêt du public pour l'accident qui avait coûté la vie de la femme d'Amir et la mobilité de sa fille était compréhensible mais il s'était immiscé dans leur vie privée dans une période douloureuse de deuil et de malheur. Farah devait se rétablir et, pour ce faire, avait besoin de calme et de stabilité. Quelle que soit l'idée qu'ils trouveraient, elle tournerait autour de Raed et, comme toujours, il faudrait qu'il ait les épaules suffisamment solides, pour le bien de sa famille et du royaume.

— Pourquoi pas une histoire d'amour ? lança Isolde, manifestement captivée par le sujet.

Raed prit conscience que cette discussion aurait dû avoir lieu en huis clos mais elle avait jailli spontanément. Il savait que Soraya était fiable et savait garder un secret – elle lui avait déjà prouvé sa discrétion après la conversation qu'ils avaient eue la veille. Il espérait qu'elle soit à même de cadrer sa sœur, beaucoup plus spontanée. Comme il le pressentait, elle intervint aussitôt.

— Je ne pense pas que nous ayons notre mot à dire, Isolde.

— Ne vous inquiétez pas, dit Raed. Cela étant, Isolde, je ne pense pas que ce soit une bonne idée. Je sors juste d'une relation et je ne crois pas qu'une nouvelle histoire d'amour passionne les foules.

De toute façon, il n'avait pas vraiment le cœur à la bagatelle, qu'elle soit réelle ou simulée.

— Un mariage ? lança Isolde sans se laisser décourager.

Soraya leva les yeux au ciel.

— Je ne compte pas me marier simplement pour faire les gros titres, rétorqua Raed, catégorique.

— Attendez… Ce n'est pas une si mauvaise idée, dit Amir. Tu n'es pas obligé de te marier, mais la promesse d'un mariage proche et ton retour sur l'île en vue de la cérémonie permettraient de détourner l'attention de l'absence de père, tu ne crois pas ?

— Tu oublies simplement qu'il faut être deux pour se marier et que je ne peux pas demander à n'importe quelle femme prise au hasard sur un site de rencontre de faire semblant d'être ma femme et de me soutenir dans mes fonctions.

— Demande à Isolde ! s'exclama Farah qui avait jusque-là écouté les adultes en silence.

Contre toute attente, Amir intervint avant Isolde.

— Isolde fait déjà beaucoup pour nous.

Raed eut le sentiment que son frère avait d'autres raisons en tête que de vouloir préserver les intérêts d'Isolde, en lui épargnant une fausse histoire d'amour avec lui. Il avait réagi très promptement. De plus, Raed avait remarqué la façon dont Amir regardait Isolde. Sans être tout à fait sûr de la manière d'interpréter ce qu'il percevait, il sentit une bouffée d'amour et d'optimisme pour l'avenir de son frère gonfler sa poitrine.

— Ne vous vexez pas, Isolde, mais je pense que vous êtes un peu jeune pour le rôle. Si je devais me marier, je choisirais plutôt quelqu'un de mon âge, avec qui j'aie des affinités, plutôt comme Soraya.

Un grand silence tomba dans la pièce et tous les regards se tournèrent vers Soraya qui écarquilla les yeux.

— Je ne pense pas que...

— Tu serais parfaite, Soraya ! s'exclama Isolde avec son enthousiasme habituel. Tu es libre et il se trouve que tu es aussi intelligente et jolie !

— Et vous êtes confrères. Il ne semblerait pas incongru que vous soyez tombés amoureux l'un de l'autre.

Raed se demanda si Amir insistait parce qu'il pensait sincèrement que l'idée était bonne ou simplement pour écarter définitivement la candidature d'Isolde. Quoi qu'il en soit, la perspective d'impliquer Soraya semblait plus convaincante, y compris pour lui. Elle aussi faisait déjà beaucoup pour la famille Ayad, mais elle avait une personnalité plus mature, moins incontrôlable.

Il était de plus en plus évident que la solution reposait sur lui, aux yeux de tous. Que c'était à lui de sacrifier sa vie privée pour dissimuler ce qui se passait réellement. Il était prêt à tout pour protéger sa famille, mais les circonstances semblaient échapper à son contrôle. Une fois encore.

Cela lui rappelait son enfance, où on prenait des décisions sur son avenir, à sa place, on lui dictait comment se comporter, on l'envoyait en pension afin qu'il devienne la personne que les autres avaient besoin qu'il soit. Il avait un jour décidé de reprendre le contrôle sur sa vie et avait fui en Angleterre pour devenir la personne qu'il voulait être. Mais les six mois qui venaient de s'écouler avaient entravé sa progression. La rupture d'avec Zara avait fait resurgir des sentiments d'impuissance et l'impression d'être manipulé pour correspondre à ce qu'on attendait de lui.

Cela dit, il n'avait pas de solution à la situation. En simulant des fiançailles avec une personne complice, il ne ferait de mal à personne et, une fois son père remis de son opération, il pourrait rompre avec elle. Ce n'était pas la mer à boire. Ce n'était pas l'avenir qu'il s'était imaginé mais ce ne serait qu'une parenthèse.

Pour être honnête, il préférait conclure cet accord avec Soraya qu'avec une parfaite inconnue. Soraya serait de toute façon indemnisée pour sa coopération. Faire couple avec elle lui paraissait moins sordide qu'embaucher une actrice avec qui il n'avait aucun atome crochu. Soraya et lui avaient des affinités, même si elles reposaient sur un épisode de sa vie dont il n'était pas fier. Mais, justement, elle avait montré qu'elle était capable de compréhension, de discrétion et d'intelligence. Et, comme elle-même venait de divorcer et que la plaie ne semblait pas encore totalement cicatrisée, il n'y avait aucune chance qu'ils développent des sentiments l'un pour l'autre. Jusqu'à présent, elle ne semblait pas avoir une très haute opinion de lui. Il doutait qu'elle se laisse emporter par le romantisme de la situation. Il allait peut-être même devoir la persuader du bien-fondé de cette idée saugrenue.

— Soraya ? Qu'est-ce que vous pensez de tout cela ?

— Je pense que... que c'est insensé.

Soraya eut l'impression que les murs de la pièce se rapprochaient d'elle, et l'oxygène sembla soudain se raréfier. Tous les regards convergeaient vers elle et semblaient attendre qu'elle accepte cette proposition surréaliste. Y compris sa sœur, qui jubilait de la voir impliquée dans une aventure aussi excitante.

Jouer la fiancée d'un prince était tout à fait dans les cordes d'Isolde. Non seulement elle était douée pour jouer la comédie devant les caméras, mais Soraya était sûre qu'elle adorerait cela.

Soraya pria pour qu'ils cessent de la fixer et de faire peser le poids de leurs attentes sur elle, sans quoi elle risquait de vomir tout ce dont elle venait de se régaler. En fait, toutes les personnes présentes, à part elle, avaient fini par tirer leur épingle du jeu.

La dernière fois qu'elle s'était sentie aussi nauséeuse, comme si on lui martelait l'estomac, c'était quand elle avait découvert que Frank la trompait. Elle avait eu le sentiment que sa vie entière était sur le point de s'écrouler. Elle avait dû provoquer elle-même un changement et se prendre en main pour ne pas avoir à passer le restant de ses jours avec un mari menteur et adultère, ni à financer sa double vie.

Là encore, elle avait un choix à effectuer. Elle en avait assez de faire passer les besoins des autres avant les siens. Elle connaissait la situation de Raed, savait qu'il n'avait pas envie de quitter Londres pour aller prendre les rênes de son pays, et que ses proches avaient besoin de lui en Angleterre. Mais ce n'était pas son problème, après tout.

La reine intervint.

— Tu ne connais personne d'autre qui pourrait accepter, Raed ? Si tu rentres à Zaki et qu'il arrive quelque chose à ton père...

Elle ne termina pas sa phrase, submergée par l'émotion.

— Il faut quelqu'un en qui nous ayons pleinement confiance, répondit Raed. Nous ne pouvons pas demander cela à n'importe qui.

Il ne regarda pas directement Soraya mais elle sentit la pression du groupe. Ils devaient certainement la trouver égoïste de ne pas se proposer. C'en était oppressant. Après sa rupture avec Frank, elle s'était juré de prendre soin d'elle-même – en plus d'Isolde, qui faisait pratiquement partie d'elle. La culpabilité, le besoin de venir en aide aux autres, y compris à son propre détriment, était un sujet sur lequel elle n'avait pas fini de travailler.

— Je vous prie de m'excuser, j'ai besoin d'aller prendre l'air, dit-elle en se levant si promptement que la chaise serait tombée si Raed ne l'avait pas rattrapée.

— Soraya, ça va ? demanda Isolde, l'air inquiet.

Soraya ne put soutenir le regard de sa sœur et sentit les larmes lui monter aux yeux. Elle se dirigea vers la porte.

— Je vais voir si tout va bien, dit Raed en lui emboîtant le pas.

Si elle n'avait pas été si pressée de quitter la pièce, elle lui aurait dit de ne pas se déranger. Elle avait besoin de prendre l'air, de respirer, de s'éloigner du facteur déclenchant de sa culpabilité, le temps de se recentrer.

Elle regagna rapidement le hall de l'hôtel et attendit

impatiemment que la porte à tambour la dépose sur le trottoir, où elle prit une grande bouffée d'air. Le bruit des voitures et les odeurs d'essence étaient curieusement réconfortants. Ils la ramenaient à la vraie vie, loin du monde imaginaire des fausses fiançailles et des princes ayant besoin d'être secourus.

Elle contourna le groom en livrée brune et or qui les avait accueillis une heure plus tôt et tourna dans une rue plus calme où elle ne serait pas exposée à la vue des passants si elle avait une crise de panique. Elle se pencha, les mains sur les genoux, et prit quelques profondes inspirations. Elle sentit une main se poser sur son dos.

— Soraya, je suis désolé de ce qui s'est passé.

Si elle n'était pas aussi éprouvée par la pression qu'il avait exercée sur elle, elle aurait été touchée par ses excuses.

— Je suis la chirurgienne de votre père. Comment pouvez-vous m'imaginer, ne serait-ce qu'une seconde, en fausse fiancée, simplement pour sauver votre peau ?

— Je sais, je sais... C'est ridicule. Le fait même que nous vous l'ayons proposé montre à quel point nous sommes désespérés. Je devrais peut-être accepter l'offre d'Isolde.

Il regardait le sol, les mains dans les poches, l'air abattu. Mais il fallait qu'elle reste forte. Ce n'était pas en cédant au premier signe de faiblesse que la nouvelle Soraya allait mener la vie qu'elle voulait mener. Hors de portée des hommes qui voulaient profiter d'elle.

Cela dit, elle ne tenait pas non plus à ce que sa sœur soit dans la ligne de tir non plus. Isolde sortait juste d'une séparation difficile et n'avait pas besoin de se remettre dans un environnement compliqué. Elle était impétueuse, se lançait à corps perdu dans des situations et des relations qui ne lui étaient pas toujours bénéfiques. L'attention et la pression médiatiques risquaient de bouleverser un équilibre déjà fragilisé.

— Laissez Isolde en dehors de tout cela.

— C'est elle qui s'est proposée, Soraya, et je n'ai pas d'autre option pour l'instant.

— Elle a déjà subi suffisamment d'épreuves, et rien dans votre proposition ne justifie qu'elle ou moi laissions le monde entier s'immiscer dans notre intimité. Nous savons l'un et l'autre que les fiancées des princes n'ont plus jamais de vie privée.

— Êtes-vous en train de me dire que vous voulez de l'argent ? demanda Raed d'un air sombre dans lequel elle perçut un dédain qu'elle ne pensait pas mériter.

— Non, je dis simplement que je comprends quels avantages votre famille et vous allez en tirer alors que, pour Isolde ou moi, ce ne fera que nous créer des problèmes. À plus forte raison si les gens découvrent qu'il s'agissait d'une comédie.

Elle n'osait pas imaginer les répercussions si l'on venait à découvrir que les « fiançailles » n'avaient servi qu'à couvrir la maladie de son père et à éviter à Raed de prendre la place qui lui revenait à Zaki. Les enjeux étaient élevés mais la famille Ayad avait, dans tous les cas, plus à gagner qu'Isolde et elle.

Raed hocha lentement la tête.

— Il faut espérer que nous n'en arriverons pas là mais je comprends que vous n'ayez pas envie de prendre de risque sans être dédommagée...

— Ce n'est pas ce que j'ai dit...

— Et si nous faisions un don à votre association ? Un don suffisamment élevé pour financer la construction du centre que vous voulez mettre en place ?

Elle avait eu beaucoup de mal à lever des fonds pour donner aux jeunes aidants un endroit où ils pourraient se reposer des problèmes qu'ils avaient à affronter à la maison, comme elle-même avait dû le faire dès l'adolescence. Avec des fonds supplémentaires, elle pourrait même payer un thérapeute qui soit à l'écoute de ces enfants forcés de grandir trop vite sous le poids des responsabilités.

La proposition de Raed était tentante. Cela impliquait qu'elle fasse passer, une fois de plus, les besoins des autres avant les siens mais, cette fois, ce serait pour une bonne cause. Une cause qui lui tenait à cœur. Ainsi, les jeunes obligés de s'occuper d'un proche auraient un endroit protégé dans lequel ils pourraient rencontrer d'autres personnes de leur âge et redevenir les enfants qu'ils étaient censés être. Si elle pouvait leur offrir le répit, le réconfort, l'assurance qu'ils n'étaient pas seuls au monde, qu'elle n'avait jamais eus, cela en vaudrait la peine.

— Réfléchissez, Soraya. J'ai besoin de votre aide.

La supplication de Raed, couplée à l'idée de changer la vie de dizaines de jeunes, fit fondre sa résolution.

— D'accord. J'accepte de vous aider, dit-elle dans un soupir. Je présume qu'il va falloir que je sourie et que j'aie l'air éperdue d'amour pour mon prince Raed.

Elle croisa les mains sur la poitrine en se pâmant tout en se demandant intérieurement comment elle en était arrivée à accepter d'être la fausse fiancée de Raed Ayad.

Contre toute attente, Raed écarta les bras et la serra contre lui avec enthousiasme. Elle se laissa emporter dans le tourbillon. Elle avait oublié comme il était bon de se blottir contre un torse masculin et de s'y sentir en sécurité. Ce qui n'avait été qu'une comédie avec Frank.

Elle inhala son parfum et soupira. Lorsqu'il la déposa sur le sol, son sourire s'attarda sur ses lèvres plus longtemps qu'elle ne l'aurait voulu...

3

— Je vous le ramène dès que possible, dit Soraya à la mère de Raed alors qu'on emportait le brancard vers le bloc.

— Il est entre de bonnes mains, mère, affirma Raed pour réconforter Djamila qui pleurait sur son épaule.

Il sourit à Soraya et hocha la tête comme pour dire « Je suis convaincu que vous allez y arriver. »

Elle déglutit en priant pour qu'il ait raison. Elle avait informé toute la famille, y compris le roi, de la manière dont la procédure allait se dérouler, afin qu'ils n'aient aucune surprise. La chirurgie, et en particulier la chirurgie cardiaque, comportait toujours des risques. Même l'anesthésiste prévint le roi des risques encourus. Quant à l'opération elle-même, il s'agissait d'une intervention qu'elle maîtrisait parfaitement mais les possibilités de complications n'étaient jamais à exclure. L'équipe devait être prête au cas où les choses ne se dérouleraient pas comme prévu, mais l'état général du patient était satisfaisant, à part son cœur, ce qui augmentait les chances que tout se passe bien.

Elle mentirait si elle disait qu'elle n'était pas nerveuse lors de la première incision. Elle était tout à fait consciente d'avoir la vie d'un monarque entre les mains. La pression était plus élevée que d'ordinaire, même si elle procédait à un pontage coronarien à cœur battant, une procédure relativement nouvelle qui prenait moins de temps que le pontage coronarien traditionnel mais qui minimisait le risque d'hémorragie et réduisait la durée de la convalescence. En revanche, elle était plus difficile techniquement. Soraya devait greffer des vaisseaux alors que le cœur continuait à battre, afin de détourner la circulation de l'artère bouchée. Ce à quoi elle procédait toujours en retenant son souffle jusqu'à ce qu'elle ait la confirmation que tout fonctionnait parfaitement. Tous les chirurgiens cardiaques ne maîtrisaient pas encore cette technique, ce qui expliquait probablement en partie pourquoi Raed s'était tourné vers elle.

Elle fut donc particulièrement soulagée de voir et d'entendre le cœur du roi battre à son propre rythme. Alors qu'elle refermait le sternum à l'aide de fils métalliques et recousait la plaie ouverte sur sa poitrine, elle ne pensait qu'à une chose, à savoir Raed et le soulagement qu'il éprouverait à son tour.

Les heures passées dans la salle d'attente, où l'horloge murale égrenait chaque seconde, lui parurent interminables.

— Raed, tu fais des saletés partout, lui dit sa mère qui avait tenu à rester avec Amir et lui jusqu'à ce que l'opération de leur père soit terminée.

Il baissa les yeux et regarda le petit tas de papier qui s'était formé à ses pieds et prit conscience qu'il avait déchiqueté son gobelet sans s'en rendre compte.

— Désolé, dit-il en ramassant les morceaux qu'il jeta dans la poubelle de recyclage.

Le temps passait plus vite quand on était penché au-dessus de la table d'opération. Sur le plan émotionnel, il était plus difficile de se trouver du côté de la famille du patient que du côté du médecin.

Depuis quelque temps, il avait l'impression de tomber en miettes, comme le gobelet qu'il venait de broyer nerveusement. Pendant des années, il avait mené sa vie, avancé sur le chemin qu'il s'était choisi mais tout semblait partir à vau-l'eau depuis quelques mois. L'une des conséquences notables de cette perte de contrôle était sa difficulté à contenir ses émotions, notamment en la présence de Soraya.

Il se demandait encore ce qui lui avait pris, la veille, de la prendre et de la faire tournoyer dans ses bras quand elle avait accepté sa proposition. Il le regrettait profondément, non seulement parce qu'il avait, une fois encore, totalement perdu la maîtrise de ses émotions, mais aussi parce qu'il avait désormais, gravé en lui, le souvenir du corps de Soraya contre le sien. Ce qui allait rendre les choses plus difficiles s'ils s'engageaient ensemble dans cette histoire de fausses fiançailles. Mieux valait que cela reste une transaction pure et simple, sans implications affectives. De toute façon, il n'avait ni temps ni énergie à consacrer à quelque autre sorte d'interaction que ce soit.

Lorsque la porte s'ouvrit, il eut l'impression que son cœur s'arrêtait de battre. Soraya avança vers eux, un sourire aux lèvres.

— Mr Ayad est sorti du bloc et on l'a emmené en salle de réveil. Tout s'est passé comme prévu, mais nous allons le garder en observation pendant les quarante-huit prochaines heures afin d'être sûrs qu'aucune complication ne survienne. Il devrait pouvoir sortir d'ici une semaine et être tout à fait rétabli dans environ douze semaines.

Raed connaissait le risque de crise cardiaque pouvant survenir après une opération du cœur de cet acabit. Il savait aussi que son père avait survécu à l'intervention et ne pouvait se trouver dans meilleur endroit, au cas où une complication apparaîtrait.

— Merci infiniment, docteur Yarrow, dit la mère de Raed dans un sanglot.

— Je vous en prie, répondit Soraya dont les yeux s'embuèrent à leur tour, comme si la situation l'avait touchée, elle aussi.

Elle s'était laissé embarquer dans leur mélodrame familial, qui dépassait le cadre purement médical lié à l'infarctus du roi, et elle serait probablement contente de mettre fin à sa participation à toute cette histoire.

Amir lui serra chaleureusement la main et Raed eut l'impression que son frère retenait ses larmes. Lui-même était un peu sous le choc mais sentait que le contrecoup arriverait, peut-être plus tard, en privé. Il s'était déjà trop épanché devant Soraya. Il n'en revenait pas de lui avoir confié ses problèmes personnels et de l'avoir suppliée, à deux reprises en deux jours, de lui venir en aide.

Soraya s'était trouvée au mauvais endroit au mauvais moment, et, par deux fois, elle l'avait vu perdre ses moyens. Peut-être s'était-il senti suffisamment à l'aise avec elle pour lui faire part de ses inquiétudes et lui demander de l'aide. Quelles qu'en soient les raisons, il fallait que cela cesse.

— Merci pour tout, Soraya, dit-il en s'approchant d'elle pour lui serrer la main, ce qui lui parut soudain inadéquat, vu tout ce qu'elle avait fait pour leur famille.

Aussi l'attira-t-il tout naturellement contre lui.

Ce geste aurait pu sembler inapproprié s'il s'était agi de n'importe quel autre médecin, mais Soraya le serra à son tour dans ses bras, comme si elle avait autant besoin de ce contact que lui.

Il aurait pu la tenir dans ses bras pendant des heures s'ils ne s'étaient pas trouvés dans un lieu public, et il eut le sentiment troublant qu'elle l'aurait peut-être laissé faire. Mais ils n'étaient pas seuls et il se détacha d'elle, à contrecœur.

— Vous n'avez pas idée de tout ce que cela représente pour nous.

— Je crois que si, répondit-elle, les joues rosissant légèrement.

Une sensation qu'il n'avait pas éprouvée depuis longtemps le traversa et il plongea son regard dans ses grands yeux bleus, se demandant, l'espace d'un instant, s'il allait pouvoir résister à la tentation de l'embrasser.

Il recula. Le Dr Yarrow avait sauvé la vie de son père et lui avait épargné d'avoir à rentrer précipitamment au royaume. Il lui en était reconnaissant mais il n'était, de toute façon, pas prêt pour quoi que ce soit d'autre.

Soraya appuya sur la sonnette de l'appartement de Raed, situé au dernier étage d'un immeuble donnant sur la Tamise et desservi par tous les moyens de transport possibles. Elle n'aurait pas qualifié le bâtiment, tout en angles et en verre, de joli mais il était sans aucun doute luxueux.

— Montez ! dit Raed dans l'Interphone.

Le hall d'entrée était bien différent de celui de l'immeuble d'Isolde, qui sentait parfois tellement mauvais qu'elle devait se boucher le nez jusqu'à ce qu'elle soit dans l'appartement.

Elle entra dans l'ascenseur et sentit son cœur tambouriner dans sa poitrine. Elle n'avait pourtant aucune raison d'être nerveuse. Raed l'avait simplement invitée chez lui pour pouvoir parler en toute discrétion de l'arrangement qu'ils s'apprêtaient à conclure ensemble.

Était-ce la perspective de se retrouver seule avec lui qui rendait ses mains moites et faisait battre son cœur plus vite ? Elle ignorait pourquoi mais elle avait senti ses jambes flageoler quand il l'avait serrée dans ses bras, dans la salle d'attente, à l'hôpital. Elle avait mis cette petite faiblesse sur le compte du stress de l'opération et du soulagement que tout se soit finalement bien passé.

Après tout ce qu'elle avait traversé avec Frank, il n'y avait pas de place dans sa vie pour la bagatelle, à plus forte raison avec un homme submergé par ses propres responsabilités. Si elle décidait de partager un jour sa vie avec quelqu'un, il devrait faire de leur relation une priorité. Elle n'était plus disposée à accepter tout et n'importe quoi.

Elle sentit son cœur faire un bond dans sa poitrine quand Raed ouvrit la porte, mais décida de l'ignorer.

— Merci d'être venue, fit-il en lui laissant le passage.

— Il faut que nous parlions, dit-elle en ayant l'impression d'être jetée dans la fosse aux lions.

L'appartement était spacieux, élégant et masculin, à l'image de son propriétaire. Le canapé en cuir donnait l'impression que personne ne s'était encore assis dessus, et les chromes de la cuisine brillaient comme s'il ne s'en était jamais servi. L'endroit avait tout du logement d'un chirurgien débordé, sans vraie vie privée. Sa petite amie avait dû le quitter quand elle avait compris qu'il s'apprêtait à avoir encore plus de responsabilités vis-à-vis du royaume.

— Asseyez-vous. Puis-je vous servir quelque chose à boire ?

— Non, merci, je ne viens pas pour une visite de courtoisie, dit-elle, autant à l'adresse de Raed que pour s'en souvenir elle-même.

Dès qu'ils auraient mis à plat les termes du contrat, elle ficherait le camp.

Le sourire de Raed s'évanouit.

— Bien sûr. Maintenant que mon père est tiré d'affaire, grâce à vous, j'espère qu'il pourra reprendre les rênes du royaume rapidement. Mais, en attendant, il faut tout de même trouver un moyen de distraire les médias.

— C'est pour cela que je suis ici, dit-elle, n'en revenant pas de servir de leurre pour qu'une famille royale évite l'agitation dans son pays.

— Nous allons annoncer nos fiançailles, déclara-t-il avant de marquer une pause, attendant sa réaction.

Elle hocha lentement la tête.

— D'accord. Ensuite ?

Elle n'était pas sûre que l'intérêt des médias se tarisse à la simple annulation de leurs fiançailles. Et elle ignorait la place qu'occupaient les tabloïds dans la vie de la famille royale de Zaki en général.

Raed s'éclaircit la voix et baissa soudain la tête. Elle eut le sentiment que la suite n'allait pas lui plaire.

— Il faudra que je prenne un congé et rentre à Zaki. Temporairement. Et je voudrais que vous veniez avec moi.

Soraya ouvrit la bouche pour protester puis se ravisa. Il était normal que le prince présente sa fiancée à ses sujets. Mais l'idée de partir en voyage avec Raed était déstabilisante, étant donné qu'elle avait déjà du mal à passer un court moment chez lui sans paniquer.

Elle s'assit et réfléchit un moment.

— Est-ce la seule solution ? Moi aussi, j'ai un travail.

En réalité, c'était l'idée de laisser Isolde qui l'inquiétait davantage, mais le travail était une excuse plus crédible.

Il secoua la tête.

— J'ai tourné et retourné la situation dans tous les sens. Je n'ai pas envie de passer là-bas plus de temps que nécessaire mais je crois que, pour convaincre les gens que nous formons un couple, que la monarchie est plus stable et plus forte que jamais, nous devons apparaître unis en public.

— Je n'ai pas envie de laisser Isolde...

— Isolde n'est plus une enfant, la coupa-t-il.

— Je sais, mais elle est sous ma responsabilité. Vous imaginez bien que je ne peux pas partir comme ça, du jour au lendemain, à l'autre bout du monde. Je vis chez elle et lui paie un loyer.

Elle était consciente d'être un peu protectrice mais Raed n'avait aucun droit de lui dicter ce qu'elle devait éprouver alors qu'elle faisait tout cela pour lui rendre service.

— Ce ne sera que pour quelques jours, dit-il, ayant le bon sens de ne plus critiquer sa façon de voir les choses. Il y a un événement auquel mon père participe toujours, un concours hippique. Je me suis dit que nous pourrions y faire une apparition, au même moment où nous annoncerions nos fiançailles, si bien que vous n'auriez à rester que quelques jours à Zaki. Moi, j'y resterai jusqu'au retour de mes parents. Nous pourrons dire que vous devez rentrer en Angleterre pour mettre de l'ordre dans vos affaires avant le mariage. Je paierai votre loyer et demanderai à quelqu'un de veiller sur Isolde en votre absence, si cela peut vous rassurer.

S'absenter de Londres quelques jours serait probablement gérable. Ce ne seraient certainement pas des vacances très relaxantes, entre son attirance incongrue pour Raed, le stress de devoir simuler une histoire d'amour et l'attitude de Raed lui-même, qui ne faisait aucun effort pour dissimuler ses réticences vis-à-vis de cette partie de sa vie.

— Je ne pense pas que ce sera nécessaire, mais merci. Mais vous, n'étiez-vous pas sur le point d'annoncer votre renoncement au trône ?

Il haussa les épaules.

— Je ne peux pas faire cela maintenant. Amir, qui devait reprendre les rênes, est bloqué à Londres tant que Farah n'est pas remise de son accident. Et l'infarctus de mon père m'a fait prendre conscience que je ne pouvais pas esquiver mes responsabilités éternellement. À part mon travail, je n'ai rien qui m'attache vraiment à Londres. Il semble logique que ce soit moi qui rentre à Zaki à la place de mon frère.

— Mais ce n'est pas tout à fait juste pour vous, dit-elle, surprise d'avoir éprouvé un petit pincement au cœur en l'entendant dire qu'il n'avait pas d'attaches à Londres.

Rien ne la liait à Raed, et l'idée de le voir s'installer définitivement dans le golfe persique aurait plutôt dû la soulager. Le voir si déprimé au sujet d'un avenir sur lequel il ne semblait pas avoir de contrôle fit naître en elle une tristesse inexplicable à l'idée de ne pas en faire partie.

— Depuis quand la vie est-elle juste ?

Son expression renfrognée s'illumina soudain d'un sourire qui la réjouit. Ces moments où il baissait la garde et laissait entrevoir l'homme qui se cachait derrière cette façade froide et policée la prenaient de court et lui donnaient des raisons de l'apprécier.

D'ailleurs, s'il se départait de son air sombre et abattu au cours de leur voyage, elle aurait de sérieuses raisons de s'inquiéter, d'autant qu'elle n'aurait aucune échappatoire. Ce soir, au moins, elle allait rentrer chez elle, mettre de la distance entre eux et se raisonner.

— Bien, vous me donnerez vos dates, afin que je prenne

mes dispositions, dit-elle en se levant, impatiente de quitter l'appartement.

Raed l'accompagna, en dépit de ses protestations.

— Merci encore, Soraya. Je ne sais pas ce que je ferais sans vous.

Ces paroles ne firent rien pour la rassurer, pas plus que le sourire renversant qu'il lui adressa avant que les portes de l'ascenseur ne se referment sur elle.

— Nous passons voir mon père, puis dirons au revoir à tout le monde et pourrons nous rendre à l'aéroport, dit Raed, pas particulièrement impatient de prendre cet avion.

Mais la présence de Soraya à ses côtés conférait un semblant de normalité à l'expédition. Dès que son père avait passé le délai critique de quarante-huit heures après l'opération, la famille Ayad avait décidé que le temps était venu pour Raed de rentrer à Zaki.

— D'accord, répondit Soraya guère plus enthousiaste que lui.

Il lui était reconnaissant d'être venue alors que rien ne l'y obligeait. C'était une chose de jouer les fiancées en Angleterre, mais c'en était une autre de continuer à jouer la comédie en voyage. Il aurait probablement pu affronter cela tout seul, trouver des excuses au fait que sa fiancée ne l'ait pas accompagné mais il était heureux d'avoir à ses côtés une alliée qui le traite comme le Raed qu'il était, et non pas comme un prince.

Avec Soraya, il n'avait rien à cacher, quoiqu'il eût souhaité faire preuve d'un peu plus de retenue en sa présence. En l'emmenant avec lui à Zaki, il avait l'impression d'être un peu moins ballotté par les événements. En dépit des sentiments naissants qu'il éprouvait pour elle, il espérait que leurs engagements publics ne lui laisseraient pas le temps et le loisir d'aller plus loin dans leur exploration. Ce serait vain, de toute manière, puisqu'ils devaient vivre dans des pays différents et se consacrer, chacun, à ses obligations familiales et professionnelles.

— J'ai conscience que ce n'est pas une partie de plaisir pour vous, mais je vous promets que cela ne durera pas longtemps.

Trois jours auparavant, elle avait écourté sa visite chez lui. Il était évident qu'elle ne tenait pas à passer plus de temps que nécessaire en sa compagnie. Ce qui rendait sa décision de l'accompagner à Zaki d'autant plus surprenante. L'argent destiné à son association devait compter pour elle plus qu'il ne l'avait imaginé.

— J'ai survécu à ce trajet en voiture, je devrais pouvoir supporter le reste, dit-elle avec ironie.

— Il faudra que vous vous comportiez comme si vous m'aimiez, fit observer Raed.

La solution la plus simple pour détourner l'attention des médias de l'absence de son père à Zaki était de faire croire aux médias et au public qu'ils formaient un couple, que Soraya était une consœur dont il était tombé amoureux à l'hôpital. Mais cela impliquait de passer davantage de temps avec elle, ce qui s'était déjà révélé dommageable pour sa santé déjà affaiblie par les insomnies qui le tenaient éveillé une bonne partie de la nuit depuis l'infarctus de son père.

Il savait aussi qu'elle n'avait pas une très haute estime de lui, à juste titre puisqu'il s'était montré grossier lors de leur première rencontre et lui avait ensuite fait du chantage pour qu'elle accepte de jouer dans cette comédie absurde.

Pour autant, elle l'avait écouté avec beaucoup de bienveillance et de compassion quand il s'était incidemment confié à elle sur ses problèmes. Et, bien qu'il se sente de plus en plus attiré par elle, il se savait trop blessé, trop meurtri par sa rupture avec Zara pour envisager une nouvelle relation.

Il était persuadé que Zara était la femme de sa vie. Mais elle ne se voyait pas faire partie un jour de la famille royale, et il ne voyait pas quelle autre femme pourrait désirer un tel destin.

Soraya ne faisait que passer dans sa vie. De plus, elle avait un métier qui la passionnait et dans lequel elle excellait. Il ne pouvait pas se permettre de s'approcher d'elle de trop près. Pas sur le plan émotionnel, en tout cas. Physiquement, ils allaient être obligés de jouer la comédie devant le reste du monde, le temps que son père se rétablisse et reprenne ses fonctions à la tête du royaume.

— Il va falloir jouer les amoureux, quand nous descendrons de la voiture, lui rappela-t-il quand ils s'arrêtèrent devant l'hôpital.

— Je sais, dit-elle d'un air consterné qui froissa son ego.

— Vous savez, cela ne me fait pas plus plaisir qu'à vous, Soraya. Comme vous, j'ai des choses plus importantes à faire dans ma vie que jouer dans cette farce ridicule.

— Ce n'est pas en considérant la situation comme une farce ridicule que vous allez convaincre le reste du monde que nous formons un couple, dit-elle avant de sortir et de claquer la portière.

— Soraya, attendez...

Il sortit précipitamment de la voiture pour la rattraper et la prit par le bras mais elle se dégagea.

— Soraya, il faut que nous ayons l'air crédible. Vous pourrez prendre une douche juste après si vous voulez mais, pour l'instant, nous formons un couple amoureux.

Raed perçut de la résistance dans son regard et de la tension dans son corps mais elle finit par accepter son bras sans lui mettre son poing dans la figure.

— Comment savoir si quelqu'un nous observe ? demanda-t-elle en regardant autour d'elle comme si elle s'attendait à voir des objectifs d'appareils photos braqués sur elle.

— Le bruit court que le prince dépose sa nouvelle petite amie tous les matins à l'hôpital. Nous nous sommes dit que cela aurait l'air plus crédible qu'on nous voie ensemble avant que nous annoncions officiellement nos fiançailles.

Elle s'arrêta net et se tourna vers lui, l'air indigné.

— C'est vous qui avez fait courir le bruit ?

— Nous avons des conseillers et des attachés de presse qui s'occupent de ce genre de choses. Je sais que cela ressemble à de la manipulation, mais c'est ce que font les personnages publics dès qu'ils veulent attirer l'attention sur quelque chose. Dans notre cas, nous voulons que cette histoire occupe momentanément la place de ce qui se passe en réalité. Et le temps est compté.

Il soupira et la prit par la main. Cette fois, elle ne le repoussa pas.

— Je n'aime pas mentir, dit-il. J'ai dû mentir pendant des années pour dissimuler ma véritable identité et j'ai appris à mes dépens que la vérité finissait toujours par percer. Dans la situation actuelle, il faut juste éviter les troubles, le temps que mon père se rétablisse. Je ne veux pas que vous me détestiez pour cela, Soraya.

L'expression de Soraya s'adoucit.

— Je ne vous déteste pas, Raed. Je comprends pourquoi vous vous retrouvez dans cette situation. Je suis bien placée pour savoir que les responsabilités que portent les aînés sont parfois lourdes.

Dans un geste de solidarité, et peut-être aussi pour les paparazzi, Soraya enlaça ses doigts aux siens et se rapprocha de lui. Raed se surprit à imaginer que tout cela ne soit pas un jeu. Il aurait aimé rencontrer quelqu'un qui le comprenne et reste avec lui en dépit des responsabilités qui lui incombaient.

Mais une chose était plus dangereuse encore que d'être surpris en train de mentir : c'était de croire soi-même à ses mensonges.

— Comment vous sentez-vous, Votre Majesté ?

Soraya et Raed étaient passés saluer le roi avant d'aller prendre l'avion. Les différents fils et tubes le reliant aux appareils et moniteurs lui donnaient un air vulnérable mais, d'après le personnel de l'hôpital, sa convalescence se déroulait sans complications.

— J'ai l'impression qu'une horde de chevaux sauvages m'est passée dessus, répondit-il d'une voix faible.

Son humour dénotait une certaine force de caractère que Soraya apprécia.

— Vous allez continuer à prendre des analgésiques. Et il faut que vous vous leviez dès que possible. Demain, on vous aidera à vous asseoir sur une chaise et vous allez commencer des séances de kinésithérapie pour ne pas perdre de muscles et vous aider à retrouver les gestes de la vie quotidienne.

— Pas de répit pour les braves ! fit-il en souriant.

— C'est pour votre bien, père, dit Raed.

— C'est aussi pour le tien, Raed, intervint Amir. Plus vite je rentrerai à Zaki, plus vite tu seras libéré.

— Je pars pour Zaki, le temps que vous soyez rétabli.

— Tu ne peux pas m'en vouloir pour cela, Raed, dit le roi. Ce n'est pas ma faute si tu as vécu dans l'illusion. Si tu étais resté pour faire ton devoir au lieu de...

— Ce n'est ni le moment ni le lieu pour discuter de cela, intervint Soraya. Votre père a besoin de se reposer.

Elle ne connaissait pas la dynamique familiale mais il était évident que la relation de Raed avec son père était tendue. Il était tout aussi évident que Raed aimait son père, même s'il ne le montrait pas.

— Dans ce cas, je vais y aller. Je suis content que l'opération se soit bien passée, père. C'est ce que nous espérions tous.

Il n'évoqua pas l'arrangement qu'il avait conclu avec elle ni le fait que les paparazzi étaient à l'affût d'une nouvelle histoire. Il n'était pas nécessaire de donner au roi des raisons de s'inquiéter qui pourraient retarder son rétablissement. C'était un signe de plus de l'attachement que Raed avait pour son père.

Elle-même avait passé sa vie à taire les difficultés pour ne pas inquiéter les autres. Le problème, c'était que la personne qui gardait les secrets et gérait les situations était souvent seule. Elle avait besoin de soutien et de réconfort, mais personne n'en savait rien.

— Est-ce que les visites sont autorisées ? Je voudrais voir ma femme.

— Bien sûr ! Elle est très impatiente de vous voir, elle aussi.

Le vieil homme sourit. Soraya éprouva un sentiment de paix et de gratitude à l'idée qu'un couple puisse être aussi soudé et aussi bienveillant que l'étaient les parents de Raed. Les quelques jours qui venaient de s'écouler lui avaient donné l'occasion de mieux les connaître et de les apprécier. Elle ne voulait pas les voir souffrir, et c'était d'ailleurs pour cette raison qu'elle avait accepté la transaction avec leur fils.

C'était un sacrifice de plus pour satisfaire les besoins des autres – ainsi qu'une bataille incessante pour la paix de son esprit.

Le besoin impérieux de se protéger lui intimait l'ordre de fuir, d'aller faire autre chose, ailleurs, pour elle, si fort que c'en était assourdissant.

Mais, pour l'heure, il fallait qu'elle se bouche les oreilles et fasse semblant de ne rien entendre.

4

— Ils vont peut-être demander une rançon, murmura-t-elle dans un état second.

— Pardon ? dit Raed en tendant l'oreille qui n'était pas collée à son portable.

Après avoir salué Isolde, rempli le congélateur et vidé la machine à laver, Soraya avait rejoint Raed à l'aérodrome, qui avait passé la majeure partie du voyage à planifier son séjour. Elle avait fini par renoncer à avoir une conversation avec lui et avait somnolé jusqu'à ce que des turbulences la fassent sursauter. Décidément, cette aventure aurait mieux convenu à Isolde qu'à elle.

Elle se redressa et aperçut, par le hublot du jet privé, l'île qui allait devenir sa nouvelle résidence, pour quelques jours. Les palmiers et la mer turquoise étaient très dépaysants. Les voitures affluaient vers la ville tandis que le soleil commençait à illuminer le ciel de l'aube naissante.

Elle sentit les doutes l'assaillir à la pensée de se trouver désormais en terre étrangère, à la merci de Raed. Le steward adorable qui leur avait apporté des boissons, des friandises, des couvertures et des pyjamas pendant le vol, leur demanda d'attacher leurs ceintures en prévision de l'atterrissage.

Son cœur se serra au moment où l'avion toucha le tarmac. Et si elle avait été attirée dans un piège ? On allait peut-être la bâillonner et l'emmener dans une voiture, la vendre dans un réseau et, bientôt, plus personne n'entendrait parler d'elle.

La porte du jet s'ouvrit. Elle demeura assise sur son siège, prête à voir surgir des hommes masqués et lourdement armés. Mais sa prémonition ne se réalisa pas.

Au pied de la passerelle les attendaient plusieurs hommes en costume, devant une limousine. Elle faillit tourner les talons.

— Bonjour, Votre Altesse. Bienvenue à Zaki.

Raed fit un hochement de tête à l'homme qui s'était détaché des autres, dont les corps étaient tellement musclés qu'ils semblaient sur le point de faire craquer les coutures de leurs costumes.

Elle monta à bord de la limousine et sortit son portable.

Bien arrivés. En route vers le palais. N'oublie pas de sortir les poubelles.

— Comment faisait-elle quand vous ne viviez pas chez elle à plein temps ? demanda Raed en souriant.

Elle était contente de le voir se détendre mais aurait préféré qu'il n'évoque pas la facette de sa personnalité qui était au cœur des disputes qu'elle avait avec sa sœur.

— Elle avait un compagnon, à l'époque.

Depuis son divorce, elle s'était intégrée à la vie de sa sœur et avait repris les choses là où elles les avaient laissées avant de se marier. Parfois, Isolde était exaspérée par sa manie de tout prendre en charge mais Soraya avait besoin de s'occuper et de se rendre utile. Elle avait besoin qu'on ait besoin d'elle, depuis qu'elle avait appris que son mari la trompait. Elle se sentait également redevable vis-à-vis d'Isolde qui l'avait accueillie chez elle, sans quoi elle se serait retrouvée à la rue.

— C'est une grande fille, ajouta Raed.

— Laissez-moi gérer ma famille comme je l'entends, vous avez déjà bien assez à faire avec la vôtre, rétorqua-t-elle, sans vouloir reconnaître que Raed avait raison.

Ils demeurèrent silencieux le reste du trajet. La limousine, suivie de celle qui transportait l'équipe de la sécurité, prit une immense allée jusqu'à un grand portail doré et entra dans la propriété royale. Soraya ouvrit la vitre pour sentir l'air chaud sur son visage et admirer les flèches dorées du palais que le soleil faisait scintiller. Les colonnes blanches, or et bleu de cobalt se détachaient sur le vert de la végétation luxuriante. Elle se demanda dans quelle partie du palais se trouvait le cachot réservé aux Anglaises suffisamment naïves pour accepter de jouer le rôle de la fiancée du prince.

Mais elle n'eut pas le loisir de laisser libre cours à sa panique car la portière s'ouvrit. Un homme lui tendit la main pour l'aider à sortir et les conduisit dans le hall du palais avant de disparaître littéralement.

Soraya leva la tête et fit un tour sur elle-même, ébahie face à la mosaïque qui revêtait les murs et les vitraux surmontant les nombreuses arches.

— C'est incroyable, ne put-elle s'empêcher de dire.

— Je suis ravie que le palais vous plaise, dit Raed. On va vous montrer vos appartements. Quant à moi, j'ai quelques affaires à régler. Si vous voulez bien m'excuser.

Elle regarda cet homme distant et efficace, totalement différent de celui qui l'avait suppliée quelques jours auparavant, et se dit qu'elle préférait la version de lui qui n'avait pas peur de se livrer à elle, de lui faire part de ses peurs plutôt que celle qui la plantait dans le hall monumental d'un palais, dans un pays lointain.

— Je ne suis pas sûre que ma garde-robe soit tout à fait adaptée à ce... à ce faste, murmura-t-elle, consciente que même ses vêtements les plus élégants n'étaient pas à la hauteur du cadre dans lequel elle se trouvait.

— Ne vous inquiétez pas pour cela.

— De toute façon, je dois simplement sourire en agitant la main, c'est cela ?

— En quelque sorte, dit-il avant de s'éloigner, manifestement indifférent à son malaise.

Elle eut soudain le sentiment de n'être rien d'autre, à ses yeux, qu'une marionnette et, pour une raison sur laquelle elle n'eut pas envie de s'attarder, cela la blessa.

— Mon généreux bienfaiteur, dit Soraya en faisant la révérence devant Raed, vêtue d'une somptueuse robe rouge et or qui était miraculeusement apparue dans sa chambre pendant qu'elle prenait un bain.

Raed n'avait pas été si indifférent à son malaise, finalement.

— Je ne voulais pas que vous vous sentiez mal à l'aise.

— Vous ne vouliez surtout pas avoir honte de moi, dit-elle.

Raed éclata de rire.

— Vous avez toujours été aussi sceptique ?

Elle se raccrochait à son cynisme, consciente que Raed pourrait lui faire faire n'importe quoi d'un simple regard. Elle n'en revenait pas de s'être laissé embarquer dans cette histoire simplement pour ne laisser personne dans le pétrin. Elle qui pensait être devenue plus circonspecte dans sa manière d'accorder sa confiance aux gens, depuis sa rupture avec Frank !

— Je le suis devenue. Mon ex-mari m'a menti, trompée et ruinée, s'entendit-elle dire, étonnée de livrer ces éléments intimes de sa vie. Si j'ai accepté ce marché, c'est simplement pour aider des gens, ne l'oubliez pas.

— Je suis désolé. Moi qui croyais que vous aviez été subjuguée par ma personnalité hors du commun…

Elle leva les yeux au ciel et sourit à son tour.

— Je n'ai pas résisté à l'idée d'avoir une relation factice avec un prince, poursuivit-elle sur le même ton.

— Je m'en doutais…

Elle avait beau lui en vouloir un peu de l'avoir en quelque sorte prise en otage, elle aimait voir ses traits s'adoucir et son sourire illuminer son visage.

— Vous ne m'avez pas dit où nous allions, reprit-elle plus

sérieusement. Je ne cesse de me demander si je vais être à la hauteur de la mission dans laquelle je me suis engagée.

— Je suis désolé, je ne voulais pas vous faire stresser. Il y a un concours hippique international auquel participent des cavaliers du monde entier, dans différentes disciplines. Mon père, qui est un grand amateur de chevaux, y est invité d'honneur. Je vais prendre sa place et remettre les prix aux concurrents gagnants.

Elle le regarda, affolée.

— Je ne connais rien à l'équitation.

— Si cela peut vous rassurer, moi non plus. Vous n'aurez pas à intervenir. Vous pourrez vous contenter de rester à mes côtés et, quand vous ne regarderez pas les chevaux, de n'avoir d'yeux que pour moi.

Il lui adressa un grand sourire.

— Et je pense que nous devrions nous tutoyer, désormais.

— Vous… Tu as raison. Ce sera plus crédible.

Elle sentit, pendant le trajet jusqu'à l'hippodrome, que leur relation ne se fondait plus sur le ressentiment et la frustration de devoir jouer la comédie mais sur une entente, presque une complicité.

— J'espère que tu aimes le rouge, lui glissa-t-il à l'oreille avant de poser le pied sur le tapis rouge déroulé spécialement pour eux.

Soraya ne s'attendait pas aux acclamations que la foule lui réserva. Elle eut un mouvement de recul en voyant les gens avancer dans leur direction en criant, tandis que les flashs crépitaient.

— Ne t'inquiète pas, je suis là, dit Raed en la tenant par la taille pour la guider vers l'entrée de l'hippodrome.

Le service de sécurité contint la foule et les escorta jusqu'à un ascenseur privé.

— Je ne me rendais pas compte que tu étais aussi populaire.

— Je ne le suis pas autant, d'habitude. Je crois que mon retour a soulevé un regain d'intérêt.

Ils prirent place dans une loge, et un serveur leur apporta des coupes de champagne et des canapés. Après avoir trempé ses lèvres et pris un canapé, elle se dit que ce mode de vie était très loin du sien mais qu'elle pourrait s'habituer à ces privilèges.

Par curiosité, elle se pencha par-dessus le balcon. Son apparition fut reçue par un tonnerre d'applaudissements et un mur de téléphones portables tendus dans sa direction. Elle sentit une main la tirer en arrière.

— Je ne... Je suis désolée, bredouilla Soraya en se demandant si elle avait enfreint le protocole en apparaissant sans Raed.

— C'est moi qui aurais dû te prévenir, dit Raed. Je présume que des rumeurs courent déjà sur mon retour. Les gens doivent se dire que je suis revenu pour prendre mes fonctions et m'installer avec ma future femme.

L'espace d'un instant, elle avait oublié où elle était et qui elle était censée être. Comme si Raed n'était pas prince et l'avait simplement invitée en amie à un spectacle. C'était facile d'oublier qu'il était l'héritier du trône, quand il laissait tomber son masque maussade et bavardait en souriant.

— Je sais que c'est un peu impressionnant, mais ne t'inquiète pas. Je suis là et je ne te laisserai pas tomber.

Il lui souleva le menton et la regarda dans les yeux. Elle se demanda ce qui, dans la situation, faisait battre son cœur plus vite : la foule, les objectifs des journalistes, la peur de ne pas être à la hauteur de la tâche qu'elle s'était assignée, ou la proximité de Raed ?

— Prête ?

— Non.

— Si, corrigea-t-il en lui prenant la main. Il faut se jeter à l'eau.

Ils s'approchèrent de la rambarde et Soraya s'accrocha au bras de Raed comme si sa vie en dépendait. La foule se remit à applaudir et à acclamer le prince et la femme qui se tenait à ses côtés. Ils demeurèrent un moment à saluer les gens en souriant, jusqu'à ce que la ferveur s'apaise. Puis ils rentrèrent dans leur loge.

— Cela devrait les contenter un moment. Merci de t'être prêtée au jeu, et merci d'avoir sauvé la vie de mon père.

— Je t'en prie. Mais je dois dire que ce que je viens de vivre a été plus impressionnant que le pontage d'un roi.

— C'est aussi ce que disait Zara. Tout le monde n'est pas fait pour cette vie-là, à commencer par moi. Mais je n'ai plus vraiment le choix. J'ai essayé de mener une vie incognito mais le devoir m'appelle, maintenant.

Elle hocha la tête.

— Je comprends qu'elle ait flanché. Le choc des cultures est grand.

— Je crois plutôt qu'elle ne m'aimait pas suffisamment pour quitter Londres et me suivre jusqu'ici.

— Je suis désolée…

Raed haussa négligemment les épaules mais ne parvint pas à convaincre Soraya qu'il était tout à fait remis de sa rupture.

— Je ne lui ai peut-être pas donné suffisamment de raisons de me suivre. J'ai du mal à me confier aux gens. Elle a peut-être cru que je ne l'aimais pas assez pour que notre relation surmonte cette épreuve.

Elle éprouva de la peine pour lui tout en se sentant privilégiée qu'il se soit confié aussi intimement à elle.

— C'est vrai que tu n'as pas la réputation de quelqu'un de très expansif.

Le sourire qu'il lui adressa la soulagea. C'était la preuve qu'elle ne l'avait pas vexé.

— C'est le résultat de mon éducation, je présume. Les membres de la famille royale ne sont pas censés afficher leurs émotions en public. Et, quand on est habitué à ne pas les exprimer en public, on finit par se fermer en privé aussi. C'est à peu près la seule chose sur laquelle j'ai eu le sentiment d'avoir un peu de contrôle. Tout, dans ma vie, a été décidé pour moi : mes écoles, mon lieu d'habitation, mes activités présentes et futures. En allant faire des études de médecine, j'ai cherché à m'affranchir de tout cela mais cela n'a duré qu'un temps. Mes émotions sont les seules choses que je peux garder pour moi, souvent à mes dépens, d'ailleurs. Cela ne signifie pas que je n'éprouve rien, seulement que je ne dévoile pas cette partie de moi.

Soraya aussi avait appris à ne pas révéler ses émotions devant Isolde afin de la protéger – mais aussi de ne pas perdre le contrôle. Elle se demanda si, comme Raed, elle avait coupé l'accès à Frank d'une partie d'elle-même, ne serait-ce que pour garder tant soit peu cette impression de contrôle. Peut-être l'avait-il senti et était-il allé chercher chez une autre femme cette part qui manquait dans son couple.

— Je comprends. Cela dit, tu as été très honnête avec moi sur tout ce qui se passait dans ta vie.

— C'est vrai, même si je n'ai pas toujours été fier de la manière dont je me suis comporté avec toi. Et je m'en excuse.

— J'imagine que ce ne doit pas être facile de revenir ici, après toutes ces années passées à Londres.

Il avait changé de vie plusieurs fois avant de devoir revenir à Zaki et de renoncer à la personne qu'il était devenu en Angleterre. Il passait d'une vie de chirurgien passionnante, parfois tragique et toujours prenante, à celle d'un personnage public saluant la foule et remettant des trophées. Des années de formation et de travail acharné partaient en fumée, remplacées par un rôle de figurant dans un pays où il n'avait pas remis les pieds depuis des années.

Il la regarda dans les yeux.

— Je crois que personne ne m'a demandé ce que je ressentais à l'idée de revenir à Zaki. Ma famille considérait que c'était mon devoir, et Zara m'en a voulu d'imaginer que je pourrais le faire un jour. Personne ne s'est demandé ce que cela me faisait d'être partagé entre deux mondes, d'avoir à décider de choisir entre ma tête et mon cœur. Dans les deux cas, je perdais quelqu'un que j'aimais. Il a fallu que je prenne du recul, que je prenne en compte ce qui était arrivé à Amir et à Farah et ce qui se passerait si mon père venait à disparaître. J'ai passé des années dans la peau de quelqu'un d'autre, mais la réalité m'a rattrapé et fait comprendre que je ne pouvais pas tout avoir.

— Tu avais envie d'autre chose, comme beaucoup d'entre nous, à un moment donné. Il n'y a rien de mal à cela. Et ce que tu fais pour ta famille est honorable. Quant à ta relation avec Zara, tu as essayé, au moins.

Elle-même avait fait tout ce qu'elle avait pu pour sa sœur, avec les meilleures intentions.

— J'ai essayé, c'est vrai. Tu crois que je pourrais utiliser cet argument, le jour où tout s'effondrera de nouveau autour de moi ?

Il sourit de nouveau mais elle sentit le poids des responsabilités qui pesait sur ses épaules.

— Tu fais de ton mieux. Que peut-on demander de plus ?

— Je ne suis pas sûr d'avoir fait de mon mieux avec Zara, de m'être suffisamment battu pour notre relation, d'avoir suffisamment pensé à ce qu'elle ressentait. J'aurais certainement dû lui dire avant que je risquais de devoir assumer mes responsabilités de prince, au lieu de la mettre devant le fait accompli.

— Peut-être aviez-vous simplement un problème de communication. Enfin, je ne suis pas spécialiste en la matière. Mon mari m'a trompée, il a dépensé toutes nos économies avec l'autre femme, sans que je ne m'en rende compte, c'est dire ! De toute évidence, il n'était pas heureux avec moi mais je n'en avais aucune idée. J'étais persuadée d'avoir épousé un homme merveilleux qui passait sa vie à se battre pour des causes honorables. Il était avocat et il travaillait avec des associations pour aider les personnes défavorisées. Mais c'était aussi un homme menteur et infidèle, bref, un très mauvais mari.

— Je suis désolé. Tu mérites tellement mieux que ça !

Elle haussa l'épaule. Elle avait déjà assez pleuré et s'était suffisamment torturé les méninges pour essayer de comprendre pourquoi son couple avait échoué.

— J'ai peut-être négligé mon mari, moi aussi, en étant toujours là pour Isolde. J'aurais peut-être dû accorder plus d'attention à ma propre vie.

— Je pense surtout que tu es une grande sœur super et que ton mari aurait dû te soutenir. C'est à cela que servent les conjoints.

— Je suis d'accord, dit-elle en souriant, consciente qu'il parlait autant de sa situation avec Zara que de la sienne avec Frank.

— Tu as d'autres personnes vers qui te tourner quand tu as besoin d'aide ?

Elle secoua la tête.

— Nos parents nous ont eues tard et ils sont morts tous les deux d'un cancer du poumon, à un an d'intervalle, quand nous étions encore jeunes. Je me suis beaucoup occupée d'eux et d'Isolde, bien sûr, dont je suis devenue tutrice légale à dix-huit ans.

— Tu as toujours veillé sur elle.

Elle hocha la tête.

— Nous avons vécu des moments difficiles, toutes les deux. C'est pourquoi le projet de cette association me tient tant à cœur. Avec l'argent que tu me donneras, j'espère pouvoir faire construire un centre dans lequel les jeunes aidants pourront recevoir le soutien dont ils ont besoin.

— Je suis désolé que tu aies à subir tout cela, en échange de ce financement.

— Tu as raison, c'est terrible de me retrouver dans une loge à boire du champagne avec l'homme le plus convoité du pays.

S'ils pouvaient continuer à badiner sur ce ton au lieu d'analyser les casseroles émotionnelles qu'ils traînaient l'un et l'autre, elle pourrait survivre à cette relation factice.

On frappa à la porte et plusieurs serveurs entrèrent, portant des plateaux qu'ils déposèrent devant eux.

— Qu'est-ce que c'est ? demanda-t-elle en se rapprochant de la table.

Raed prit la théière en argent et remplit les deux tasses en porcelaine.

— Fish and chips et purée de pois, répondit-il.

— Un repas typiquement anglais ! Quelle délicate attention, fit-elle, touchée par sa volonté de la mettre à l'aise et de lui faire plaisir.

— C'est une modeste façon de te remercier pour ton aide et pour ta compréhension, dit-il en lui tendant une assiette pleine de toasts beurrés.

— Il va falloir louer une grue pour me soulever, une fois que j'aurai mangé tout cela.

— Ne t'inquiète pas, je vais t'aider, lâcha-t-il sur un ton faussement sérieux.

Puis un grand sourire illumina son visage, et Soraya sut qu'il n'y avait plus d'espoir pour son pauvre petit cœur.

Raed mordit dans un toast pour ne pas être tenté de dire quoi que ce soit qu'il puisse regretter par la suite. Il savait, dès qu'il avait fait cette proposition à Soraya, que c'était une erreur. Mais quelle alternative avait-il ?

Soraya avait accepté de les aider et il lui en savait gré. Mais il se voyait aussi devenir étrangement protecteur envers elle. Peut-être davantage qu'il ne l'avait été avec Zara.

À l'époque, il était tellement préoccupé par l'idée de devoir quitter l'Angleterre pour retourner vivre dans le palais où il était né qu'il n'avait sans doute pas prêté suffisamment attention à ce que Zara éprouvait et pensait de la situation. Il n'avait pas envie de commettre la même erreur avec Soraya. Il ne voulait pas qu'elle se sente dépassée par les événements, les acclamations de la foule et l'assaut des journalistes, et ferait tout pour qu'elle soit le plus à l'aise possible.

Le seul problème, c'était la manière dont elle le regardait dès qu'il faisait quelque chose pour elle. Il pourrait faire n'importe quoi pour voir la gratitude dans ces grands yeux bleus. Cela n'aidait pas à maintenir ses distances vis-à-vis d'elle. C'était d'ailleurs un objectif de plus en plus difficile à atteindre, à mesure qu'ils se découvraient des affinités et des points communs. C'était la première personne qu'il croisait qui soit capable de comprendre le poids des responsabilités qui lui incombaient vis-à-vis de sa famille. Comment s'éloigner d'une personne autant à l'écoute, aussi empathique qu'elle, et qui, elle aussi, avait sacrifié une partie de son bonheur pour les autres ?

Elle but une gorgée de thé et mordit dans son toast.

— Tu as du beurre sur la lèvre, dit-il en indiquant sa propre bouche plutôt que de se risquer à toucher la sienne.

Il se méfiait de la réaction que son corps avait chaque fois qu'il entrait en contact physique avec elle.

— Oh ! désolée, fit-elle en s'essuyant du mauvais côté.

— Attends, s'entendit-il dire en tendant la main.

Le temps sembla ralentir, tandis qu'il essuyait, du pouce, la petite trace sur sa lèvre. Il déglutit. Il fallait absolument qu'il sorte de là.

— J'ai l'impression que le concours va commencer, fit-il remarquer en se levant.

Il aurait moins de mal à respirer au milieu de la foule que dans cet espace clos avec Soraya. Mais son genou heurta la table, et le contenu de sa tasse de thé se répandit dans la soucoupe.

Soraya se mit à éponger le thé avec une serviette.

— Laisse, dit-il. Viens, il ne faut pas que nous manquions la cérémonie d'ouverture.

Soraya prit une profonde inspiration puis elle glissa la main dans la sienne et ils sortirent de la loge. Aussitôt, les clameurs de la foule montèrent jusqu'à eux. Ils saluèrent le public en souriant puis se recueillirent lorsque l'orchestre joua l'hymne national. Raed pensa à son père qui était passé tout près de la mort et au fait qu'un jour cet hommage lui serait directement adressé. Il se sentit soudain accablé par l'avenir qui se dessinait devant lui et se réjouit de pouvoir retourner s'asseoir quand l'orchestre se tut.

— Ça va ? demanda Soraya qui avait vraisemblablement capté son émotion.

— Je suis un peu secoué, je crois. J'ai dépensé tellement d'énergie pour garder pour moi ce que j'éprouvais, pour maintenir l'unité de la famille, que le contrecoup se produit maintenant. Je prends conscience de ce qui se serait passé si mon père était mort. Le pays serait en deuil et ma vie, encore plus chaotique qu'elle ne l'est actuellement. Je ne sais même pas si les sujets voudraient de moi à la tête du royaume, et encore moins si c'est ce dont j'ai envie. Grâce à toi, j'ai un peu plus de temps pour y réfléchir et me préparer.

Autant il l'avait traitée comme un désagrément la première fois qu'ils s'étaient vus, autant il était conscient désormais qu'elle était un atout essentiel à l'équilibre de la famille et du royaume. Sa rencontre était la seule chose positive qu'il lui soit arrivé depuis un an.

— Je remplis ma mission, dit-elle nonchalamment.

Mais ils savaient l'un et l'autre qu'elle faisait bien plus que cela.

5

Le concours commença, et l'attention des spectateurs se détourna peu à peu d'eux. Soraya se détendit et s'apprêta à contempler le spectacle. La partie consacrée au dressage la subjugua. Parvenir à un tel contrôle sur les moindres mouvements de l'animal devait exiger des années de travail et de patience pour gagner sa confiance.

— Tu sais monter à cheval ? demanda-t-elle à Raed.

Il hocha la tête.

— Tous les membres de la famille royale sont censés être de bons cavaliers. On ne chevauche plus pour aller se battre mais simplement pour parader lors des cérémonies. Mais il y a longtemps que je n'ai pas monté. Les occasions de le faire à Londres étaient plutôt rares.

Elle perçut un voile de tristesse dans son regard, qui semblait évoquer le sacrifice personnel et l'envie de vivre une autre vie que celle qui lui était imposée par son rang. De toute évidence, la richesse et les privilèges n'allégeaient pas beaucoup le poids des responsabilités des aînés.

— L'équitation était une activité trop onéreuse pour nous, expliqua Soraya.

— Cela a dû être difficile de faire des études de médecine tout en élevant ta sœur. Personnellement, je me suis rebellé, mais c'est tout de même ma famille qui a payé mes études, dit-il sur un ton sarcastique, comme si son attitude lui paraissait hypocrite.

— Il n'y a pas de honte à accepter l'argent de ses parents. Pas plus qu'il n'y a de médaille à gagner à se débrouiller seul.

Avoir un peu plus d'argent pour payer ses études et s'occuper d'Isolde lui aurait permis de ne pas avoir à travailler comme serveuse, en plus de tout ce qu'elle devait déjà faire.

— On devrait peut-être en accorder.

— Pour être franche, je pense que les gens qui tirent le diable par la queue préféreraient qu'on leur donne de l'argent plutôt qu'une médaille, s'entendit-elle rétorquer.

Raed plaisantait sans doute mais le souvenir de cette époque était toujours douloureux. Quand Frank était entré dans sa vie, elle avait été aveuglée par l'apparente bonté de cet homme qui se battait pour des familles défavorisées comme la sienne. Elle avait découvert trop tard ce qui se cachait sous cette façade altruiste.

Raed demeura silencieux et elle se demanda si elle était allée trop loin dans sa franchise. Il était facile d'oublier qu'elle s'adressait à un prince quand ils bavardaient. Et, il avait beau avoir quitté le royaume pendant quelques années, il n'avait aucune idée de ce que pouvait être une vie où l'on a à peine de quoi payer le nécessaire puisque, comme il l'avait lui-même confirmé, ses parents avaient continué à payer ses factures pendant toutes ses études.

Survivre dans la précarité, devoir compter chaque centime laissait des cicatrices. Le souvenir de ces années était la raison même du syndrome de l'imposteur dont elle avait du mal, aujourd'hui encore, à se défaire. À plus forte raison dans ces circonstances, où l'on vous apportait à manger sur un claquement de doigts et où on faisait danser des chevaux pour votre seul divertissement.

— Tu as raison, les gestes symboliques nous donnent bonne conscience mais ils ne sont pas d'un grand secours, finit-il par dire. Il est temps que nous fassions quelque chose pour les personnes moins favorisées.

— Je suis désolée, je ne voulais pas être aussi directe. Mais c'est un sujet sensible pour moi.

— Ne t'excuse pas. Si mon destin est d'être prince, je devrais agir plutôt que me plaindre. Je devrais aussi donner un sens plus tangible, moins symbolique, à la royauté. Si je me retrouve à la tête du pays, je pourrai changer la donne. Nous pourrions attribuer des bourses aux familles qui n'ont pas les moyens d'envoyer leurs enfants à l'école, développer les modes de garde d'enfants pour les parents célibataires.

— C'est une bonne idée, Raed, je suis sûre que cela aiderait les gens.

— Et je crois que cela donnerait un sens à ma vie, aussi. Je n'ai pas envie de rester assis sur mon trône serti de pierres précieuses alors que tant de personnes souffrent. Je te remercie de m'avoir ouvert les yeux. Peut-être que je donnerai ton nom à une bourse d'études, dit-il sur un ton enthousiaste.

Elle se demanda s'il plaisantait encore ou s'il était sérieux. Peu importait. Sa volonté d'être un homme meilleur, d'utiliser son pouvoir pour aider les autres le rendait encore plus séduisant. Plus elle passait de temps en sa compagnie, plus elle voyait sa façade froide et convenue s'effriter. Le chirurgien efficace et distant laissait place à l'homme chaleureux et bienveillant qu'il était dans le fond.

N'avait-elle donc pas retenu la leçon ? Était-il judicieux de se laisser séduire par des hommes qui défendaient passionnément la cause des plus démunis ?

Il fallait croire que son cas était désespéré.

6

Raed eut toutes les peines du monde à se concentrer sur les activités équestres, même si Soraya applaudissait chaque fois qu'un cheval sautait un obstacle ou grimaçait quand il n'y parvenait pas. Les idées sur les moyens de contribuer au bien-être de la société tourbillonnaient dans son esprit.

Son activité de chirurgien était gratifiante précisément parce qu'il pouvait améliorer la vie des gens. Cela donnait un sens à sa vie, dont le privait son retour à Zaki. Il se posait désormais des questions sur sa propre valeur, surtout depuis le départ de Zara, qui n'avait manifestement pas trouvé de raisons suffisantes pour rester à ses côtés.

Soraya avait traversé des épreuves bien différentes, en vivant dans la précarité et en devant élever, seule, sa petite sœur. Et, au lieu d'abonder dans son sens, de rejeter la vie de prince comme il était en train de le faire, elle lui avait montré comment tirer parti de sa position pour le bénéfice du plus grand nombre. Elle proposait des solutions à son problème, suggérant qu'il utilise son statut pour aider les autres.

Il avait parlé davantage avec Soraya, en l'espace de quelques jours, qu'avec Zara en sept ans. Pour être honnête, il y était pour quelque chose si Zara n'était pas prête à accepter sa vraie identité, son statut de prince et son devoir envers le royaume. En agissant comme si cette partie de lui n'existait pas, en se faisant croire que sa vie était à Londres et nulle part ailleurs, il avait menti à Zara et il s'était menti à lui-même.

Essayer de fuir ses responsabilités de prince était une tactique idiote et immature et qui avait également mis sa relation en danger. Il comprenait que Zara se soit sentie trahie qu'il lui ait caché sa véritable identité si longtemps.

C'est en parlant avec Soraya qu'il avait compris qu'il n'avait pas été honnête avec Zara. Soraya était au courant de tous les cadavres qu'il cachait dans son placard, et lui avait permis de prendre conscience de sa responsabilité dans ce qui lui arrivait. S'il avait été aussi honnête avec Zara, s'ils avaient parlé librement de leurs envies et de leurs difficultés, ils auraient pu sauver leur couple. Le fait qu'ils n'aient même pas tenté de le faire signifiait que leur histoire était terminée bien avant que les problèmes de santé de son père le forcent à envisager de rentrer à Zaki.

Mais cette prise de conscience lui faisait regretter de ne pas avoir connu dès le départ une personne comme Soraya. Au lieu de garder une certaine distance, il se sentait de plus en plus proche d'elle. Mais était-ce vraiment une bonne idée de s'imaginer que Soraya pourrait être la femme qu'il lui fallait, alors qu'elle disparaîtrait de sa vie dès que son père aurait fini sa convalescence ?

— Il faut que j'aille féliciter les concurrents et les chevaux, dit-il, content d'avoir une excuse pour s'éloigner un peu d'elle.

Ils jouaient les amoureux transis et il ne fallait pas qu'il se laisse emporter dans ce scénario au point de perdre contact avec la réalité. Aller voir les cavaliers lui rappellerait qu'il y avait des sujets plus importants que sa vie amoureuse. À Zaki, il n'était plus le chirurgien solitaire espérant trouver un jour son âme sœur. Il était là pour représenter son père, le roi.

— Tu veux que je vienne avec toi ? demanda-t-elle en se levant.

Pouvait-il décemment la laisser seule dans la loge alors qu'elle ne connaissait personne ni ce qu'on attendait d'elle ? Il l'avait parachutée dans un univers qui lui était totalement étranger et ne pouvait attendre qu'elle s'adapte en quelques heures. Il avait déjà commis cette erreur.

— Bien sûr.

Escortés par les gardes du corps, ils empruntèrent des passages secrets où ils n'avaient pas besoin de jouer les couples. Tenir Soraya par la main ou par la taille était un geste apparemment anodin mais, à mesure que les liens se renforçaient entre eux, le moindre contact revêtait un sens nouveau et différent. Or, il ne pouvait pas se permettre de s'attacher à une femme qui ne serait plus là d'ici quelques jours.

Les concurrents du concours s'alignèrent avec leurs chevaux et Soraya demeura un peu en retrait, au bord du terrain. Raed avança vers eux en souriant pour les féliciter et échanger quelques mots. L'organisateur du concours, Ranj Abdallah, avança vers lui.

— Merci d'être venu, Votre Altesse.

— Je suis ravi d'avoir assisté à un spectacle aussi impressionnant. Vous faites la fierté de notre royaume et contribuez largement à son attrait aux yeux du reste du monde.

Ranj sourit fièrement et Raed se demanda si son père était reconnaissant pour ce que ses sujets faisaient pour l'économie et la réputation du pays. Si ce n'était pas le cas, il faudrait que cela change. La famille royale devait mériter le respect qu'elle exigeait de ses sujets, en montrant qu'elle appréciait ce qu'ils faisaient pour leur pays, et en contribuant à leur bien-être au lieu de simplement vivre de ses rentes.

— Ranj, je voudrais vous parler d'un projet, à l'occasion. Il s'agirait d'organiser un événement caritatif pour lever des fonds à redistribuer aux personnes défavorisées de notre pays. En échange, vous pourrez compter sur mon mécénat et profiter de mon réseau.

— Je… J'en serais très honoré, Votre Altesse.

Le projet n'en était qu'au stade d'idée, mais le fait d'en parler à quelqu'un le rendait déjà plus concret. Il réglerait les détails pratiques dans un deuxième temps, espérant que ses parents approuvent et coopèrent.

Il prenait un risque en ne passant pas par les voies officielles mais il était impatient de prendre des décisions et de pouvoir apporter sa contribution à une société plus juste. Et de le dire à Soraya. Il avait envie qu'elle soit fière de lui et nourrissait aussi l'espoir futile qu'elle prenne part à ses projets. Chose impensable, évidemment, puisque sa vie était ailleurs.

Il se tourna pour la rejoindre et entendit un grand bruit, une explosion qui déclencha un mouvement de foule. L'équipe de sécurité se précipita vers lui tandis que les gens hurlaient et couraient vers les sorties. Soraya avait l'air terrorisée. S'il s'agissait d'un attentat ou d'une tentative d'assassinat, elle était une cible au même titre que lui. Il se précipita vers elle pour la protéger et prit conscience, à ce moment-là, à quel point elle était devenue importante à ses yeux.

— Ça va ? demanda-t-il.

— Je suis un peu secouée, mais ça va, dit-elle d'une voix tremblante, les yeux apeurés mais sans blessure apparente.

Il éprouva un soulagement similaire à celui qu'il avait éprouvé en apprenant que son père était hors de danger après l'opération. Pourtant, Soraya ne faisait pas partie de sa famille. Son besoin de la protéger semblait dépasser son sens du devoir et sa compassion envers les autres humains. C'était l'expression du lien qui s'était établi entre eux en très peu de temps et qui compliquerait les choses quand il s'agirait de se dire au revoir, le temps venu.

Une voix surgit des haut-parleurs.

— Mesdames et messieurs, ne cédez pas à la panique. Nous avons la confirmation que l'explosion que vous avez entendue provient d'une surtension. Vous ne courez aucun danger mais nous devons évacuer les lieux. Approchez-vous dans le calme de la sortie.

Comme par enchantement, les gens ralentirent et se calmèrent.

— Emmenez Mme Yarrow au palais, dit-il à la sécurité, préférant néanmoins voir Soraya à l'abri de tout danger potentiel. Je vais rester ici pour m'assurer que tout le monde va bien.

Sa volonté de secourir les éventuels blessés souleva un tollé de la part des gardes.

— Je ne pense pas que ce soit une bonne idée, Votre Altesse.

Soraya s'opposa, elle aussi, au fait qu'il reste seul à l'hippodrome.

— Si tu restes, je reste aussi, dit-elle avec une détermination dans le regard qui le dissuada de la contredire.

Soraya était courageuse et compétente. Qui mieux qu'elle pourrait l'aider à gérer une situation de crise ?

Les cavaliers et les entraîneurs essayaient de maîtriser les chevaux affolés, et les spectateurs, de moins en moins nombreux, se dirigeaient plus calmement vers les sorties, assistés par les coordonnateurs et les agents de la sécurité. Mais quelques personnes étaient étendues sur le sol, parmi lesquelles Ranj, l'organisateur de l'événement, apparemment inconscient.

— Que s'est-il passé ? demanda Raed en s'agenouillant près du secouriste qui nettoyait la blessure qu'il s'était faite à la tête.

— Un cheval a eu peur et, en ruant, il a blessé Ranj à la tête. Il respire mais il ne réagit pas. J'ai appelé une ambulance.

— Je suis médecin, je peux jeter un coup d'œil, dit Raed en couvrant Ranj de sa veste.

— Moi aussi, je suis médecin, dit Soraya en posant doucement la main sur l'épaule du secouriste. Nous pouvons nous occuper de lui, le temps que l'ambulance arrive.

— Vous pouvez aller porter secours aux autres personnes qui en ont besoin, ajouta Raed, fier que Soraya ne soit pas uniquement là en qualité de fiancée, capable seulement de tenir la main des personnes souffrantes, mais de chirurgienne experte en son domaine.

Ranj avait été placé en position latérale de sécurité et il respirait, mais la situation pouvait basculer d'un instant à l'autre.

— Ranj, c'est Raed, est-ce que vous m'entendez ? Vous êtes

blessé à la tête. L'ambulance va arriver. Serrez-moi la main si vous m'entendez.

Aucune réponse.

Soraya s'agenouilla et continua à nettoyer la plaie afin qu'ils puissent en évaluer la gravité.

— Raed, un liquide clair s'écoule de ses oreilles et de son nez.

Mauvaise nouvelle. Le traumatisme crânien avait provoqué une fuite de liquide céphalo-rachidien, ce qui pouvait être le signe d'une fracture du crâne ou d'un hématome sous-dural, une accumulation de sang provoquant une pression dans le crâne. Si on n'intervenait pas rapidement, il pouvait s'ensuivre une méningite ou un AVC. Or, en l'absence de réaction de Ranj, ils n'avaient aucun moyen d'évaluer ses symptômes.

— Il faudrait qu'il passe un IRM et un scanner pour qu'on sache ce qui se passe et qu'on puisse le traiter en conséquence.

Au moment où Raed pensa emmener le patient à l'hôpital en limousine, la sirène des ambulances retentit. Puis quelqu'un cria en direction des ambulanciers.

— Ici ! Il faut une ambulance ici ! dit un homme, assis par terre, tenant une femme dans ses bras.

— J'y vais, fit Soraya. Reste avec Ranj.

Elle prit le kit de premiers secours, se déchaussa, remonta sa robe et se mit à courir vers le couple. Elle n'avait jamais peur de se retrousser les manches pour s'occuper des autres. Un défaut dont ils souffraient tous les deux.

— Ranj, si vous m'entendez, ouvrez les yeux.

Tandis qu'il essayait de sortir son patient de l'inconscience, il vit Soraya poser un tourniquet sur la jambe de la femme tout en demandant qu'on la couvre. Quand elle déchira son pantalon, qu'elle roula pour soutenir et stabiliser la jambe, Raed comprit que la femme avait une fracture. L'ingéniosité de Soraya le fit sourire. Il lui avait demandé beaucoup et, si elle ne s'était pas montrée de prime abord très enthousiaste, elle avait toujours fait du mieux qu'elle pouvait. Il lui semblait voir en elle la seule personne de son entourage capable de l'aider à avancer dans la nouvelle direction que sa vie avait prise. Il en éprouvait une immense reconnaissance.

— Je l'accompagne, dit Raed quand Ranj fut installé sur le brancard, dans l'ambulance. Je suis neurochirurgien.

— Votre Altesse, nous ne pouvons pas vous laisser voyager seul dans une ambulance, lui rappela son garde du corps, le remettant fermement à sa place de prince.

— Dans ce cas, suivons l'ambulance avec la limousine, insista-t-il. Soraya ? Tu viens avec nous ?

La patiente de Soraya était, elle aussi, prête à se rendre à l'hôpital en ambulance.

— Oui, je pense qu'il s'agit d'une fracture nette, mais j'aimerais en avoir le cœur net. Comment va Ranj ?

— Toujours sans réaction. C'est la raison pour laquelle je me rends à l'hôpital, au cas où l'on ait besoin de mes services.

Les ambulances démarrèrent, toutes sirènes hurlantes. Raed et Soraya prirent place dans la limousine.

— Merci pour ton aide, dit-il en voyant sa robe froissée et salie, et ses cheveux en bataille.

Jamais elle n'avait été aussi belle.

— C'est mon métier. Le vrai, lança-t-elle en souriant.

— Je pense que tu auras fait impression, aujourd'hui.

Il ne pouvait pas forcer les gens à approuver ses fiançailles mais il était certain que les compétences et l'altruisme de Soraya avaient touché le cœur de tout le monde, lui y compris.

— Je peux rentrer à Londres, alors ? demanda-t-elle en riant.

Ses paroles lui firent l'effet d'un coup de poing dans le ventre. Il n'avait pas envie qu'elle parte. Pour la première fois de sa vie, il se sentait soutenu par quelqu'un, à la fois physiquement et émotionnellement. Soraya avait été là quand il traversait un moment difficile sur le plan personnel et elle était aussi intervenue, dans cette situation de crise, à l'hippodrome, en tant que médecin. Jamais il n'aurait imaginé pouvoir passer d'un univers à l'autre avec quelqu'un d'autre. Et maintenant qu'il commençait à mieux accepter son statut de prince, toujours grâce à elle, il se demandait s'il serait un jour prêt à la laisser repartir.

Soraya était épuisée et elle était certaine que Raed l'était aussi. Il avait beaucoup eu à faire, entre la santé de son père, le retour à Zaki et, cet après-midi, l'incident à l'hippodrome.

En un sens, elle était contente de l'avoir accompagné à Zaki et de s'être trouvée au bon endroit, au bon moment, pour l'aider. Le poids des responsabilités était encore plus lourd quand on était seul pour le porter, elle était bien placée pour le savoir.

Cette journée lui avait aussi donné l'occasion de voir le médecin à l'œuvre. Il avait la réputation d'être sérieux et efficace, et il l'était.

Elle était désolée qu'il ait à retourner à sa vie de prince à Zaki alors qu'il était passionné par son métier et avait construit une vie qui lui convenait à Londres. En dépit des efforts qu'il déployait pour la cacher, il y avait en lui une certaine vulnérabilité face à cette situation. Elle était consciente d'avoir une vie, un travail et une sœur qui l'attendaient à Londres mais elle commençait à penser qu'elle aurait peut-être du mal à laisser Raed à Zaki quand le moment viendrait pour elle de rentrer en Angleterre.

Elle repensa à la manière dont il l'avait regardée au cours de la journée. Aux plats typiquement anglais qu'il avait commandés pour qu'elle ne soit pas trop dépaysée, ainsi qu'à son comportement protecteur vis-à-vis d'elle, notamment quand l'explosion s'était produite à l'hippodrome. Elle avait l'impression que son inquiétude ne relevait pas seulement de la bienséance. Il s'était pratiquement jeté sur elle pour la protéger, se mettant lui-même en danger.

Le lien qu'ils avaient noué n'était pas seulement le fruit des circonstances. Il reposait aussi sur des sentiments, et pas seulement les siens. Des sentiments qui allaient croissant et qui les rapprochaient chaque jour davantage. En plus d'être beau et intelligent, Raed était un homme loyal et empli de compassion, qualités dont Frank avait été totalement dépourvu.

Bien qu'une histoire entre eux soit impossible, elle se laissait aller à l'envisager, par moments. Tout en sachant que ce serait la porte ouverte à la souffrance. Ils venaient de deux mondes différents, tous deux retenus par leurs responsabilités. Pourtant, Soraya se sentait déjà emportée dans un tourbillon sur lequel elle avait de moins en moins de contrôle.

Après s'être assurée que sa patiente ne souffrait de rien de plus que d'une fracture, elle rejoignit Raed qui attendait des nouvelles de Ranj. Personne n'ayant le courage de lui dire qu'on n'avait pas besoin de ses services, ils furent conduits dans une petite salle d'attente privée, à la porte de laquelle se posta son garde du corps.

— J'espère que ce n'est pas trop grave, dit-elle, inquiète pour Ranj.

— Moi aussi. Juste avant l'explosion, nous avions évoqué l'idée d'un événement caritatif afin de lever des fonds pour les gens les plus pauvres du royaume.

— C'est un projet magnifique ! Je suis sûre que vous allez pouvoir le réaliser une fois que Ranj sera tiré d'affaire.

L'intérêt sincère de Soraya lui mit du baume au cœur. Depuis la discussion qu'ils avaient eue, il avait envie d'être une meilleure personne. La journée avait été choquante et perturbante pour tout le monde mais il avait retrouvé un peu de l'adrénaline de ses journées à l'hôpital et pris conscience qu'il n'en avait pas encore totalement fini avec cette partie de sa vie.

Avec la permission de la famille de Ranj, le médecin urgentiste vint leur apporter les résultats des scanners et autres analyses.

— Le traumatisme crânien de M. Abdallah a provoqué un hématome sous-dural, comme vous le pressentiez, Votre Altesse.

— Je vous en prie, appelez-moi « Raed ».

Il savait que personne ne s'y risquerait spontanément mais, en l'occurrence, il n'était là ni pour sa famille ni pour lui-même. Il souhaitait donc être traité comme n'importe quel confrère s'intéressant à un patient sur le plan professionnel et personnel.

— M. Abdallah doit être opéré afin que la pression diminue dans le cerveau. Il n'a toujours pas repris connaissance. Nous attendons le chirurgien, dès qu'il se sera libéré.

— Le chirurgien n'est pas là ?

— Non, répondit le médecin en rougissant. Nous n'avons pas de spécialiste titularisé. Nous faisons appel à celui de l'hôpital de la capitale.

De toute évidence, le secteur de la santé publique avait, lui aussi, été négligé, probablement parce que sa famille avait été trop préoccupée par ses problèmes personnels pour organiser un gala visant à remplir les coffres de l'hôpital. Ses parents avaient leurs propres médecins et il était injuste que les gens nés dans des milieux moins favorisés n'aient pas accès aux mêmes soins.

— Je vais l'opérer.

— Mais, Votre Altesse...

— Raed, tu es sûr ?

Il comprenait l'inquiétude de Soraya et du médecin, mais il fallait qu'ils sachent qu'il n'avait pas pris cette décision sur un coup de tête.

— Je suis un neurochirurgien qualifié et respecté, et j'ai effectué cette procédure des centaines de fois. De plus, je suis là, disponible, et le temps est crucial dans ce cas. Plus nous attendons, plus les risques de complications augmentent.

— Je vais parler à sa famille, dit le médecin.

— Tu es sûr de toi ? demanda Soraya.

— Sûr et certain. C'est mon métier. Je suis infiniment plus à l'aise au bloc que dans une loge royale, et certainement plus utile.

Cela sembla suffire à convaincre Soraya qu'il savait ce qu'il était en train de faire. Cela dit, il faudrait que l'opération soit un succès pour que son père accepte une décision aussi spontanée.

Succès qu'un chirurgien ne pouvait jamais garantir à cause des risques de complications inhérents à chaque intervention chirurgicale. Mais il avait suffisamment confiance en ses capacités et en lui-même pour entreprendre la procédure et penser que le résultat serait positif.

— Dans ce cas, est-ce que je peux t'assister ? Deux chirurgiens valent mieux qu'un, n'est-ce pas ?

Parfois, la collaboration de deux chirurgiens pouvait mener à un conflit entre leurs ego, mais Raed savait que ce ne serait pas le cas avec Soraya. De toute façon, le besoin impérieux d'être avec elle était plus fort que toute autre considération.

7

Raed ne cessait d'impressionner Soraya. Non seulement il s'apprêtait à quitter la vie qu'il avait construite en Angleterre afin d'aider sa famille mais il continuait à œuvrer afin d'aider tous ceux qui croisaient son chemin. Il semblait très enthousiaste au sujet du projet d'événement caritatif qu'il voulait mettre en place avec Ranj. Soraya avait le sentiment que ce serait le premier d'une longue série. Si seulement elle avait rencontré un homme comme lui plus tôt, quand elle bataillait pour survivre et élever Isolde ! Elle était fière de lui et du travail qu'il accomplissait, y compris de la craniotomie à laquelle il procédait en cet instant même.

Elle était contente de l'assister – même si, pour être honnête, l'équipe présente n'avait sans doute pas besoin de ses services. Elle était tout aussi capable que Raed sur une table d'opération mais ils avaient chacun leur domaine d'expertise et, en l'occurrence, Ranj avait besoin de neurochirurgie plus que de chirurgie cardiaque.

Elle aspira le sang afin que Raed ait une meilleure visibilité et nettoya la zone pour qu'il puisse drainer l'hématome sous-dural et faire baisser la pression sur le cerveau. Raed était au bloc comme un poisson dans l'eau. Sauver la vie des gens était pour lui une seconde nature. Quel dommage, pour lui comme pour les patients, qu'il doive renoncer à sa passion pour la chirurgie !

Elle imagina les acclamations des gens quand ils apprendraient que leur prince avait travaillé au bloc opératoire juste après sa première apparition publique. L'attention se détournerait un peu d'elle pour se porter sur l'incapacité de Raed de renoncer à son ancienne vie, ce qui la soulagerait d'autant. Faire semblant d'être un couple amoureux tout en rêvant que ce soit le cas était particulièrement néfaste à sa santé mentale.

Au bloc, Raed était concentré, précis, presque dénué d'émotions. Mais elle en connaissait une autre facette, qu'il avait avoué garder pour lui. Elle comprenait que sa froideur et sa distance aient pu lui jouer des tours dans sa vie privée. Elle s'estimait heureuse d'avoir vu le vrai Raed, celui qui se précipitait au secours des autres, qui s'enflammait pour ses projets et dont le sourire la faisait vaciller sur ses jambes. Mais elle se demandait aussi où cette proximité les mènerait.

— Cela ne t'a pas donné envie d'élargir ton répertoire de chirurgienne ? demanda Raed en plaisantant, alors qu'ils sortaient de l'hôpital.

— Non, j'ai déjà bien assez à faire en cardiologie.

— Cela va me manquer, dit-il dans un soupir. Je crois que cette opération était aussi nécessaire pour moi que pour M. Abdallah. Un dernier hourra.

— Quand on y pense, c'est tout de même bizarre d'avoir à renoncer à un métier qu'on aime et qui peut changer la vie des gens simplement à cause de son statut social.

— S'il y avait un moyen pour que j'exerce la chirurgie tout en remplissant mes fonctions de prince, je le ferais. On pourrait travailler ensemble. Je suis sûr que tes compétences seraient grandement appréciées à Zaki.

Même sur le ton de la boutade, l'idée était tentante. Ce n'était pas l'idée d'un nouveau départ qui l'attirait mais celle de passer plus de temps avec Raed.

— Je ne pense pas que ce soit envisageable.

Chaque minute passée avec cet homme la rapprochait dangereusement de lui. Elle avait du mal à s'avouer qu'elle éprouvait des sentiments pour lui, parce que cela la terrorisait. Raed était séduisant, il était riche et puissant, mais c'était insignifiant par rapport à sa bienveillance.

C'était d'ailleurs ce qui risquait de la perdre. Elle était déjà tombée amoureuse d'un esprit qu'elle croyait généreux et elle s'était retrouvée le cœur brisé et sans toit. Raed ne risquait pas de la déposséder de ses biens mais il était évident qu'elle n'était pas une priorité dans sa vie déjà bien chargée. Même si les sentiments étaient mutuels, il avait des choses à régler avant de se lancer dans une histoire, à plus forte raison si sa dernière relation avait pris fin à cause de ses devoirs de prince.

De son côté, Soraya avait besoin d'un certain degré d'engagement de la part de l'homme avec qui elle envisageait sa prochaine relation.

Cela dit, même si elle écartait l'idée d'avoir une relation avec Raed, cela ne mettrait probablement pas fin à l'attirance qu'elle éprouvait pour lui. Plus elle le découvrait, plus elle avait envie de le connaître mieux. Il fallait croire qu'elle était condamnée à souffrir. À Londres, au moins, elle ne serait pas obligée de le voir.

— Quel dommage ! Je commençais à m'habituer à ta présence.

Il plongea son regard dans le sien et elle vit que chacun de ses mots était sincère. Là était justement le problème ! Elle était de plus en plus à l'aise vis-à-vis de leur arrangement et, si cela continuait comme cela, elle finirait par croire que leur relation de couple factice était authentique.

— Merci de m'avoir assisté au bloc, dit Raed en marchant vers la limousine.

La journée avait été longue pour eux deux, et il ne s'en serait pas aussi bien sorti sans sa présence.

— Je n'ai pas fait plus qu'une infirmière de bloc.

— Ce n'est pas vrai. D'ailleurs, mon offre tient toujours. Tu pourrais travailler ici.

Au départ, il avait lancé cette proposition sur le ton de la plaisanterie. Mais plus il y réfléchissait, plus il était persuadé que Soraya avait sa place à Zaki. Dans d'autres circonstances, il aurait pu monter son propre cabinet de chirurgie et l'aurait embauchée pour la cardiologie.

Soraya lui avait expliqué que son divorce avait laissé des marques. De son côté, il n'avait rien de mieux à lui offrir que ce qu'il avait donné à Zara. Les femmes changeaient mais le problème restait le même. Soraya méritait d'être traitée comme la femme merveilleuse qu'elle était. Or, il devait déjà s'occuper de sa famille, pour ne pas dire d'un royaume tout entier. En dépit de l'influence positive qu'elle avait sur lui et de son envie grandissante d'être avec elle, il n'était pas en mesure de lui offrir ce qu'elle méritait.

— C'est un peu grâce à toi si je me suis retrouvé au bloc, aujourd'hui, à exercer le métier que j'aime tant.

C'était elle qui lui avait fait prendre conscience qu'il fallait aider les gens moins favorisés qu'eux. Grâce à elle, il s'était mis à réfléchir à ce qu'il pourrait faire plutôt qu'à ce qu'il ne pouvait pas faire. Et, en voyant Ranj blessé, il n'avait pas hésité. À l'avenir, il ne pourrait pas être au bloc tous les jours, comme avant, mais il se réjouissait d'avoir pu opérer Ranj. Et encore plus que Soraya soit restée à ses côtés pendant tout ce temps.

— Il n'a pas fallu insister beaucoup, dit-elle en riant.

— Par contre, je sens qu'il faudrait que j'insiste beaucoup pour que tu restes.

Il s'arrêta. Ils n'auraient peut-être plus l'occasion de se parler une fois qu'ils seraient dans la limousine et qu'ils refermeraient cette parenthèse.

— Raed, je t'en prie...

— J'ai besoin de toi, Soraya.

— Plus je resterai à Zaki, plus il faudra jouer aux amoureux.

Je n'aime pas mentir et je ne suis pas sûre de pouvoir jouer cette comédie plus longtemps.

Raed ouvrit la bouche mais un bruit attira son attention. Il tourna la tête et vit l'objectif d'un appareil-photo braqué sur eux. Il était impossible de savoir ce que l'homme avait entendu ni ce qui serait publié le lendemain.

Il ne pouvait pas se permettre qu'un scandale éclate au sujet de leur histoire factice et de la volonté de la famille royale de dissimuler les problèmes de santé du roi. Il fallait agir vite, et surtout donner aux journalistes des raisons de penser qu'ils avaient mal entendu, si toutefois ils avaient entendu quelque chose.

— Dans ce cas, nous annoncerons nos fiançailles dès que possible, dit-il d'une voix ferme. Je sais que tu as besoin de temps pour informer ta famille de ce qui nous arrive mais, de toute façon, la vérité finira par percer tôt ou tard.

Soraya le regarda d'un air circonspect.

— Qu'est-ce que tu…

Sans réfléchir plus longuement, il prit son visage entre ses mains et l'embrassa fougueusement. C'était la seule solution qu'il ait trouvée pour l'empêcher de parler et de vendre la mèche malgré elle. Il serait plus simple de lui expliquer la situation plus tard que d'avoir à justifier des mensonges devant tout un pays.

Contre toute attente, Soraya ne résista ni ne le repoussa. Ce à quoi il ne s'attendait pas, en revanche, était qu'elle s'abandonne complètement à ce baiser. En quelques instants, il avait oublié les paparazzi et leurs objectifs et ne pensait plus qu'au bonheur de la tenir dans ses bras.

Sa bouche avait un goût sucré et épicé, qui lui parut très addictif. Soraya passa les mains derrière sa nuque et plaqua son corps contre le sien. Il sentit le désir monter en lui et, s'ils ne s'étaient pas trouvés au milieu d'un parking, il aurait été tenté de lui faire l'amour sur-le-champ. Depuis combien de temps n'avait-il pas senti cette chaleur dans ses veines, cette passion capable de réduire à néant sa raison ?

Le baiser avait joué son rôle de distraction vis-à-vis des journalistes cachés autour du parking et Raed savait qu'il pouvait désormais y mettre fin – mais c'était plus fort que lui. Il n'avait aucune envie d'arrêter de l'embrasser. Car il savait aussi qu'une fois qu'il se détacherait de Soraya et que la réalité reprendrait le dessus, une telle occasion ne se représenterait plus.

— Hum...

Soraya eut vaguement conscience que quelqu'un s'éclaircissait la gorge à côté d'elle mais elle était trop occupée pour y prêter attention. De même qu'elle ne se souvenait pas de quoi Raed parlait avant qu'il ne se jette sur elle, mais elle y réfléchirait plus tard. Quand ce baiser merveilleux prendrait fin.

On toussa plus fort.

— Votre Altesse, je pense que vous ne devriez pas rester là.

La recommandation du garde du corps de Raed mit fin au rêve. Il était difficile d'échapper à la réalité alors qu'on leur faisait remarquer leur manque de discrétion.

Ils s'écartèrent l'un de l'autre. La tête qui tourne et les lèvres gonflées, Soraya suivit Raed et le garde du corps jusqu'à la limousine. Raed regardait autour d'eux comme s'il cherchait quelque chose.

— Qu'est-ce qui t'a pris ? demanda-t-elle une fois dans la voiture.

— Je suis désolé. J'ai vu un paparazzi derrière les buissons et j'ai paniqué. J'ai eu peur qu'il ait surpris notre conversation et j'ai fait la première chose qui m'est venue à l'esprit.

— Tu savais qu'on nous regardait ?

Il eut la décence d'avoir l'air contrit.

— Il fallait leur donner quelque chose à se mettre sous la dent. Je sais que ce n'est pas ce que nous avions prévu mais mieux vaut qu'ils nous surprennent en train de nous embrasser sur un parking plutôt qu'ils découvrent que nous avons monté toute l'histoire. Mieux vaut qu'ils croient que nous avons caché la vraie nature de notre relation. Des fiançailles secrètes peuvent nous sauver la peau.

— *Te* sauver la peau. Cela ne va pas spécialement simplifier ma vie, marmonna-t-elle.

— Je sais, et j'en suis désolé, mais je ne pouvais pas prendre le risque d'être surpris en train de mentir pour cacher l'état de santé de mon père.

Alors qu'elle reprenait peu à peu ses esprits, elle se dit que Raed était plus troublé par l'idée de faire la une des journaux le lendemain que par le baiser torride qu'ils venaient d'échanger. Baiser qui n'avait fait que réveiller son désir pour lui, désir qu'elle cherchait à étouffer, en vain, depuis qu'elle le connaissait.

Alors qu'elle n'était pour lui qu'un moyen de manipuler les médias.

C'était exactement la situation qu'elle avait voulu éviter.

— Qu'est-ce que tu vas faire, maintenant ? Les fiançailles ne peuvent pas rester une rumeur, si tu veux que les journalistes ne tournent pas leur attention vers le roi, dit-elle, essayant de penser rationnellement.

Elle s'en voulait de s'être laissé entraîner dans toute cette histoire. Et d'avoir imaginé, ne serait-ce qu'une seconde, que les sentiments qu'elle essayait désespérément de réprimer et qui étaient soudain devenus une évidence étaient réciproques.

Alors qu'il ne s'agissait que d'un stratagème pour éloigner les journalistes de la vérité. Raed avait joué un rôle alors qu'elle s'était sincèrement abandonnée à ce baiser. Elle ne pouvait pas faire disparaître ses sentiments d'un coup de baguette magique. Mais comment allait-elle survivre, les quelques jours qu'il lui restait à passer à Zaki, en faisant comme si elle ne les éprouvait pas ? En plus du fait qu'il la considérait seulement comme un leurre pour attirer l'attention des médias, ils formaient vraiment un couple mal assorti.

Raed grimaça.

— Nous allons devoir annoncer nos fiançailles.

— C'est la raison de ma présence ici. C'est ce que nous avions convenu.

Il ne fallait pas qu'elle l'oublie. Ce n'était pas de la faute de Raed s'il n'éprouvait pas de sentiments pour elle ou si elle avait pris leur arrangement pour une vraie relation. Mais feindre l'enthousiasme à la perspective de leurs fiançailles factices n'était pas chose facile.

— Je suis désolé, dit-il comme s'il avait lu dans ses pensées. Si j'avais eu le choix, rien de tout cela ne serait arrivé.

Ses mots n'allégèrent pas la frustration ni l'humiliation qu'elle éprouvait depuis le baiser. Elle se serait bien passée de devoir simuler une histoire d'amour, de servir d'appât pour la presse, de tomber amoureuse d'un prince totalement indisponible et de se jeter à son cou sur un parking.

Elle regarda une goutte d'eau glisser lentement sur la vitre de la limousine. Ce n'est que quand elle tomba sur sa main qu'elle comprit qu'il s'agissait du reflet d'une larme coulant sur sa joue.

Raed aurait dû avoir le cœur léger. Tout allait bien. D'abord, les nouvelles de l'hôpital étaient bonnes : Ranj se rétablissait. Il avait été surpris en apprenant ce qui l'avait conduit aux urgences mais il se remettait bien de l'opération.

La personne avec laquelle il avait envie de partager cette bonne nouvelle était également la cause de sa déprime. Tous les journaux du matin faisaient leurs gros titres de son histoire d'amour avec Soraya et de leur intervention lors du drame survenu à l'hippodrome. Un tabloïd montrait, en outre, une photographie de leur baiser torride sur le parking.

À en juger par l'article annonçant l'histoire d'amour la plus incroyable de l'année, ils avaient réussi à convaincre les journalistes de l'authenticité de leur relation. Le problème, c'est qu'il s'en était convaincu lui-même.

Le baiser, censé simplement faire diversion, avait pris une autre tournure. Dès qu'il avait posé les lèvres sur celles de Soraya, le simulacre avait laissé place à un désir irrépressible et bien réel.

Une fois qu'ils étaient retournés dans la limousine, il avait eu le sentiment que quelque chose avait changé entre eux. Soraya regrettait manifestement d'avoir accepté de participer à cette comédie. Elle semblait avoir apprécié le baiser autant que lui mais il avait senti, à sa voix, qu'elle se serait passée de l'annonce de leurs fiançailles. Et il ne souhaitait vraiment pas la forcer à faire ce qu'elle n'avait pas envie de faire.

Elle méritait tellement mieux ! Elle avait tellement fait de sacrifices dans sa vie que l'idée lui était insupportable que les gens abusent de sa gentillesse. Lui compris.

Il frappa à la porte de sa chambre.

— Soraya ? C'est moi. Je peux te parler ?

Il l'entendit bouger mais elle ne répondit pas, et l'idée qu'elle l'évite lui fit l'effet d'un coup de poignard dans le cœur.

— Je ne veux pas profiter de toi et encore moins ignorer tes sentiments. Si tu veux mettre fin à tout cela, je comprendrai, dit-il, le cœur battant.

La décision n'avait pas été facile à prendre parce qu'il n'avait pas envie de la perdre. Mais là était justement le problème. Dès le départ, il avait fait passer ses besoins avant ceux de Soraya. À présent, ce qui comptait le plus à ses yeux était de faire les choses bien, même si cela impliquait de la laisser partir.

Il tourna les talons en se demandant si elle lui adresserait de nouveau la parole un jour. Peut-être était-il plus simple pour elle de prendre le premier vol pour Londres sans lui parler.

Il entendit la clé tourner dans la serrure. Le temps qu'il se retourne, Soraya était rentrée dans la chambre, laissant dans son sillage un parfum de roses et le bruissement de son peignoir de soie.

Il la rejoignit, heureux qu'elle daigne lui accorder une audience, ignorant si elle lui permettrait une dernière requête ou un sursis de dernière minute. Il croisa les doigts, priant pour qu'elle ait envie de continuer l'aventure à ses côtés.

Soraya noua la ceinture de son peignoir de soie sur son pyjama d'été, consciente que ce n'était pas la tenue idéale pour recevoir Raed, d'autant que lui avait déjà enfilé son costume d'homme de pouvoir.

Elle avait passé la nuit à essayer de décider ce qu'elle voulait faire. Raed était en train de lui proposer de mettre fin à la mascarade mais, loin de la conforter dans sa position, cela ne fit que renforcer son hésitation.

— Tu veux qu'on arrête ? demanda-t-il de nouveau, ce qui lui donnait le choix et compliquait tout.

Personne n'avait jamais tenu compte de ce qu'elle pouvait penser ou éprouver. D'un autre côté, elle se demandait ce qui avait incité Raed à ce revirement soudain. Pressentait-il qu'elle était en danger si le pays apprenait qu'ils avaient joué la comédie pour dissimuler l'accident de son père ? Ou avait-il compris qu'elle éprouvait des sentiments pour lui et cherchait-il à se débarrasser gentiment d'elle sans avoir à lui dire qu'elle ne l'intéressait pas ?

— Non, répondit-elle. Je me suis engagée et je tiendrai mon engagement, dit-elle en s'asseyant devant la coiffeuse, plutôt qu'à côté de lui sur le lit.

Elle voulait garder la tête froide, alors que rien que la pensée du baiser qu'ils avaient échangé suffisait à l'embraser. Son corps se fichait pas mal de sa honte et ne demandait qu'à réitérer l'expérience.

— Je t'ai beaucoup demandé. Trop, même. Tu as fait ce que

tu étais censée faire et ce n'est pas juste d'en attendre davantage de toi. Je n'ai jamais voulu profiter de ta gentillesse.

— Pourquoi m'as-tu embrassée ? s'entendit-elle dire. Il y avait d'autres moyens de me faire taire.

— Cela m'est venu spontanément. Je n'ai pas réfléchi, je t'ai embrassée, c'est tout.

Un frisson remonta le long de sa colonne.

— J'ai dépassé les bornes, je suis désolé, ajouta-t-il, prenant sans doute son silence pour le besoin de recevoir des excuses.

Mais elle n'avait ni besoin ni envie d'excuses. Ce qu'elle voulait, c'était savoir si ce baiser lui avait fait le même effet qu'à elle. Ce qui ne simplifierait pas nécessairement la situation, si tel était le cas.

La solution la plus sensée à cet imbroglio était de partir, de s'éloigner de la tentation et de la situation dans laquelle elle s'était mise. Raed et elle n'étaient pas du même milieu. Quand sa mission de fiancée factice prendrait fin, elle serait de trop dans sa vie. Cette idée lui permettrait de sortir de ce pétrin sans culpabiliser. Dans ce cas, pourquoi son cœur insistait-il pour qu'elle reste ?

— Tu as fait ce que tu avais à faire, dit-elle. Mais, éclaire-moi, quelle est la prochaine étape ?

Elle ne voulait plus être surprise.

— Je pense que nous ne pouvons pas reporter indéfiniment l'annonce des fiançailles. Il faut que j'aille passer quelques coups de fil, le temps que tu t'habilles.

Elle se leva et son peignoir s'entrouvrit. Le regard de Raed s'attarda sur ses jambes nues suffisamment longtemps pour qu'elle sente la chaleur s'emparer de son corps. La manière dont il la regardait lui donna envie de le rejoindre sur le lit et de faire ce dont elle avait envie, une fois pour toutes, sans se soucier des conséquences.

Il se leva soudain et se dirigea vers la porte. Elle se demanda si elle avait bien perçu le désir dans ses yeux ou si elle l'avait imaginé.

— À tout à l'heure, dit-il en sortant de la chambre.

La porte claqua derrière lui avant qu'elle ait le temps de le rattraper et de lui demander ce qui lui arrivait. Mais elle connaissait la réponse à cette question. Il y avait entre eux une attirance ou, plus dangereux encore, un lien qui ne cessait de se renforcer et de les rapprocher malgré tous les obstacles.

Soraya se jeta sur son lit, humant les effluves du parfum de Raed qui flottaient dans l'air. Elle enfonça la tête dans son oreiller et hurla sa frustration.

8

Raed ignorait ce qui avait convaincu Soraya de continuer à jouer sa fiancée alors même qu'il avait envisagé de la congédier. Peut-être valait-il mieux pour lui qu'elle parte plutôt qu'elle le quitte quand il serait fou d'elle. Il sentait qu'il était chaque jour de plus en plus amoureux d'elle.

Ce qui rendait leur proximité de plus en plus difficile, d'autant qu'il avait la sensation qu'elle n'était pas indifférente à son charme, vu la manière dont elle s'était abandonnée au baiser. Mais les obstacles étaient trop nombreux pour qu'il espère approfondir leur relation.

Il pensait à elle tout le temps, y compris quand ils n'étaient pas ensemble. Il avait même passé la journée à préparer une surprise pour elle. Il était conscient de brouiller un peu les pistes entre leur histoire factice pour la presse et son envie, bien réelle, d'être avec elle, mais il espérait pouvoir la convaincre d'accepter ce qu'il avait en tête.

Il lui avait simplement demandé de s'habiller pour aller dîner. Et, à présent, il l'attendait, dans son smoking, priant qu'elle ne lui fasse pas faux bond. Il regarda sa montre. Si elle ne voulait plus participer à cette farce, il reviendrait au point de départ et régnerait sur le pays en attendant le retour de son père.

— Désolée, je suis en retard. Je ne savais pas comment m'habiller, ne sachant pas où nous allons, dit Soraya en finissant de mettre ses boucles d'oreilles. Je n'en ai pas trop fait ? Je veux dire... Je peux toujours retourner enfiler quelque chose de plus simple si...

— Tu es parfaite, dit-il en lui tendant le bras pour l'escorter dans le jardin jusqu'à l'hélicoptère qui les attendait sur la pelouse.

— Raed ? Tu as dit que nous allions dîner quelque part, pas que nous allions faire une expérience de mort imminente !

Il ne lui avait pas traversé l'esprit que le moyen de transport pourrait poser problème. Il avait tellement l'habitude de sauter au pied levé dans un avion ou un hélicoptère pour gagner du temps et éviter les embouteillages qu'il s'était imaginé que Soraya apprécierait aussi. De toute évidence, il avait encore beaucoup à apprendre s'il voulait l'impressionner.

— Je suis désolé, je pensais que tu aimais voler.

— Un jet privé et une coupe de champagne pour apaiser mes peurs sont une chose, voler dans ce genre d'engin en est une autre.

Raed se sentit honteux à l'idée d'avoir commis une erreur aussi grossière. Mais ils devaient prendre l'hélicoptère pour arriver à temps à destination, sans quoi il fallait qu'il réorganise toute la soirée.

— Je te promets que nous serons en sécurité. Et je t'offrirai tout le champagne que tu veux quand nous atterrirons. Cela dit, si tu ne veux vraiment pas monter à bord, je peux organiser autre chose.

— Je crois que je pourrai survivre au voyage s'il n'est pas trop long et que tu me donnes la main.

— Nous devons nous rendre à une vingtaine de minutes d'ici et je te tiendrai la main tout le trajet s'il le faut, mais je ne veux pas que tu te sentes obligée.

Elle secoua la tête.

— En tant que future princesse, je présume qu'il faut que je m'y habitue, dit-elle en souriant.

Il sourit à son tour – ce qui, étant donné ce qu'il traversait en cette période, était un miracle.

Soraya glissa la main dans celle de Raed et se laissa conduire jusqu'à l'hélicoptère. Elle avait longuement réfléchi avant d'accepter son invitation à dîner mais avait décidé de continuer à jouer le jeu. Vu le smoking qu'il portait, il allait certainement l'emmener dans un endroit sélect et en vue où, les paparazzi guetteraient leurs moindres faits et gestes.

Pour ne pas trop penser à tout ce qui pourrait arriver de pire pendant le voyage, elle se concentra sur les sensations de sa main dans celle de Raed, le réconfort et le courage que cela lui procurait et qu'elle n'avait pas éprouvés depuis longtemps.

Le garde du corps personnel de Raed monta à bord avec eux. Une fois tout le monde installé, le pilote leva le pouce. Il fallait qu'elle se rappelle que c'étaient le prince Raed et sa future fiancée qui allaient dîner au restaurant et probablement se faire prendre en photo.

— Ça va ? lui demanda-t-il. Tu es sûre que tu veux continuer ?

Elle lui sut gré de lui laisser le choix alors qu'il s'était manifestement donné du mal pour organiser la soirée.

— Oui, ça va, mentit-elle en essayant de se persuader que vingt minutes seraient vite passées.

Les pales de l'hélicoptère se mirent à tourner et le bruit rendit la poursuite de la conversation impossible. Soraya ferma les yeux et s'agrippa à la main de Raed de toutes ses forces. Au bout de quelques minutes, voyant que l'hélicoptère ne s'était pas écrasé, elle relâcha son étreinte. Elle rouvrit les yeux quand Raed lui tapota l'épaule pour lui montrer la vue sur la ville au soleil couchant.

Elle eut le sentiment, l'espace d'un instant, qu'ils s'étaient échappés de la cocotte-minute qu'était devenue leur vie. Le stress et le tohu-bohu de leur vie publique reprendraient dès que l'hélicoptère aurait touché le sol mais, en attendant, elle pouvait profiter de ce répit.

Elle ne lâcha pas la main de Raed pour autant et put se détendre tout à fait une fois l'hélicoptère posé sur le toit d'un immeuble.

— Où est-ce que tu m'emmènes ? demanda-t-elle, un peu inquiète à l'idée de ne pas savoir du tout où elle se trouvait.

Raed sauta de la cabine et l'aida à descendre.

— Je te l'ai dit : nous allons dîner.

Ils furent accueillis par un groupe d'hommes et de femmes portant des tenues de cuisiniers.

— Bienvenue, Votre Altesse, et merci d'avoir choisi notre établissement ce soir. Nos chefs vont vous préparer les meilleurs mets que nous pourrons vous offrir.

Raed remercia le comité d'accueil et ajouta qu'ils étaient affamés. Soraya se demanda s'il s'agissait d'un moyen de les faire rentrer en cuisine afin qu'ils cessent de leur faire des courbettes. Le truc, si c'en était un, fonctionna et l'équipe regagna ses quartiers.

— Est-ce qu'on s'habitue un jour à cela ? demanda-t-elle à Raed alors qu'ils se dirigeaient vers un ascenseur.

— Je ne sais pas. Personnellement, je ne m'y suis jamais habitué mais cela fait partie du statut. J'ai vécu en dehors de tout cela à Londres, mais tout a changé en quelques jours.

Soraya aimait l'humilité de Raed qui jouissait pourtant de privilèges évidents. Dans son métier, elle avait croisé un grand nombre de chirurgiens réputés persuadés de pouvoir traiter les gens comme s'ils leur étaient inférieurs. Ce complexe de supériorité n'avait rien de séduisant à ses yeux, alors qu'elle résistait difficilement à un homme faisant preuve de respect avec tout le monde. Mais le fait qu'elle continue à trouver de nouvelles raisons d'apprécier Raed ne présageait rien de bon pour le reste du temps qu'ils auraient à passer ensemble.

Ils entrèrent dans la salle de restaurant, une grande pièce circulaire, totalement vitrée. La nuit commençait à tomber, et les bougies allumées sur les tables donnaient au lieu une atmosphère intime. Une harpe était posée près d'un piano, auquel jouait une femme en robe de soirée. Soraya se demanda comment le plafond pouvait soutenir autant de lustres en cristal.

Curieusement, le sol était recouvert d'une moquette blanche et le mobilier était blanc, lui aussi. Même sans les dorures sur les murs, le restaurant exsudait le luxe et l'argent. Elle qui avait eu du mal à joindre les deux bouts, à la mort de ses parents, apprécia néanmoins la magnificence des lieux et le fait que Raed ait fait son possible pour la gâter.

— Nous vous avons réservé la meilleure table, dit le maître d'hôtel en s'inclinant avant de les conduire à une table pour deux, face à une vue impressionnante sur la ville.

— Mais il n'y a personne, fit discrètement remarquer Soraya, une fois qu'ils furent installés.

Le garde du corps était assis au bar, d'où il pouvait observer tout ce qui se passait dans la salle.

— En fait, j'ai réservé le restaurant, dit Raed.

— Pardon ?

Raed se pencha vers elle.

— J'ai payé ce qu'ils auraient gagné si le restaurant avait été plein, pour que nous soyons seuls. Pas de journalistes, pas de paparazzi, pas de regards en coin… Rien qui nous empêche d'être nous-mêmes.

Elle n'en revint pas qu'il ait déployé autant d'efforts et ne put s'empêcher de se demander si elle en était vraiment digne.

— Raed, c'est très attentionné de ta part, mais…

— Pardonne-moi de te couper la parole, mais j'ai passé un accord avec le restaurant : ils vont préparer tous les repas comme si le restaurant était plein ce soir, et vont les distribuer à des associations locales. Et tout le reste ira à la banque alimentaire, dit-il, certain qu'elle ne pourrait qu'approuver une telle initiative.

— C'est un geste vraiment très généreux, déclara-t-elle, cherchant les mots pour exprimer sa reconnaissance.

Elle sentit les larmes lui monter aux yeux et pria pour ne pas gâcher le moment.

— Dis-moi ce qui te ferait plaisir. Personnellement, je meurs de faim, fit-il avant de parcourir le menu des yeux.

Pour Soraya, il n'y avait qu'une chose qui puisse satisfaire sa faim et lui faire vraiment plaisir, mais elle ne figurait malheureusement pas sur le menu.

Raed dégusta son repas en s'efforçant de ne pas penser au prochain pas à franchir, de peur que le stress ne lui coupe l'appétit. Ils avaient commandé du homard et des moules safranées, ainsi qu'une tarte au citron, dont chaque bouchée était une expérience gustative inoubliable.

— Tu ne dis plus rien ? Que se passe-t-il ? Tu as abusé de la tarte au citron ? demanda Soraya en riant, tout en portant une autre bouchée de dessert à sa bouche.

Il adorait ces moments passés à deux, sans comptes à rendre, sans faux-semblants, sans pression pour jouer des rôles dans lesquels ils ne se reconnaissaient ni l'un ni l'autre. Ils n'avaient rien d'autre à faire qu'à apprécier leur compagnie mutuelle, ce qui n'exigeait de lui aucun effort, tant celle de Soraya lui était agréable.

— Je suis simplement en train de penser que je suis bien, quand les choses redeviennent normales. Enfin, presque normale – si l'on fait fi de l'hélicoptère, du garde du corps et de la privatisation du restaurant.

Soraya se mit à rire.

— Si nous n'étions pas constamment surveillés, je t'aurais emmenée dans un endroit que j'adore, où ils font les meilleures fajitas au poulet et les meilleures margaritas du monde. Hmm !

Il rêvait de cuisine mexicaine ou de n'importe quoi qui ne soit pas servi sous une cloche en argent par des serveurs aux mains gantées. Il regrettait l'époque pas si lointaine où il pouvait vivre incognito, avant de se faire réengloutir par le mode de vie royal.

— Un jour, peut-être...

— Ce serait bien, n'est-ce pas ? Dîner dans un endroit où

personne ne sait qui nous sommes, pouvoir rentrer à pied, un peu ivres, sans nous soucier d'être surpris ou observés.

Mais ce n'était pas la réalité et ne le serait plus jamais. Il en était conscient et avait pris la décision de revenir à Zaki en connaissance de cause.

Soraya soupira.

— Je ne me rappelle même plus la dernière fois que j'ai fait ça, dit-elle. Frank était trop pris par son « travail » et n'avait jamais envie de sortir. Du moins pas avec moi. J'étais persuadée qu'il était au bureau, y compris tard le soir, pour changer le monde. Alors qu'il était simplement en train de gâcher ma vie.

Il perçut un peu d'amertume et de colère dans ses paroles, qu'elle ravala avec une gorgée de vin. Il était évident que sa rupture avait été aussi dévastatrice que celle qu'il avait vécue avec Zara. Son ex-mari ne l'avait pas appréciée à sa juste valeur et l'avait traitée vilement. Elle méritait mieux. Zara, elle, ne lui avait pas menti et ne l'avait pas trompé mais elle l'avait quitté sans se battre pour la relation. Il était probablement coupable de la même chose, ce qui était finalement la preuve qu'ils n'étaient peut-être pas faits l'un pour l'autre.

— Je me demande ce qui se serait passé si nous nous étions rencontrés dans d'autres circonstances. Si nous nous étions croisés dans un congrès de chirurgie ou dans un restaurant mexicain. Et si nous n'avions pas vécu l'un et l'autre une rupture douloureuse.

S'il n'avait pas passé son temps à s'apitoyer sur son sort, la première fois qu'il lui avait parlé, ils auraient pu tenter leur chance.

Soraya demeura pensive un moment avant de répondre.

— Rien de tout cela ne s'est passé, Raed. S'il y a une leçon que j'ai retenue, c'est qu'il ne sert à rien de se laisser emporter par ce qui aurait pu se passer si… C'est vrai, nous aurions pu nous rencontrer autrement et avoir une histoire si nous n'avions pas eu les responsabilités que nous avons. Mais c'est aussi vain que de me demander à quoi ma vie aurait ressemblé si Frank n'était pas allé voir ailleurs.

Sa voix avait déraillé un peu sur ces derniers mots, signe que la douleur de son divorce était toujours vive. Il était passé par là, lui aussi, et s'en était voulu pour la manière dont la relation avec Zara avait pris fin. Ce n'est qu'en rencontrant et en parlant avec Soraya qu'il avait compris que ni Zara ni lui n'étaient les seuls responsables de l'échec de leur relation. Ils n'étaient ni l'un ni l'autre préparés à la tournure qu'avait prise la situation, et leur relation n'était tout simplement pas compatible avec son nouveau mode de vie. S'il lui avait parlé franchement, Zara aurait peut-être envisagé l'avenir avec lui, où qu'il soit. Comme Frank et Soraya, peut-être s'étaient-ils rencontrés au mauvais moment, au mauvais endroit.

— Tu n'y es pour rien si Frank n'a pas su apprécier la femme merveilleuse qui était la sienne. Et, tu as raison, ne pensons plus à ce qui aurait pu se passer si les circonstances avaient été différentes. Ni Zara ni Frank ne font partie de notre vie, désormais, et je suis sûr qu'ils ne se soucient pas de savoir comment nous allons. C'est du passé, nous devons tourner la page.

— Ce n'est pas simple de passer à autre chose quand on se retrouve à jouer la fausse fiancée d'un prince, à des milliers de kilomètres de chez soi, dit-elle en riant sans joie.

— Je sais que je t'ai mise dans une drôle de situation, Soraya, mais j'aime à penser que tout cela nous aide à aller de l'avant, sur le plan émotionnel, du moins.

Elle lui jeta un coup d'œil sceptique.

— Je ne vais pas rester ici indéfiniment, Raed.

Il crut percevoir un voile de tristesse au fond de ses yeux bleus et se dit qu'il était temps de passer à l'étape suivante.

— Dans ce cas, autant profiter au maximum du temps que nous passons ensemble. Si nous sommes censés nous fiancer, autant faire les choses bien.

Il chercha le petit écrin qu'il avait gardé dans sa poche toute la soirée. Il était allé chez le bijoutier le matin même, pendant que Soraya travaillait. Même si leurs fiançailles étaient un leurre censé occuper les médias, il avait envie de la remercier pour tout ce qu'elle avait fait pour sa famille et lui, et qui n'avait pas de prix.

Il ouvrit l'écrin et retint son souffle, attendant la réaction de Soraya quand elle verrait l'émeraude carrée sur l'anneau en platine et diamants. Il ne s'attendait pas, néanmoins, à ce qu'elle fronce les sourcils.

— Je pensais qu'elle irait bien avec la couleur de tes cheveux.

— Mais nous n'avons pas besoin de bague si nous ne...

— Et elle fera joli sur les photos, ajouta-t-il.

Mais Soraya ne sourit toujours pas.

— Cela me paraît un peu... excessif.

— Quand tu rentreras à Londres, tu pourras la vendre ou la donner à une association, ou en faire ce que tu voudras.

Elle écarquilla les yeux.

— Tu comptes me la donner ?

— C'est un cadeau pour te remercier de tout ce que tu as fait pour moi. Ainsi, non seulement il servira pour les photos mais il te permettra aussi d'être plus à l'aise dans ta nouvelle vie.

— Mais...

Elle regarda la bague d'un air incrédule. Raed décida de la retirer de son petit coussin en velours.

— Soraya Yarrow, veux-tu me faire l'honneur de devenir ma fiancée factice ?

C'était étrange de faire une proposition à une femme dont il savait qu'il ne l'épouserait jamais alors qu'il avait passé plusieurs années en couple avec Zara et pensait que cela les conduirait tout naturellement à se marier, sans se douter de la rupture qui les attendait.

— Les pierres sont issues du commerce équitable, dit-il. Nous pouvons avoir bonne conscience.

En revanche, la culpabilité d'avoir entraîné Soraya dans cette mascarade continuerait à le hanter longtemps après son départ.

Elle était en train de contempler l'émeraude à son doigt lorsque le son d'un bouchon de champagne résonna dans la salle, suivi par la procession du personnel du restaurant applaudissant.

— Nous sommes très honorés que vous ayez choisi notre établissement pour célébrer vos fiançailles, dit le restaurateur sans pouvoir cacher sa joie.

Soraya, mal à l'aise, s'efforça malgré tout de sourire.

— Merci, mais nous souhaitons garder cette nouvelle pour nous, pour l'instant. Je vous serais très reconnaissant de faire de même.

— Bien sûr, Votre Altesse, dit le restaurateur en s'inclinant.

Raed savait qu'il pouvait compter sur sa discrétion mais se demanda s'il en allait de même avec le reste du personnel.

— En échange de votre discrétion, intervint Soraya, nous mentionnerons votre restaurant lorsque nous ferons l'annonce officielle. Je suis sûr que cela donnera envie à des tas de couples de venir vivre la même chose ici.

— Je vous promets que notre personnel saura se montrer discret, dit le restaurateur d'un air soudain solennel avant de renvoyer le personnel dans les cuisines.

— Bien joué. Je devrais te nommer à la tête de nos relations publiques, déclara Raed, impressionné par la manière dont elle avait géré la situation.

— Non, merci. Je ne suis pas prête à affronter aussi directement le déchaînement des médias qui se produira dès que nous aurons confirmé leurs soupçons. Je préfère me cantonner à jouer la fiancée du prince.

Il avait beau savoir que cela ne servait à rien, Raed ne put s'empêcher de penser à ce qui se serait passé si les circonstances de leur rencontre avaient été différentes.

9

Le glamour de la soirée avait été totalement éclipsé par l'éclat de cette énorme émeraude. Elle avait conscience de l'ingratitude dont elle avait fait preuve vis-à-vis de Raed quand il lui avait offert la bague. Pourquoi s'était-elle mise dans un tel état alors qu'elle savait que cela faisait partie du scénario dès le départ ?

Certes, Raed avait fait en sorte qu'ils dînent en privé et ils avaient pu parler à cœur ouvert de leurs blessures et de leurs précédentes relations. Mais elle avait du mal à accepter que ce dîner ait été orchestré, comme le reste. C'était la raison pour laquelle elle avait accepté de venir à Zaki. Elle avait pourtant l'impression que Raed jouait avec ses sentiments. Pourquoi, sinon, évoquer ce qui se serait passé s'ils s'étaient rencontrés dans d'autres circonstances ? Cela signifiait qu'elle lui plaisait mais qu'elle n'était et ne serait jamais, à ses yeux, une option sérieuse. Pour ne rien arranger, elle ne pouvait s'empêcher de penser que leur baiser sur le parking n'avait pas été qu'un appât pour les paparazzi. Elle n'était pas actrice de métier et tous ces allers-retours entre son rôle de fiancée et les sentiments qu'elle éprouvait pour lui la dévastaient intérieurement.

Le fait que Raed lui offre une bague pour prouver au monde qu'ils étaient fiancés lui rappelait que cette relation n'avait rien d'authentique. Mais elle avait pris la décision de rester malgré tout et, si elle était malheureuse, elle ne pouvait s'en prendre qu'à elle-même.

— Tout va bien, Soraya ? demanda Raed en l'aidant à s'installer à bord de l'hélicoptère.

— Désolée, je suis un peu fatiguée, mentit-elle.

Elle n'était pas d'humeur à bavarder, et encore moins dans un hélicoptère sur le point de décoller dans la nuit.

Elle n'aimait pas se voir inquiète pour des choses sur lesquelles elle n'avait aucun contrôle. Raed, lui, était d'un calme olympien et semblait tout accepter sans sourciller.

— Ne t'inquiète pas, dit-il comme s'il lisait dans ses pensées. Le pilote est expérimenté, qu'il fasse jour ou nuit, qu'il neige ou qu'il vente, il nous mène toujours à bon port. Nous sommes en sécurité.

Certains faits paraissaient plus crédibles quand Raed les disait. Là était peut-être le problème : Raed était son prince charmant devant les caméras, mais elle finissait par y croire aussi.

Elle tourna la tête vers la fenêtre, loin de la tentation. Mais il lui prit la main, anticipant son besoin de soutien. Pourquoi fallait-il qu'il continue à être charmant même lorsqu'il n'y avait aucun photographe à des kilomètres à la ronde ? Cela ne facilitait pas les choses.

Le voyage de retour, qui avait commencé plutôt tranquillement, prit un tour inattendu. Ils entendirent un grand bruit puis l'hélicoptère fit une violente embardée qui la souleva de son siège. Par chance, elle était retenue par les sangles. L'engin se mit alors à plonger, et son estomac avec, tandis que les voyants du cockpit clignotaient et que le pilote essayait d'en reprendre le contrôle. Même Raed eut l'air préoccupé. Il n'en fallut pas moins à Soraya pour manquer soudain d'air.

— Que se passe-t-il ? demanda-t-elle, le cœur battant.

— C'est un impact d'oiseau, expliqua le pilote.

Était-ce censé la rassurer ?

— L'hélicoptère est entré en collision avec un ou plusieurs oiseaux, expliqua Raed en serrant sa main dans la sienne.

Le pilote reprit la parole.

—Nous allons devoir atterrir en urgence. Les dégâts sont trop importants, nous ne pouvons pas rester en l'air. J'ai prévenu la base mais, en attendant, accrochez-vous. Je vais essayer de me poser sur un terrain vague et d'éviter les zones habitées.

Raed vérifia que leurs ceintures de sécurité étaient bien attachées. Puis il porta la main de Soraya à ses lèvres et y déposa un baiser.

— Je suis là, ne t'inquiète pas.

Cela n'empêcha pas Soraya de fermer les yeux. L'hélicoptère descendait trop vite pour qu'elle parvienne à reprendre son souffle et toutes sortes de sons avaient empli la cabine.

— *Mayday, mayday*...

Elle sentit son estomac se soulever. Autour d'eux, tout ce qui n'était pas boulonné était éjecté, ce qui amplifiait la sensation de chaos.

— On va mourir, s'entendit-elle murmurer d'une voix qui lui parut étonnamment calme, comme si elle avait accepté son sort.

— Non, pas si je peux l'éviter, dit Raed avec une détermination sans faille, quoique inutile.

Il avait les mâchoires serrées, les doigts fermement enlacés aux siens.

— Raed, si nous mourons...

— Nous n'allons pas mourir ! s'exclama-t-il.

Mais l'hélicoptère fit une nouvelle embardée. Elle poussa un cri puis se ressaisit et poursuivit.

— D'accord mais, *si* nous mourons... je veux que tu saches que j'aurais fait tout ça même sans l'argent pour financer le centre. Parce que j'aime... je suis bien avec toi. Je sais que cela ne pourrait pas marcher entre nous, notamment parce que nous sommes sur le point de mourir dans un grand feu de joie, mais...

Avant qu'elle se laisse totalement emporter par la panique,

Raed l'embrassa, comme pour la faire taire. Un baiser fougueux, comme s'il cherchait à rattraper le temps perdu.

Soraya ferma les yeux et essaya de se concentrer sur la chaleur de ses lèvres. Elle s'agrippa aux pans de son smoking et l'attira aussi près d'elle que les sangles le leur permettaient, pour l'embrasser à son tour. En chute libre, corps et âme.

La gravité et l'intensité du moment leur coupèrent le souffle et ils finirent par se détacher l'un de l'autre. Soraya rassembla tout son courage face au crash inévitable mais un regard de Raed suffit à la faire fondre de nouveau. Si ce beau regard brun était la dernière image qu'elle voyait de sa vie, alors elle mourrait heureuse.

— Je n'aurais jamais eu le courage de revenir à Zaki si tu n'avais pas été à mes côtés, dit-il. Au cas où je n'aie plus l'occasion de te le dire, sache que je suis heureux de t'avoir rencontrée et d'avoir passé ces drôles de moments avec toi. Moi aussi, je suis bien avec toi.

L'injustice de la situation emplit de larmes les yeux de Soraya. Les mots affluaient parce qu'ils regardaient la mort en face. Quelle ironie cruelle de découvrir dans ces circonstances que ses sentiments étaient réciproques ! S'ils avaient été plus courageux, s'ils avaient osé affronter leurs démons à un autre moment, ils auraient pu passer plus de temps à se parler, à s'embrasser, à être ensemble. À présent, la seule chose qu'ils avaient à faire ensemble était d'attendre la mort.

Ils se serrèrent tant bien que mal dans les bras l'un de l'autre, dans une tentative désespérée de s'accrocher à la vie alors que l'hélicoptère dégringolait dans une cacophonie étourdissante.

— Tiens bon ! cria Raed par-dessus le vacarme, avant de se pencher sur elle pour la protéger, le corps tel un bouclier, tandis que l'engin toucha le sol dans un fracas épouvantable.

Elle sentit son corps se soulever et retomber avec la même force, et sa tête se projeter dans tous les sens. Elle eut l'impression que l'hélicoptère glissait sur le sol pendant un moment, puis la cabine s'emplit de poussière et de terre. Alors elle rouvrit les yeux et, au bout de quelques secondes, tenta de remuer, en vain. Dans l'obscurité totale, elle sentit que quelque chose la clouait au sol. Un poids mort. Le corps de... Raed.

— Raed ! dit-elle, le souffle coupé à l'idée qu'il ne se réveille jamais.

Elle ne pouvait pas le perdre maintenant qu'ils avaient avoué ce qu'ils éprouvaient l'un pour l'autre.

— Raed, réveille-toi, reprit-elle en priant pour qu'il donne signe de vie.

Il émit un grognement puis elle sentit le poids sur son corps bouger. Raed finit par se redresser et par s'asseoir.

— Soraya, tout va bien ? demanda-t-il.

— Un peu secouée, mais ça va. Je suis contente d'être vivante, grâce à toi. Et toi, comment vas-tu ?

Dans le noir, il était impossible de voir si et où il était blessé, et il fallait s'en tenir à ce qu'il ressentait. Mais elle doutait qu'il lui dise la vérité, s'il s'était fait mal, ne serait-ce que pour lui éviter de s'inquiéter.

— Je crois que j'ai été percuté par différents objets. Cela m'apprendra à laisser traîner mes bouteilles d'eau.

Il s'efforçait de la faire sourire alors qu'ils venaient de subir un accident dans lequel il avait perdu connaissance. Elle entrevit soudain la gravité de ce à quoi ils venaient de réchapper et sentit les sanglots monter dans sa gorge. Ils étaient passés tout près de la mort. Curieusement, elle n'avait pas vu sa vie défiler devant ses yeux.

Toute son attention était concentrée sur Raed et son envie d'être avec lui. À présent, cela compliquait leur relation censée être fictive mais elle ne pouvait plus dissimuler ses sentiments plus longtemps. Le fait qu'ils vivent dans deux pays différents et qu'ils soient tenus par des obligations n'était pas un problème. La seule chose qui comptait, c'était qu'ils soient sains et saufs, et ensemble.

— C'est fini, Soraya, ne t'inquiète pas. Le pilote a appelé les secours qui ne vont pas tarder, maintenant, affirma-t-il en écartant les cheveux que les larmes collaient à ses joues.

Ce qui fit redoubler ses pleurs.

— Tu m'as dit la même chose avant que le pilote ne perde le contrôle de l'hélicoptère, bredouilla-t-elle entre deux sanglots.

— Je sais, je suis désolé. Les oiseaux ont dû percuter les pales. C'est très rare, surtout à cette heure-là. Nous n'avons pas eu de chance, mais cela aurait pu être pire.

— J'ai cru que tu étais mort, se lamenta Soraya, le corps secoué de sanglots.

— Je suis bel et bien vivant.

— Mais je n'arrive pas à arrêter de pleurer ! dit-elle entre le rire et les larmes.

Elle était impressionnée par la faculté que possédait Raed de la rassurer, même dans les circonstances les plus hasardeuses. Il était impossible de savoir quelle serait la suite des événements ni même si leurs déclarations d'amour aboutiraient à quelque chose, mais elle était soulagée que Raed soit toujours à ses côtés.

— C'est le choc. Nous venons de subir un événement traumatique. Je pense que je subirai le contrecoup plus tard. Pour l'instant, je suis obsédé par l'idée de nous sortir de là, au cas où il y ait une fuite de kérosène quelque part, dit-il en essayant de détacher leurs ceintures de sécurité.

— Où sont les autres ? demanda-t-elle.

— J'irai les voir une fois que je te saurai en sécurité.

— Certainement pas.

Elle l'entendit pousser un soupir, comme si, après avoir pensé rétorquer, il s'était rendu compte qu'il ne servait à rien de protester.

— Je ne veux pas qu'il t'arrive quoi que ce soit, expliqua-t-il. Je veux dire... Je sais que tu n'as besoin de personne pour t'en sortir mais je veux seulement que tu sois en sécurité.

— J'ai compris, dit-elle, touchée que quelqu'un s'occupe d'elle, pour une fois.

Quelqu'un qui n'avait pas hésité à la protéger, au péril de sa vie, quand l'hélicoptère s'était mis à dégringoler. Jamais elle ne l'oublierait.

Raed finit par tirer sur la ceinture bloquée pour que Soraya puisse s'en extraire. C'est à ce moment-là qu'elle se rendit compte qu'elle avait dû être ballottée plus fort que ce qu'elle imaginait, tant ses hanches lui faisaient mal au moindre mouvement.

Ils avancèrent précautionneusement au milieu des débris, jusqu'au cockpit où le pilote et le garde du corps étaient tous deux inconscients. La verrière avait volé en éclats, il y avait du verre et du sang partout.

— Steve a l'air dans un état grave. Je vais le voir. Peux-tu t'occuper de Duke ? demanda Raed en grimpant jusqu'au pilote dont le corps était avachi contre ce qui restait de la verrière éclaboussée de sang.

Soraya s'approcha du garde du corps pour l'examiner.

— Il a des palpitations et sa respiration est superficielle, dit-elle. Il a des signes de cyanose et je suspecte un pneumothorax.

Les palpitations combinées au bleuissement de sa peau semblaient indiquer qu'il avait un poumon collabé, peut-être parce qu'il s'était cassé une ou plusieurs côtes lors de l'impact.

— Steve respire et son pouls est stable, conclut Raed après un examen rapide. Je vais aller chercher le kit de premiers secours.

Une fois encore, elle lui sut gré de prendre les devants. Elle pressentit qu'il serait difficile de reprendre le cours de sa vie à Londres, où elle portait le poids des problèmes et des attentes de tout le monde sur les épaules. À Zaki, elle pouvait se tourner vers Raed et parler avec lui de ses peurs, de ses problèmes et de son métier. De son côté, elle savait qu'elle le soulageait d'une partie de son fardeau en acceptant de rester et de continuer à alimenter le mythe de leur relation amoureuse. Même s'il devenait de plus en plus difficile de séparer leur vie privée de leur vie publique.

— Tiens, dit-il quand il réapparut en brandissant une couverture. Tu trembles.

Il la déplia et la déposa délicatement sur ses épaules. L'amour qu'elle éprouva à ce moment-là faillit la submerger. Mais le lieu et le moment étaient mal choisis. Elle parvint à contenir ses émotions pour se concentrer sur son patient. Si elle se mettait à réfléchir au fait qu'elle était tombée amoureuse d'un prince, la situation, déjà grave, lui paraîtrait encore plus catastrophique.

Quand ils pensaient être sur le point de mourir, quelques minutes auparavant, ils n'avaient pas eu le temps de se poser de questions, seulement d'exprimer ce qu'ils ressentaient l'un pour l'autre. Et, cela, elle ne risquait pas de l'oublier non plus.

— Merci, dit-elle.

Elle s'efforça de ne pas analyser les obstacles qui les empêchaient de former un vrai couple. Plus tard, quand ils seraient à l'abri et en privé, ils s'occuperaient des nouveaux développements de leur relation mais, pour l'heure, ils avaient des dossiers plus urgents à traiter. Dans une situation critique comme celle-là, tout médecin devait pouvoir faire passer la santé des autres avant ses problèmes personnels.

— Il faudrait le sortir de là, dit Raed.

— Oui, je n'aime pas cette couleur. Et, si les secours n'arrivent pas, je crois que je vais procéder à une décompression à l'aiguille.

L'état de Duke se détériorait à vue d'œil, probablement à cause de l'air emprisonné dans la cavité pleurale depuis le traumatisme. Si elle n'intervenait pas rapidement, il pourrait s'ensuivre un arrêt cardiaque. Il fallait faire sortir l'air de la cavité au plus vite.

Raed parvint à se glisser derrière lui et à le prendre sous les bras, tandis que Soraya soulevait ses jambes. Ils parvinrent tant bien que mal à se sortir du cockpit et le déposèrent sur le sol. Soraya lui dégagea le torse, qui était contusionné, et l'ausculta à l'aide du stéthoscope que lui tendit Raed, se félicitant que la batterie de son portable leur permette d'éclairer ce qu'ils faisaient.

— Le son de sa respiration est plus faible, je redoute que son poumon soit partiellement collabé.

Raed sortit aussitôt une aiguille de son emballage et la lui tendit. Elle appréciait le fait qu'il ait confiance en elle et en ses capacités, et qu'il ne soit pas le genre de médecin arrogant et persuadé de tout savoir mieux que tout le monde. Il lui faisait confiance, ce qui n'était pas si simple pour une personne assumant autant de responsabilités que lui.

Elle nettoya le torse de Duke à l'aide d'une lingette stérile et palpa ses côtes pour trouver le deuxième espace intercostal sur la ligne médio-claviculaire.

— Amir n'est jamais là quand on a besoin de lui, lança-t-elle sur le ton de la plaisanterie.

Le frère de Raed, spécialisé en chirurgie thoracique, effectuait ce genre de procédure régulièrement. Elle, enrevanche, était très consciente des risques qu'elle prenait et du fait que la situation pouvait dégénérer à chaque instant si elle ne parvenait pas à traverser la paroi thoracique ou si elle endommageait un organe au passage.

— Tu vas y arriver, dit Raed.

Il avait raison, elle allait y arriver. Elle enfonça l'aiguille juste au-dessus de la troisième côte, à un angle de quatre-vingt-dix degrés et entendit avec satisfaction le sifflement de l'air qui s'échappait. Elle retira l'aiguille tout en laissant le cathéter en place. Une fois le geste terminé, elle s'autorisa un gros soupir de soulagement.

— Et d'un, fit-elle en souriant. Au suivant !

— Je peux m'occuper de Steve, si tu veux. Tu as déjà fait ta part, dit Raed en rajustant la couverture sur ses épaules, avant de déposer un baiser sur son front.

C'était exactement comme cela qu'elle concevait le travail d'équipe : une collaboration dans laquelle on prenait soin les uns des autres. Cela lui manquerait beaucoup, quand leur contrat prendrait fin et qu'elle rentrerait en Angleterre. En dépit de leur différence de statut social, Raed la traitait en égale, pas en potiche à qui l'on peut mentir et faire les pires bassesses, comme l'avait fait Frank. Elle commençait à espérer qu'ils trouvent un moyen de continuer à se voir. Elle n'avait pas envie de reprendre le cours d'une vie où elle portait seule les fardeaux. Elle avait envie de tout partager avec Raed, les peines comme les joies.

Raed prit Steve par les épaules pour le sortir de son siège. Il parvint à poser une partie de son corps sur le sol, mais quelque chose l'empêchait de le sortir complètement de l'hélicoptère. Incapable de rester les bras ballants à le regarder se démener seul, Soraya se releva et vint à sa rescousse.

— Je le tiens, va voir ce qui coince, là-bas, dit-elle avant de poser sa couverture sur Steve pour prévenir l'état de choc en maintenant son corps à une température adéquate.

— Nous avons un sérieux problème, fit remarquer Raed en éclairant l'intérieur du cockpit.

Soraya se leva et le rejoignit, mais eut un haut-le-cœur en voyant la scène.

Elle avait beau être une chirurgienne expérimentée, elle dut faire un effort pour ne pas vomir. Le pied de Steve, toujours chaussé, était presque décroché du reste de la jambe, et l'os était visible et tourné dans la mauvaise direction.

— Tu crois qu'on peut le sortir de là ? demanda-t-elle.

Sans avoir à l'amputer ? se retint-elle d'ajouter.

— Il va falloir faire attention. Est-ce que tu peux maintenir son pied en place pendant que je l'extirpe d'ici ?

Soraya prit sur elle pour se concentrer sur son patient et tenter de préserver son pied. Elle avait l'habitude de sauver des vies dans des circonstances parfois dramatiques. Même s'ils ne disposaient pas du confort ou du matériel disponible dans un hôpital, ils étaient là pour mettre leurs compétences au service de cette personne.

Elle s'efforça de ne pas penser à ce qu'elle avait mangé pour le dîner et se pencha pour soulever le pied et le remettre dans la position dans laquelle il aurait dû être, pendant que Raed soulevait ses jambes.

Ne voulant pas augmenter le risque d'infection en posant le pied de Steve directement sur le sol, elle le posa sur ses genoux. Raed chercha des bandages et des pansements dans le kit de secours.

— Cela devrait maintenir son pied en place, le temps que les secours arrivent.

— On a des nouvelles ? demanda-t-elle.

Plus ils resteraient à cet endroit, dans ces circonstances, plus les risques qu'il leur arrive quelque chose, à eux aussi, augmentaient. Elle s'imaginait qu'un avis de recherche avait été lancé dès l'instant où le prince avait disparu. Il ne s'était écoulé que quelques minutes depuis que l'hélicoptère s'était écrasé mais elle avait l'impression d'être là depuis une éternité.

— Ils ont été prévenus. Ils doivent être en train de nous localiser. Le mieux, c'est de préparer Steve à être évacué dès qu'ils arriveront. D'accord ?

Elle hocha la tête et continua à parler au patient, bien qu'il ne réagisse pas. Dans un sens, il valait mieux qu'il ait perdu connaissance car la douleur aurait été insupportable. Elle espérait simplement qu'il ne souffre pas de traumatisme crânien ou d'hémorragie interne pouvant entraîner des complications.

— Bien. Il faut remettre cet os en place et le bander. J'espère qu'ils pourront réparer les muscles et les tendons endommagés afin qu'il puisse remarcher.

C'était tout ce qu'ils pouvaient faire, dans ces circonstances, en plus de maintenir la circulation sanguine. Soraya réessaya de stimuler le patient ou du moins de voir s'il avait repris connaissance. Il fallait éviter tout mouvement brusque, au cas où il se réveillerait et prendrait conscience de l'état dans lequel il se trouvait.

En l'absence de réponse, Soraya et Raed décidèrent de poursuivre. Elle souleva doucement le pied et le positionna devant l'extrémité de la jambe que tenait Raed. Ils échangèrent un coup d'œil et se mirent à compter.

— Un, deux, trois...

À trois, elle rapprocha les deux morceaux d'os et les maintint pendant que Raed les bandait. Puis elle reposa doucement la jambe sur la couverture, couvrit le patient et se leva.

— Bien joué ! s'exclama Raed en levant la main pour taper dans la sienne.

Elle sourit, sentant se dissiper la tension et le stress des longues minutes qui venaient de s'écouler.

Quand elle se trouvait au bloc opératoire, elle avait un certain contrôle sur ce qui se passait, elle pouvait s'appuyer sur des examens et des radios pour faire son travail. Là, dans le noir, ils étaient obligés de se fier à leur instinct, et un gros point d'interrogation flottait sur chacun de leurs gestes. Mais ils n'y pouvaient rien.

Ce n'est qu'en regardant ce qui restait de l'hélicoptère qu'elle comprit à quel point ils avaient été chanceux. La queue de l'hélicoptère avait été arrachée, probablement lors de l'impact. S'il avait percuté autre chose que cette étendue d'herbe, aucun occupant n'aurait vraisemblablement survécu.

Elle entendit avec soulagement le rotor d'un hélicoptère se rapprocher et vit une vive lumière balayer les lieux.

— On est là ! cria-t-elle en agitant les bras au-dessus de sa tête pour attirer l'attention.

Elle savait que personne ne pouvait l'entendre mais une partie d'elle redoutait que personne ne les retrouve. Même Raed se mit à faire signe en criant, comme n'importe quel humain en détresse.

Ils attendirent impatiemment que l'hélicoptère trouve un endroit pour se poser et entendirent la sirène d'une ambulance s'approcher, quelques minutes plus tard. Les ambulanciers foncèrent vers Raed qui les renvoya aussitôt vers Soraya et les deux blessés.

— Je vais bien, dit-elle au médecin qui voulait l'examiner.

— Soraya, nous venons de subir un choc physique et psychologique violent et nous avons carburé à l'adrénaline depuis le crash. Il se peut que nous soyons blessés et que nous ne le sachions pas encore.

— Tu as raison, admit-elle en pensant à ce que le corps de Raed avait subi quand il s'était couché sur elle pour la protéger et encaisser l'impact à sa place.

Raed lui prit la main et elle se laissa conduire vers l'ambulance.

— Je sais que ce n'est pas facile de laisser nos patients mais ils sont entre de bonnes mains. Ils vont être transférés dans le même hôpital que nous. Nous pourrons aller les voir une fois que nous aurons nous-mêmes été examinés.

Plus l'ambulance s'éloignait du lieu de l'accident, plus la respiration de Soraya devenait superficielle. Elle sentit la panique l'envahir et ferma les yeux. Puis elle s'efforça de réguler sa respiration et d'effacer de son esprit les images de tout ce qu'ils venaient de traverser.

— La prochaine fois, nous demanderons au chauffeur de nous emmener dans un restaurant tout près du palais, dit Raed.

Sa tentative de faire de l'humour lui fit lever les yeux au ciel et sourire malgré tout.

— Je crois que je me contenterai d'une livraison à domicile, dit-elle sur le même ton.

Elle croisa son regard et revit, dans les yeux de Raed, l'horreur qu'ils venaient de vivre. Sans penser à autre chose qu'à l'envie de le réconforter et de sentir la chaleur de son corps contre le sien, elle se jeta à son cou et le serra dans ses bras.

Elle sentit la tension provoquée par la surprise puis il se détendit et la serra à son tour contre lui. Ils demeurèrent ainsi un moment, sans se soucier de la présence des secouristes, concentrés sur le réconfort qu'ils recevaient l'un de l'autre.

— Tu sens le diesel et la poussière, murmura-t-il à son oreille.

— Tu sais parler aux femmes, dit-elle, se félicitant qu'il la fasse sourire alors qu'elle était sur le point de se mettre à pleurer.

— Nous allons arriver à l'hôpital, prévint l'un des ambulanciers.

Raed s'écarta doucement d'elle et se cala sur son siège puis, avant que la sensation de vide la fasse de nouveau frissonner, la prit par les épaules. Elle se blottit contre son torse en soupirant, sans se soucier des conséquences de cette proximité. Elle avait trop besoin de son soutien pour garder ses distances. Elle songerait plus tard à s'en vouloir. En attendant, elle avait besoin de ce moment, elle avait besoin de Raed.

10

Raed et Soraya étaient à peine arrivés au palais que leurs téléphones se mirent à sonner.

— Nous avons eu tellement peur en apprenant que ton hélicoptère s'était écrasé, Raed !

— Ne me refais jamais ça, Soraya !

La mère de Raed et la sœur de Soraya exprimèrent l'inquiétude qui avait été la leur et qui ne les avait pas quittées, y compris quand elles avaient su que les secours les avaient retrouvés sains et saufs. Raed comprenait. Quand l'hélicoptère avait entamé sa descente infernale, lui aussi s'était demandé s'ils en réchapperaient. Sa seule et unique pensée avait été alors de protéger Soraya.

Étant donné l'état de santé de son père et le fait qu'il était, bien malgré lui, le prétendant au trône, le protocole et le bon sens auraient voulu qu'il se mette lui-même hors de danger, avant toute autre chose. Mais son cœur avait réagi le premier et il s'était senti prêt à sacrifier sa vie pour celle de Soraya.

Il ne devait son statut et sa richesse qu'au fait qu'il était né dans cette famille, alors que la valeur de Soraya était exceptionnelle, bien plus estimable que ne le serait jamais la sienne. Elle n'avait jamais menti à ses proches ni esquivé ses responsabilités, même quand elle s'était retrouvée dans des situations terribles.

Au-delà de la valeur inestimable de Soraya, Raed savait que

c'étaient les sentiments qu'il éprouvait pour elle qui l'avaient poussé à agir aussi imprudemment. Le bien-être de Soraya était soudain devenu plus important à ses yeux que toutes ses responsabilités réunies, fait étonnant pour quelqu'un censé diriger un pays.

Même en cet instant, alors que leurs proches bien intentionnés les assaillaient de leur sollicitude, Raed eut envie de l'emmener dans un endroit calme et silencieux où elle pourrait se détendre. La nuit avait été mouvementée et, si Soraya se trouvait tant soit peu dans le même état que lui, elle avait, elle aussi, besoin de décompresser.

— Vous êtes sortis de l'hôpital ? demanda ensuite Amir sur un ton anxieux.

— Oui, nous n'avons que quelques coupures et meurtrissures. Duke et Steve sont tous les deux au bloc mais leur pronostic vital n'est pas engagé. Amir, si cela ne te dérange pas, je vous rappellerai tous demain.

Mieux valait raccrocher. Ils avaient déjà beaucoup à digérer sans devoir absorber l'inquiétude et le stress contagieux, quoique légitimes, de leurs familles.

— Raed a raison. Tout va bien. Je n'ai qu'une envie, c'est de prendre une douche et d'aller me coucher, dit Soraya.

— Je comprends, Soraya, dit Isolde. Bonne nuit !

Soraya avait envie de se retirer dans ses appartements, ce qui écartait la possibilité qu'ils passent un moment ensemble, mais au moins était-elle prête à aller se reposer. Il ferait de même, si son mental agité s'apaisait enfin.

— Bonne nuit à tous, fit Raed avant d'escorter Soraya jusqu'à sa chambre.

Une fois devant la porte, elle se tourna vers lui.

— Merci pour tout ce que tu as fait pour moi ce soir, dit-elle.

— J'ai tout de même failli te tuer dans un accident d'hélicoptère !

Il ne plaisantait qu'à moitié et il faudrait du temps avant qu'il se pardonne de l'avoir entraînée dans cette situation.

— Cela ne sert à rien de te flageller, tu n'y es pour rien. Je parlais de la manière dont tu m'as protégée, aujourd'hui encore.

Elle souriait mais sa lèvre inférieure tremblait et ses yeux étaient emplis de larmes. Il était évident qu'elle était encore sous le choc et, même si elle avait besoin de repos avant tout, il n'eut pas envie de la laisser seule dans cet état.

— Je voulais juste m'assurer que tu allais bien. Dans l'hélicoptère comme maintenant.

Il attendit qu'elle lui demande de rester mais elle ne le fit pas. Il était temps qu'il aille se coucher.

Il faudrait qu'ils parlent de ce qui s'était passé – le dîner, l'accident, le sauvetage de Duke et Steve, la déclaration de ce qu'ils éprouvaient l'un pour l'autre –, mais le moment était manifestement mal choisi. Si cela signifiait affronter le fait qu'elle rentre en Angleterre parce que leur relation n'était pas viable, alors c'est lui qui n'était pas prêt à discuter.

— Tu sais où me trouver si tu as besoin de parler, dit-il avant de s'éloigner.

Il fit quelques pas et s'arrêta.

— Tu as été merveilleuse, ce soir, avec Duke et Steve. J'espère que tu en es consciente.

— J'ai simplement fait mon métier, répliqua-t-elle en souriant.

Mais ils savaient tous deux qu'elle avait fait bien plus que cela.

À l'hôpital, Soraya avait une excellente réputation. C'est ce qu'il l'avait incité à lui demander d'opérer son père. Dans des circonstances aussi terribles que celles dans lesquelles ils s'étaient retrouvés ce soir, elle avait montré à quel point elle était incroyable, courageuse, compétente et toujours prête à se démener pour les autres.

Il sentait que Soraya était la seule personne vers laquelle il pouvait se tourner, la seule qui le comprenne vraiment. Après cette soirée épique, aussi étrange que cela puisse paraître, il avait envie de rester avec elle, de lui parler. De discuter de ce qu'ils comptaient faire de leur relation et de sentiments qu'ils ne pouvaient plus ignorer.

Certes, ils avaient chacun leur vie, dont ils devraient reprendre le cours une fois qu'ils n'auraient plus besoin de jouer la comédie et que le roi reprendrait ses fonctions. Mais ils ne pouvaient pas faire comme s'ils ne s'étaient jamais avoué ce qu'ils éprouvaient l'un pour l'autre. Peut-être vaudrait-il mieux mettre un terme à tout, sans attendre que la profondeur de leurs sentiments les empêche de se séparer sans souffrir. Peut-être était-ce, au contraire, une bonne idée d'approfondir cette relation dans laquelle ils étaient déjà impliqués aux yeux du reste du monde.

Si Soraya acceptait d'avoir une aventure avec lui, le temps de son séjour à Zaki, ils pourraient aller au bout de cette histoire sans regrets. Soraya n'avait aucune intention de rester, sa vie était en Angleterre. S'ils se lançaient dans une aventure à court terme, ils pourraient laisser libre cours à leur attirance sans s'engager à long terme ni souffrir quand ils devraient se séparer. Il aurait ainsi un peu de contrôle sur la manière dont les choses se passeraient.

Tant qu'il n'en aurait pas discuté avec elle, il n'avait aucun moyen de savoir si Soraya était partante. Et, en attendant, elle emplissait tellement ses pensées qu'il avait parfois l'impression de devenir fou.

La soirée avait commencé, pleine de promesses et d'espoir, et s'était achevée sur une tragédie évitée de justesse. Il ne voulait pas qu'il arrive la même chose à leur relation. Il espérait qu'elle serait bientôt disposée à en parler. Pour leur bien à tous les deux.

Soraya ouvrit le robinet de la douche et laissa l'eau chaude délasser son corps éreinté. Rien ne pouvait lui faire plus de bien – à part se blottir dans les bras de Raed.

Elle avait eu besoin qu'il la prenne dans ses bras, et commençait à s'habituer à ce qu'il soit là pour elle. C'était une nouveauté, dans une vie où c'était toujours elle vers qui ses parents, sa sœur et même Frank s'étaient tournés quand ils avaient besoin d'aide. Elle avait pris l'habitude d'aller de l'avant et de porter ses fardeaux et ses problèmes, dont elle se dépêtrait seule pour ne déranger personne. Avec Raed, c'était différent. Elle avait trouvé en lui un confident, quelqu'un avec qui partager ce qui lui pesait ou simplement sur qui s'appuyer quand elle avait besoin de soutien.

Frank ne l'aurait jamais protégée comme l'avait fait Raed, au péril de sa vie. Jamais il n'aurait fait une chose aussi altruiste pour elle. Pendant les années où ils avaient été mariés, c'était elle qui s'occupait de tout pour qu'il n'ait à s'occuper de rien, pour qu'il se sente aimé et soutenu. Jamais il ne lui avait rendu la pareille.

Elle se demandait s'il l'avait jamais aimée ou s'il avait simplement abusé de sa gentillesse et de sa générosité pour financer n'importe quoi – ou n'importe qui. Jamais il n'avait contribué financièrement à leur vie commune, ce pour quoi elle lui avait trouvé toutes sortes d'excuses, la principale étant qu'il œuvrait pour le bien de la communauté.

Quant à leur relation, c'était elle aussi qui avait mis les bouchées doubles, s'occupait de la maison, de la cuisine et qui organisait même les sorties en amoureux. Avec le recul, elle comprenait qu'elle avait supporté cette situation et s'était investie à ce point pour que leur relation fonctionne parce qu'elle était persuadée qu'elle ne trouverait jamais un autre homme pour l'aimer. Quelle blague !

Elle aurait mieux fait de rester célibataire que d'épouser un mari menteur et infidèle ! Dans les moments tragiques comme celui qu'elle avait vécu ce soir, Frank aurait tout fait pour l'éviter, incapable qu'il était de gérer les émotions – les siennes comme celles des autres. Il aurait simplement attendu qu'elle « se ressaisisse ».

Raed, lui, l'encourageait à lui parler, lui faisait comprendre que ce qu'elle éprouvait était normal. Elle était tellement habituée à retenir ses émotions pour protéger son entourage qu'elle avait peur que le bouchon saute et qu'elle ne puisse plus les empêcher de sortir.

Le pire de cette soirée avait été le moment où elle croyait avoir perdu Raed. Il lui avait tellement apporté que la seule idée de son absence à ses côtés lui était insupportable. C'est là qu'elle avait compris qu'elle l'aimait. En dépit de tous ses efforts pour maintenir ses distances vis-à-vis de lui, elle n'avait pas pu s'empêcher de tomber amoureuse.

Elle ferma les yeux et avança la tête sous le jet puis sentit les larmes monter et, avec elles, toutes ses peurs, ses frustrations et l'incertitude de l'avenir. Elle eut la sensation bienfaisante de nettoyer son âme en même temps que son corps.

Après avoir épuisé ses larmes, elle sortit de la douche, se sécha et enfila son pyjama.

Penser à Raed, à la manière dont il avait fait passer ses besoins avant les siens, ne suffit pas à l'apaiser. Ce qu'elle voulait, en cet instant, c'était être avec lui. Et, ce qui la retenait, c'était la peur. Elle redoutait que laisser libre cours à son désir complique sa vie. Pourtant, Raed l'avait aidée à se remettre de la trahison de Frank et à recouvrer un sentiment de sécurité qu'elle avait perdu. S'ils décidaient de franchir le pas, rien ne garantissait que leur relation dure. Mais, comme le prouvait le déroulement de la soirée, rien n'était garanti dans la vie. À elle de décider si, oui ou non, leur relation valait la peine d'être explorée, ne serait-ce que pour une courte période. Il était temps qu'elle s'occupe de ses propres besoins, enfin.

Une fois dans sa chambre, Raed eut toutes les peines du monde à trouver le sommeil. Il se demandait comment Soraya encaissait le choc de leur soirée.

Il lui sembla entendre frapper à la porte et se leva pour en avoir le cœur net.

— Soraya ? Que se passe-t-il ? demanda-t-il, à la fois content et inquiet de la voir dans l'entrebâillement de la porte.

Elle devait avoir une bonne raison de le déranger à cette heure. Ses yeux étaient rougis, signe qu'elle avait pleuré.

Elle se hissa sur la pointe des pieds et passa les bras autour de son cou, les lèvres tendues vers lui. Il sentit son corps reprendre vie.

— Je me disais qu'on pourrait peut-être… essayer. Je veux dire, le temps que…

— Mais tu vas bientôt partir, Soraya, dit Raed en l'attirant dans sa chambre et en refermant du pied la porte derrière eux.

Ils semblaient avoir eu la même idée : une relation temporaire qui n'aurait pas d'incidence sur leur vie une fois que Soraya serait rentrée à Londres.

Leurs corps ne se firent pas prier, comme s'ils cherchaient à rattraper le temps perdu et à retrouver les sensations qu'ils avaient eues lorsqu'ils s'étaient embrassés sur le parking. La passion n'avait pas faibli.

Sans cesser de s'embrasser, ils avancèrent dans la chambre. Les mains de Soraya glissaient dans ses cheveux, sur son torse, partout où elle pouvait le toucher, embrasant son corps au passage.

Il fit glisser sa robe de chambre sur ses épaules, déposant des baisers sur chaque centimètre de peau nue qu'il découvrait au passage, puis il écarta les bretelles de son caraco. Il plongea la tête vers ses seins et l'entendit gémir quand il prit le bout de son sein dans la bouche.

Il releva la tête.

— Ça va ? demanda-t-il. Nous sommes encore sous le choc. Je ne veux pas te faire faire quoi que ce soit que tu risques de regretter.

Jamais il n'avait désiré une femme comme il la désirait mais il voulait s'assurer qu'il n'abuserait pas de sa vulnérabilité. Il ne voulait pas que ce moment soit le fruit d'une réaction impulsive à ce qui s'était passé dans la soirée. Il voulait qu'ils fassent l'amour pour de bonnes raisons, et qu'elle y prenne autant de plaisir que lui.

— Ne t'arrête pas, dit-elle d'une voix chargée de désir.

Il s'agenouilla et prit ses seins entre ses mains pour les palper, les malaxer, les caresser.

— Raed..., gémit-elle alors qu'il retirait son short en soie avec une lenteur insoutenable.

Il lui écarta doucement les jambes puis enfonça la tête entre ses cuisses douces, qu'il lécha du bout de la langue. Il sentit ses genoux vaciller et ses doigts s'agripper à ses cheveux. Elle gémit, l'encourageant à s'enfoncer plus profondément en elle.

Les mains agrippées à ses fesses rondes et fermes, il savoura et excita la partie la plus intime de son anatomie. Ils étaient tous deux au bord de l'explosion. Soraya gémit de plus en plus fort, le souffle court, les jambes tremblantes, jusqu'à ce qu'il la conduise à l'extase.

Une fois qu'elle eut recouvré ses esprits, Raed la prit par la main et l'emmena vers le lit où ils s'allongèrent côte à côte et se regardèrent dans les yeux. Elle avait les joues rouges, les pupilles dilatées et les lèvres gonflées. Elle était magnifique.

— Quand nous sommes dans cette chambre, le monde extérieur n'existe pas, d'accord ?

Rien ne devait gâcher ce moment. Dans l'intimité de cette chambre, ils pouvaient faire comme s'ils avaient tout ce dont ils avaient besoin, à savoir, être ensemble.

— D'accord, dit-elle.

Son sourire fut une invitation à l'embrasser de nouveau.

Il était heureux qu'elle soit venue le voir de son propre chef, sans qu'il ait à la convaincre. Cela signifiait aussi qu'elle n'avait pas plus de contrôle que lui sur ce qui leur arrivait. Tout était possible et ils ne pouvaient plus revenir en arrière.

Ils prirent le temps d'explorer le corps l'un de l'autre. Les baisers se firent plus longs, plus tendres, plus satisfaisants et plus aimants.

— Je pourrais rester là des heures, s'entendit-il dire.

Il avait complètement baissé la garde. Par chance, Soraya ne rit pas. Elle ne se figea pas non plus. Au contraire, elle se rapprocha de lui.

— Commençons par cette nuit, dit-elle avant de l'embrasser tout en laissant sa main jouer avec son sexe à travers son caleçon.

Tout léger qu'il était, ce contact lui coupa le souffle et lui donna envie d'aller plus loin. Il retira son caleçon, impatient de sentir ses mains directement sur sa peau. Cette fois, elle l'empoigna plus fermement, prenant le contrôle de son corps. Mais il avait envie d'elle tout entière.

Il roula jusqu'à presser son corps sur le sien et prit le bout de son sein entre ses lèvres. Elle se cambra, plaquant ses hanches contre les siennes. Aussi tenté qu'il soit de la pénétrer sur-le-champ, il était conscient qu'ils ne pouvaient se permettre ni l'un ni l'autre qu'elle tombe enceinte. Il tendit la main vers la table de nuit et prit un préservatif dans le tiroir.

Il enfila le préservatif et entra en elle pour la première fois, priant pour que ce ne soit pas la dernière.

Soraya retint son souffle quand Raed la pénétra. Mais elle était prête. Leur temps était compté et elle ne voulait pas en gaspiller davantage. Surtout en le voyant déployer autant d'efforts pour lui donner du plaisir.

Elle gémit en sentant sa bouche se refermer sur le bout de son sein. Tout son corps frissonnait de désir et d'excitation.

Avec Frank, le sexe était souvent abordé sans grand enthousiasme et, vers la fin de leur mariage, très occasionnel. C'était peut-être la raison pour laquelle il l'avait trompée, plus que la conséquence de son infidélité. Cela n'excusait pas son comportement mais, depuis qu'elle avait rencontré Raed, elle commençait à voir le couple qu'elle avait formé avec Frank sous un jour totalement différent.

Jamais ils n'avaient eu cette passion, cette alchimie, ce désir animal l'un pour l'autre. À l'époque, elle pensait que c'était normal, qu'elle manquait de passion ou ne possédait rien qui passionne un homme. Frank n'était pas le premier homme avec qui elle couchait mais les autres n'étaient pas plus mémorables. Elle s'était convaincue qu'en commençant à fréquenter les garçons plus tard que la moyenne des gens, elle était passée à côté de quelque chose ou qu'elle était trop vieille pour y prendre du plaisir. Elle pensait aussi être la seule responsable de ce qui n'allait pas dans sa vie sentimentale. Elle comprenait, à présent, qu'elle n'avait simplement pas rencontré les bonnes personnes.

Elle n'en revenait pas de désirer un homme à en perdre la raison, et encore moins qu'il éprouve la même chose. Peut-être s'était-elle trop retenue auparavant et, à présent, toute cette énergie sexuelle ne demandait qu'à jaillir.

La situation depuis son arrivée à Zaki avait été stressante et ce moment entre les bras de Raed avait quelque chose de libératoire. Leur histoire ne durerait pas mais, puisqu'ils étaient l'un et l'autre d'accord sur ce point, elle espérait au moins la vivre le plus passionnément possible. Il serait sans doute plus dur de le quitter, de laisser derrière elle cette sensation d'extase absolue mais il lui resterait les souvenirs. Et l'idée que rien ne clochait chez elle. Il avait valu la peine de rencontrer Raed rien que pour cette découverte.

Quand il l'embrassait comme il était en train de le faire, quand il faisait l'amour avec autant de tendresse et de passion, elle avait l'impression d'être la personne la plus importante du monde. Jamais elle n'avait éprouvé cela auparavant. Elle espérait que Raed ressente la même chose.

Il se mit à bouger en elle, de plus en plus fort, jusqu'à ce qu'elle atteigne l'orgasme. Puis elle revint doucement à elle et rouvrit doucement les yeux, étourdie par son expérience extracorporelle.

— Tu es là, dit Raed en posant sur elle un regard empli

d'amour et de désir si intense qu'elle eut envie de pleurer. Je me demandais où tu étais passée.

— Il me semble que tu savais exactement où j'étais, rétorqua-t-elle d'un air entendu.

— En tout cas, je suis content que tu sois revenue, fit-il avant de se remettre à l'embrasser.

Lorsqu'il parvint à son tour au sommet du plaisir, annonçant son orgasme d'une voix de ténor, Soraya sourit, satisfaite de l'entendre perdre le contrôle.

Il se laissa ensuite tomber sur le lit, à côté d'elle, et tenta de reprendre son souffle.

— Peux-tu me dire pourquoi nous n'avons pas fait ça plus tôt ? demanda-t-il en souriant.

— Euh... Peut-être parce que tu n'étais ni vraiment aimable ni vraiment accessible, quand nous nous sommes rencontrés.

— J'étais en pleine rupture, je te rappelle.

— Soit...

— Mais je suis totalement remis, maintenant, ajouta-t-il avant de l'embrasser si voluptueusement que le corps de Soraya réagit comme si elle n'était pas déjà épuisée par ses caresses.

— Moi aussi, j'ai l'impression d'avoir enfin tourné la page, dit-elle.

Elle avait fini par accepter ce qui s'était passé entre Frank et elle. Raed y était pour quelque chose et elle lui était reconnaissante de l'y avoir aidée. Elle débordait aussi de gratitude pour les moments qu'ils avaient passés ensemble, même si elle savait qu'ils ne dureraient pas éternellement.

— Soraya ? Tu es repartie, dit Raed. Mais, cette fois, tu n'es pas allée dans un endroit agréable.

Il lui souleva le menton pour qu'elle le regarde.

— Je pensais au moment où je partirai.

— Nous n'en sommes pas encore là. Et, en attendant, profitons des moments qu'il nous reste à partager.

Il la serra dans ses bras, dissolvant ses angoisses dans la chaleur de son corps, et parvint à la distraire jusqu'au bout de la nuit. Mais, lorsque l'aube poignit et qu'il fallut quitter leur cocon, ses pensées funestes reprirent l'assaut.

11

— J'avais envie d'aller voir Steve et Duke à l'hôpital. Tu crois que c'est possible ? demanda Soraya alors qu'ils prenaient le petit déjeuner au lit.

La nouvelle de leurs « fiançailles » au restaurant et de leurs prouesses lors de l'accident d'hélicoptère faisait la une de tous les journaux, si bien que Raed ne s'était pas donné la peine de la raccompagner dans sa chambre pour sauver la face devant le personnel du palais. Aux yeux de tout le pays, ils étaient en couple, aussi ne devait-on pas s'étonner de les voir coucher dans le même lit.

— Bien sûr. Je vais appeler le chauffeur et la sécurité, pendant que tu te prépares. Tu es magnifique nue, avec le teint radieux de quelqu'un qui a fait l'amour toute la nuit, mais je ne pense pas que ce soit l'image que tu aies envie de donner aux paparazzi en sortant du palais.

Maintenant que le palais avait publié l'annonce officielle de leurs fiançailles, afin qu'elle coïncide avec les photos volées prises au restaurant la veille – et pour lesquelles quelqu'un allait se faire renvoyer, à coup sûr – Raed était conscient de l'ouragan que cette nouvelle allait faire souffler sur le pays. Les gens voudraient tout savoir sur sa nouvelle relation, sur sa nouvelle fiancée. C'était le but de toute l'opération, qui consistait à détourner l'attention des problèmes de santé du roi, mais il n'était pas pressé de se retrouver au cœur de la mêlée quand les journalistes les assailliraient pour obtenir des détails sur leur vie de couple.

Soraya se retourna en grognant.

— On ne peut pas avoir un jour de trêve, pour se remettre de notre folle soirée ?

Elle semblait aussi consternée que lui par l'intérêt que les gens allaient leur porter dorénavant. Non seulement ils avaient besoin de repos pour se remettre des événements de la veille, mais ils devaient aussi parler de choses qui ne regardaient qu'eux.

L'intensité de la situation les avait poussés à regarder la réalité en face et à être honnête vis-à-vis de ce qu'ils éprouvaient l'un pour l'autre. Maintenant qu'ils avaient couché ensemble, il n'était pas convaincu qu'une aventure entre eux résolve aucun de leurs problèmes. Loin de clore un chapitre de sa vie, la nuit qu'ils venaient de passer ensemble en avait ouvert un nouveau qui lui donnait envie d'aller plus loin. Mais était-ce possible ?

De toute évidence, leur compatibilité dépassait largement les limites de leur collaboration professionnelle. Et leur lien allait au-delà d'une simple alchimie physique. Étudiant, il avait eu des petites amies et joui de la liberté d'un célibataire. Puis il avait rencontré Zara, avec qui il avait eu envie d'une relation à long terme. Il connaissait, pour l'avoir vécue, la différence entre une aventure et une histoire sérieuse. Coucher avec Soraya lui avait permis de donner libre cours à un désir devenu irrépressible mais cela avait aussi éveillé en lui le besoin d'être proche d'elle. Soraya était intelligente, sensible, compréhensive, belle et follement sexy. C'était tout ce qu'il recherchait chez une femme. Il avait beau ne la connaître que depuis quelques jours, il avait avec elle un lien bien plus fort qu'il n'avait eu avec aucune autre femme.

Mais, d'ici peu, elle ne serait plus là.

Il fallait qu'ils trouvent un moment pour parler de leur relation, en privé, ce qui risquait d'être plus compliqué maintenant que le monde entier avait les yeux rivés sur eux.

Il ne s'agissait pas que de la prendre dans ses bras et de

l'emmener contempler le coucher de soleil. Trouver la femme de ses rêves ne garantissait pas une vie sans problème, et il ne voulait pas donner son cœur à une femme qui ne serait plus là quand il aurait le plus besoin de son soutien. Il avait déjà commis cette erreur. Soraya avait une sœur et un métier passionnant à Londres. Il n'était pas certain qu'elle soit prête à se décharger de ses responsabilités de tutrice et à quitter l'Angleterre. D'ailleurs, loin de lui l'idée de le lui demander. Ce ne serait pas juste.

Raed sut soudain ce qu'il avait à faire, même si cela ne lui plaisait pas. De toute façon, il n'était pas obligé de le faire sur-le-champ.

— Nous serons pris plus tard mais nous avons la matinée pour nous, dit-il d'une voix rauque en s'approchant d'elle.

Soraya poussa un petit cri de plaisir quand il lui sauta dessus, faisant tomber par terre les assiettes du petit déjeuner. S'il était obligé de la laisser partir, autant qu'il lui reste le plus de souvenirs possibles pour lui tenir compagnie, la nuit.

— Je suis content que vous soyez revenu parmi nous, dit Raed à Duke, allongé sur son lit d'hôpital.

— C'est grâce à vous deux, si j'ai bien compris.

— C'est Soraya qui a fait le sale boulot. C'est elle qui vous a sauvé la vie.

Soraya sourit en rougissant, consciente de mériter le compliment. Consciente aussi que Raed aurait pu procéder lui-même à la décompression à l'aiguille si, pour une raison ou pour une autre, elle n'avait pas pu le faire elle-même.

— Comment vous sentez-vous, Duke ? demanda-t-elle.

Il avait meilleure mine que la veille, quoiqu'il soit encore pâle. Par chance, il n'y avait pas eu de complications après la décompression.

— J'ai mal, mais on me donne des antalgiques pour calmer la douleur, dit-il en grimaçant.

— D'ici quelques semaines, vous devriez être remis sur pied.

— C'est ce qu'on m'a expliqué. En tout cas, merci. Et félicitations à vous deux.

Soraya jeta un coup d'œil à Raed qui eut l'air aussi mal à l'aise qu'elle.

— Merci, fit-il dans un murmure.

— On va vous laisser vous reposer, dit Soraya. Steve aussi est en voie de guérison. Les médecins ont réussi à sauver son pied, mais lui aussi aura besoin de temps pour se rétablir tout à fait. Nous voulions simplement voir comment vous alliez tous les deux. Je suis contente, vous avez meilleure mine que la dernière fois que je vous ai vu, ajouta-t-elle en plaisantant.

Duke sourit.

— Ce n'est pas difficile, je crois. Il paraît que j'étais bleu.

— Bleu comme les yeux de Soraya, ajouta Raed sur le même ton.

Soraya se revit, allongée sur le lit avec lui, les yeux dans les yeux, insouciants de ce qui se passait dans le reste du monde. Elle sentit une émotion soudaine lui serrer la gorge et les larmes lui monter aux yeux. Ils n'avaient toujours pas parlé de la suite des événements. Ils devraient tôt ou tard aborder le sujet. Elle savait que cette conversation lui briserait le cœur parce qu'il faudrait qu'elle choisisse entre sa vie à Londres et sa sœur, d'une part, et sa relation avec Raed d'autre part.

— Bref, je suis contente de voir que vous allez bien et j'espère que la convalescence ne sera pas trop longue, dit-elle avant de tourner les talons et de sortir promptement dans le couloir.

— Soraya ? Que se passe-t-il ? demanda Raed en lui emboîtant le pas.

Il posa la main sur son épaule pour l'obliger à s'arrêter et à le regarder.

Elle fut à deux doigts de lui dire qu'elle l'aimait et qu'elle ne voulait pas rentrer en Angleterre sans lui. Mais ce n'était juste ni pour lui ni pour elle. Ce n'était pas l'accord qu'ils avaient passé ensemble.

Une vague d'hommes armés de téléphones et d'appareils photo se précipita soudain dans leur direction. Raed se rembrunit.

— Il faut sortir de là, dit-il à leur nouveau garde du corps.

Une fois encore, Raed se posta entre Soraya et le danger imminent, tel un bouclier, et reçut l'impact de la foule de journalistes criant pour faire entendre leurs questions.

— Pour quand est prévu le mariage ?

— Allez-vous renoncer à votre carrière pour devenir princesse, docteur Yarrow ?

— Je... Je n'ai pas encore réfléchi à la question, bredouilla-t-elle.

— Tu n'as pas à leur répondre, dit Raed en la guidant tandis que la sécurité repoussait l'assaut.

— Il faudra pourtant bien que nous y réfléchissions, murmura-t-elle.

Rien que penser à l'avenir de leur relation lui faisait mal. Car elle savait que, quelle que soit la décision qu'ils prendraient, elle souffrirait. Car, s'ils souhaitaient poursuivre leur relation, il faudrait qu'elle renonce à la vie qu'elle avait construite, à son travail et à sa famille. Il faudrait tout risquer pour un homme. Or, sa rupture avec Frank l'avait tellement démolie qu'elle n'osait pas penser au mal que Raed lui ferait si les choses se passaient mal.

La soirée de la veille avait été un grand huit, entre le dîner aux chandelles, les fiançailles, l'accident d'hélicoptère. Mais la nuit s'était terminée sur un apogée. Elle avait passé des moments inoubliables avec Raed, et pas seulement pour des raisons physiques évidentes. Raed la comprenait à un degré auquel personne ne l'avait jamais comprise. Ils avaient beau provenir de milieux totalement différents, avoir une histoire totalement différente, ils avaient beaucoup d'affinités et partageaient les mêmes principes sur beaucoup de points, comme leur métier de chirurgien ou les liens familiaux.

Frank n'avait jamais compris l'intérêt qu'elle portait ni à l'un ni aux autres. C'était un enfant unique gâté à qui on avait tout apporté sur un plateau. La différence entre Raed et lui était que

Raed avait tout fait pour être indépendant et avoir un métier. Frank, lui, comptait sur Soraya pour subvenir à ses besoins, comme l'avaient fait ses parents avant elle. De plus, Raed était un homme généreux, prêt à sacrifier tout ce qu'il avait construit en Angleterre pour aider sa famille.

Ils avaient décidé de laisser libre cours à leur attirance mutuelle jusqu'à ce qu'elle reparte à Londres mais elle se mentait en se disant que cela lui suffisait. Elle était persuadée que leur aventure pourrait se transformer en une relation magnifique. Elle n'avait pas envie de partir sans essayer.

Après sa rupture avec Frank, elle n'imaginait pas rencontrer quelqu'un d'autre et encore moins se fier aux élans de son cœur. Elle avait tout investi dans cette relation et en était sortie brisée. C'est peut-être pourquoi elle avait accepté de se lancer dans une aventure sans lendemain avec Raed, en pensant, sans doute à tort, qu'une relation à court terme la protégerait. Une aventure était, par nature, une expérience physique, sans implications affectives. Le problème, c'est qu'elle savait, en son for intérieur, qu'elle avait éprouvé une attirance pour Raed dès leur première conversation et que les sentiments n'avaient pas tardé à se développer.

Maintenant, il fallait qu'elle prenne la décision de rompre ou qu'elle voie si Raed avait envie, lui aussi, d'essayer d'aller plus loin. Quoi qu'elle décide, elle ne sortirait pas indemne de cette aventure sans lendemain qui ne faisait que lui montrer ce qu'ils pourraient vivre ensemble s'ils n'avaient pas d'autres engagements. C'était la porte ouverte à un chagrin d'amour. Elle s'était dit qu'une brève aventure avec Raed serait mieux que rien mais elle savait désormais que cela ne ferait que rendre la situation plus douloureuse encore quand il faudrait lui dire adieu. Pour autant, elle n'avait pas réussi à garder ses distances ou à tout arrêter avant qu'ils ne s'attachent l'un à l'autre, avant qu'ils soient trop épris pour penser aux répercussions de leur séparation.

Toute sa vie, elle avait protégé ses proches en gardant pour elle ses émotions. Elle ne voulait pas que ses parents ou sa sœur culpabilisent en la voyant porter un si lourd fardeau sur ses jeunes épaules. Alors elle avait gardé ses problèmes et ses angoisses pour elle afin de ne pas les inquiéter. Elle avait continué à l'âge adulte, quand elle s'était mariée. Même quand ils avaient eu des problèmes d'argent, elle n'en avait rien dit à Frank pour ne pas le stresser alors qu'il faisait déjà tant pour la communauté ! Elle avait fait comme si ce qu'elle ressentait n'avait aucune importance, tant que lui était heureux. Ce n'est qu'à la fin de leur mariage, en découvrant qu'il l'avait dépouillée et trompée, qu'elle avait compris qu'il se fichait totalement de ce qu'elle pouvait éprouver. La relation avait toujours été à sens unique. Si elle voulait changer ce mode de fonctionnement, si elle ne voulait plus qu'on lui marche dessus comme sur un paillasson, il fallait qu'elle s'exprime haut et fort.

La manière dont Raed réagirait déterminerait la suite de leur histoire.

Raed ne reprit le fil de la conversation qu'une fois qu'ils se trouvèrent en sécurité dans la voiture.

— Je n'imaginais pas que notre relation avait un avenir, étant donné que tu rentres demain en Angleterre.

Il n'avait évidemment pas envie qu'elle parte, mais la question du journaliste l'avait tiré de sa rêverie égoïste. Il fallait se rendre à l'évidence : le fait qu'ils aient des sentiments l'un pour l'autre ne résoudrait pas tous leurs problèmes. Soraya avait un métier et une famille, qu'il ne pouvait décemment pas lui demander de quitter. Il avait commis cette erreur avec Zara, qu'il imaginait venir vivre avec lui à Zaki, le temps venu.

La veille, il avait vu à l'œuvre les compétences médicales de Soraya. Il ne faisait aucun doute qu'elle aimait son métier et qu'elle y excellait. Il ne voulait pas qu'elle renonce à la vie qu'elle avait construite pour le suivre partout où il irait accomplir son devoir de souverain. Devoir dont il se serait d'ailleurs lui-même bien passé s'il avait eu le choix. Mais c'était son héritage et son destin, et il ne pouvait faire autrement que les accepter. Si elle restait, Soraya finirait par lui en vouloir et par éprouver la même frustration à l'égard de sa famille et de sa vie à Zaki. Si lui ne pouvait renoncer à la vie qu'il était censé vivre, quel droit avait-il de lui demander de sacrifier la sienne ?

— J'ai réfléchi, répondit-elle. Je me sens bien avec toi et il me semble que c'est réciproque. Je sais que nous avons décidé d'avoir une aventure ensemble, mais je me demandais si nous ne pourrions pas voir un peu plus loin.

Son sourire et la lueur d'espoir qu'il perçut dans son regard lui serrèrent le cœur. En d'autres circonstances, il aurait été aux anges d'apprendre qu'elle avait envie de tenter sa chance avec lui. Mais leur relation était un rêve, dont il savait d'expérience qu'il ne se réaliserait jamais. Il avait essayé d'infléchir son destin, mais il devait se rendre à l'évidence : sa place était à Zaki.

Il ne servait à rien de chercher des raisons de sauver ce qu'ils pouvaient de leur histoire. Mieux valait une rupture nette, le plus tôt possible, plutôt que se faire miroiter l'idée d'un avenir commun.

— Moi aussi, j'ai réfléchi, Soraya, dit-il, le cœur battant, et je ne pense pas que ce soit possible.

— Mais...

Raed vit la douleur voiler ses yeux bleus et s'en voulut de la faire souffrir. Tout ce qu'il espérait, c'était qu'en mettant un terme à cette situation bancale elle l'oublie et passe à autre chose plus rapidement.

— Nous avons partagé des moments merveilleux, c'est vrai, reprit-il, mais tout est allé vite, tout a été très intense. Nous nous sommes réconfortés l'un l'autre dans une période où nous étions fragiles sur le plan émotionnel. Nous avons décidé de céder à l'attirance que nous avions l'un pour l'autre, mais ce n'est pas là-dessus qu'on peut fonder une relation stable, à plus forte raison une relation à distance.

Ils savaient l'un et l'autre que la nuit qu'ils avaient passée ensemble était plus qu'une nuit de plaisir purement sexuel mais l'admettre revenait à ouvrir la porte à l'espoir. Or, ils ne pouvaient pas se permettre d'espérer. Soraya avait passé la majeure partie de sa vie à privilégier les besoins des autres aux dépens des siens. Il ne voulait pas qu'elle continue avec lui.

Lui-même avait cherché à échapper à son statut princier mais, à présent, il était prêt à l'assumer car il pouvait en faire un autre moyen d'aider les gens. Il s'était comporté en égoïste pendant un temps et il voulait faire quelque chose pour les autres. Pour elle. Même si cela avait tout l'air du contraire, pour le moment.

— On pourrait peut-être prendre quelques jours et se donner la chance de se connaître un peu mieux..., dit-elle d'une voix chevrotante.

Raed sentit une boule se former dans sa gorge et dut s'éclaircir la voix avant de répondre.

— Pour quoi faire, Soraya ? Tu as ta vie à Londres, j'ai des responsabilités envers mon pays et ma famille. Tu le sais depuis le départ et c'est la raison pour laquelle nous avons parlé d'une aventure sans lendemain. Justement pour que les choses restent simples.

Dès l'instant où elle l'avait écouté évoquer ses problèmes, ce matin-là, dans son bureau, il avait su, inconsciemment, que les choses ne seraient pas simples. Comment auraient-elles pu l'être alors qu'il lui avait demandé de faire semblant d'être sa fiancée devant les caméras ?

Il s'était toujours senti attiré par elle et savait que leur relation ne pourrait pas être totalement fictive. En lui demandant de jouer aux amoureux, il ne mentait pas qu'aux journalistes. S'il avait admis – ne serait-ce qu'à lui-même – qu'il y avait quelque chose de fort entre eux, il se serait efforcé de garder ses distances et de trouver, pour jouer le rôle, une parfaite inconnue pour laquelle il n'avait aucun sentiment. Mais les jeux étaient faits et il fallait qu'il en assume les conséquences.

— En fait, reprit-elle, je suis persuadée que notre relation pourrait être très belle si nous nous en donnions la peine. Je ne crois pas que ce sera facile...

— Qui te dit que je veux m'en donner la peine ? répliqua-t-il avec une franchise brutale, espérant couper court à la tentative de Soraya de sauver leur relation.

Il la regarda déglutir et ravaler les larmes qui perlaient à ses paupières et se détesta pour tout ce qu'il était en train de lui faire endurer. Le seul moyen de supporter cette situation était de se rappeler que Soraya serait mieux ailleurs, sans lui ni la cohorte de problèmes qu'il traînait dans son sillage. Elle méritait la vie tranquille et anonyme que lui ne pouvait pas avoir.

— Je vois, finit-elle par dire.

Elle le regarda d'un air atterré et secoua la tête.

— J'ai dû mal comprendre.

La limousine s'arrêta devant le palais. Elle ouvrit la portière et sortit en titubant. Raed sentit son cœur se fendre mais il demeura impassible, y compris quand elle se retourna.

— Et les fiançailles ? Et les médias ? Est-ce que ça aussi, on l'a fait pour rien ?

Il eut du mal à la regarder en face.

— On pourra toujours dire que cela n'a pas marché entre nous et que tu avais la nostalgie de l'Angleterre. Cela devrait suffire à les occuper le temps que mon père revienne. Garde la bague. Tu pourras l'utiliser comme acompte pour ta maison, si tu veux déménager de chez ta sœur. Tu ne mérites pas de dormir éternellement dans une chambre d'amis.

— Tu avais tout calculé, n'est-ce pas ? dit-elle avec une amertume légitime.

— J'apprécie et je te remercie pour tout ce que tu as fait pour ma famille et pour moi, Soraya. Sache que je n'ai jamais eu l'intention de te faire du mal.

Soraya s'éloigna sans écouter sa tentative d'excuses tardives et minables, et ses mots tombèrent à plat.

Il attendit qu'elle entre dans le palais puis laissa tomber sa tête entre ses mains, épuisé par tous ces faux-semblants. La douleur qui lui enserrait la poitrine était un châtiment bien mérité pour tout ce qu'il avait fait subir à la femme la plus merveilleuse qu'il ait jamais rencontrée. Merveilleuse et irremplaçable.

12

Soraya était encore sous le choc du rejet brutal de Raed. Deux semaines s'étaient écoulées, pendant lesquelles elle avait essayé de tirer un trait et de reprendre le cours de son existence telle qu'elle était avant l'irruption de Raed, sans grand succès.

Les médias avaient cessé de la harceler pour l'interviewer mais les images de Raed et de la nuit qu'ils avaient passée ensemble la hantaient toujours.

— Tu ne veux pas arrêter de regarder cette bague, lui dit Isolde en la lui prenant des mains pour la mettre dans sa poche. Vends-la ou range-la hors de ta vue.

— Je ne la porte pas, rétorqua Soraya, mais j'aime bien la regarder, de temps en temps. Elle me fait penser à Raed.

Cette émeraude était la seule chose qui lui restait de leur relation et qui lui rappelait de bons souvenirs. Elle préférait cela plutôt que de penser à l'humiliation qu'elle avait subie quand il avait mis fin à leur histoire.

La réaction de Raed avait fait remonter toutes ses peurs de ne pas être à la hauteur. Entre la négligence involontaire de ses parents et les mensonges de Frank, personne n'avait pris en compte ce qu'elle éprouvait. Elle était persuadée que Raed était différent, qu'il comprenait intimement ce qu'elle avait vécu et qu'il était incapable de lui faire le moindre mal.

Or, il s'était comporté avec une brutalité qui l'avait totalement prise au dépourvu et dont elle peinait encore à se remettre. Il avait attendu qu'ils aient couché ensemble, qu'elle s'attache à lui et se mette à fantasmer sur un avenir possible avec lui. En définitive, il avait agi comme toutes les personnes de son entourage, accordant la priorité à ses propres intérêts sans tenir compte de ce qu'elle pouvait ressentir.

Certes, protéger la monarchie et diriger un pays n'était pas une mince affaire, mais cela ne la consolait pas de le savoir. Au contraire, elle s'en voulait presque d'avoir voulu tenter sa chance avec lui, après tout ce qu'elle avait vécu auparavant.

— Je te la rendrai quand tu auras suivi le conseil de Raed et que tu auras déposé un acompte pour ton futur logement. Il a raison, tu ne peux pas vivre éternellement dans ma chambre d'amis.

— Je n'aurais jamais dû te raconter ça...

Isolde était claire sur le fait que la sollicitude de Soraya l'étouffait. Le moment était peut-être arrivé de partir. Isolde avait besoin de son espace, elle en était consciente. Pourtant, elle ne pouvait se résoudre à vendre la bague de fiançailles. Elle aimait à imaginer Raed quand il l'avait choisie, persuadée qu'il y avait autre chose, derrière ce geste, qu'une histoire montée de toutes pièces pour les médias.

— Raed a fait en sorte que tu aies de quoi commencer une nouvelle vie. Je ne veux pas te vexer, Soraya, mais j'étais bien sans toi, quand tu étais à Zaki. Je veux dire, je t'aime beaucoup, mais ta présence est parfois un peu... étouffante.

Isolde ne disait rien que Soraya ne sache déjà.

— Je sais, je suis désolée. J'étais persuadée que je venais vivre avec toi pour t'aider, en fait, je crois que c'est parce que j'avais besoin de me sentir utile. J'avais besoin qu'on ait besoin de moi.

— J'ai besoin de toi, Soraya, mais pas vingt-quatre heures sur vingt-quatre. J'apprécie tout ce que tu as fait pour moi, pendant toutes ces années, mais je peux prendre soin de moi toute seule. Et il est grand temps que tu aies ta propre vie, toi aussi.

Isolde lui sourit avec tendresse. Sa sincérité était difficile à encaisser mais ses mots n'avaient rien de méchant. Et elle avait raison : il était grand temps qu'elle reprenne le cours de sa vie. Elle avait pensé un moment commencer un nouveau chapitre avec Raed, mais lui non plus n'avait pas voulu d'elle.

— Je peux aller proposer mon aide au centre, maintenant qu'il est ouvert.

L'argent que Raed avait donné à l'association lui avait probablement permis de se donner bonne conscience. Mais elle ne pouvait s'empêcher d'être surprise par le contraste entre la générosité de ses actes et la froideur des mots qu'il lui avait assénés la veille de son départ. Elle avait eu le sentiment qu'il jouait un rôle, comme il le faisait devant les journalistes ou en famille. Le rôle que tout le monde voulait qu'il joue à ce moment-là.

— Je sais qu'on n'a pas le droit d'évoquer le sujet, mais tout n'était pas mauvais chez Raed, dit Isolde.

— Tu as changé d'angle de vue, apparemment. Je te rappelle que c'est toi qui voulais l'étriper parce qu'il m'avait brisé le cœur.

Soraya avait découvert à cette occasion une nouvelle facette de sa personnalité, celle de la petite sœur protectrice.

— Tiens, lis ça, répondit Isolde en lui lançant le journal du jour ouvert sur une photo en noir et blanc de Soraya et Raed, à l'hôpital, le dernier jour de son séjour à Zaki.

Il se tenait près d'elle comme un garde du corps voulant la protéger du monde. Soraya ne parvenait pas à faire coller cette image avec le discours qu'il lui avait tenu sur leur relation.

Le prince au cœur brisé fait passer son devoir avant l'amour.

Sous le titre se trouvait une autre photographie de Raed, toujours aussi beau quoiqu'un peu crispé. Elle se demanda s'il pensait autant à elle qu'elle pensait à lui. Soraya lut l'article à haute voix.

À la question de savoir pourquoi sa relation avec sa fiancée s'est terminée aussi brutalement, le prince Raed a répondu que sa fiancée menait une brillante carrière médicale à Londres et que lui avait des responsabilités vis-à-vis de son pays. Il semble que la distance ait été un facteur déterminant dans leur rupture et que notre cher prince héritier ait, depuis, le cœur brisé...

Le journaliste évoquait ensuite les engagements publics du prince, ses nouvelles initiatives sur le plan social et se réjouissait de son retour.

Jouer au prince malheureux devait certainement lui gagner la sympathie des gens et avait certainement contribué à détourner l'attention de l'absence de ses parents. Cela dit, elle avait du mal à croire qu'il joue la comédie. C'était la première fois que sa carrière entrait en ligne de compte dans leur rupture.

Tout à coup, tout devint clair comme de l'eau de roche. Elle se remémora le moment où le journaliste lui avait demandé si elle était prête à renoncer à sa carrière pour devenir princesse.

— Je me demande s'il n'a pas insisté pour que je parte, pour que je n'aie pas à choisir entre ma vie d'ici et lui.

— Évidemment ! dit Isolde en levant les yeux au ciel, comme si les motifs de Raed étaient limpides aux yeux du monde entier, à l'exception de sa sœur.

Elle comprenait, à présent, pourquoi il lui avait dit toutes ces horreurs. Il avait tout fait pour qu'elle le déteste et ait envie de partir plutôt que de la voir déchirée entre Isolde et lui. Sans parler de son métier.

Mais ce n'était pas ce qu'il voulait, dans le fond. Or, Soraya avait été tellement obnubilée par l'injustice de sa propre vie, tellement occupée à se plaindre que les gens étaient tous plus égoïstes les uns que les autres, qu'elle ne s'était même pas rendu compte qu'il n'était pas dans son état normal, ce jour-là.

Elle s'était persuadée qu'il était comme les autres alors qu'il était en train de faire preuve du plus grand altruisme pour la protéger, elle. Il avait compris qu'elle était tombée amoureuse de lui et l'avait incitée à partir pour qu'elle souffre le moins possible.

— Pourquoi irait-il raconter des choses aussi intimes à la presse alors qu'il a l'habitude de garder ses sentiments pour lui ?

— Peut-être parce qu'il fait tout pour que tu t'en aperçoives et que tu comprennes que tu lui manques autant qu'il te manque, dit Isolde. Tu sais que vous vous ressemblez pas mal, tous les deux.

— Comment ça ?

Elle avait eu envie d'y croire, elle aussi, avant de se rendre à l'évidence qu'ils n'avaient pas grand-chose en commun.

— Vous tendez tous les deux à faire passer le bonheur des autres - de vos frère et sœur, par exemple - avant le vôtre. J'ai l'impression que vous vous occupez des autres parce que personne ne s'est jamais occupé de vous. Et, pour une fois, quelqu'un a essayé de se comporter correctement avec toi - mais s'il ne s'y est pas très bien pris.

Isolde sourit, satisfaite de son analyse.

C'était vrai, Raed s'y était mal pris et c'était à Soraya qu'il aurait dû parler. Elle aurait pu lui dire qu'il n'avait pas à être aussi altruiste. Et qu'il était en train de sacrifier son bonheur à elle en plus du sien.

— Je présume qu'il faut que j'aille lui parler, maintenant.

Pour la première fois de sa vie, Soraya décida de faire quelque chose pour elle, sans se soucier des conséquences. Il était temps qu'elle s'occupe de son propre bonheur, et elle avait besoin de Raed pour le faire.

Raed regarda le parterre de micros et les journalistes réunis dans la salle de conférences. Il aurait pu faire une déclaration par l'intermédiaire de l'un des chargés des relations publiques ou accorder un entretien à un seul journaliste, mais il avait décidé que le temps était venu de répondre aux questions difficiles que se posaient beaucoup de gens à son sujet et au sujet de sa famille. Avec l'accord d'Amir et de ses parents, il était sur le point de mettre la situation au clair.

Il but une gorgée d'eau et se prépara à soulager son âme.

— Merci à tous d'être venus aujourd'hui. Et merci d'avoir eu la patience d'attendre que je me remette de la météo londonienne.

Des rires polis s'élevèrent dans la salle. Son retour à Zaki avait fait sensation mais il n'avait pas encore trouvé le courage d'affronter le public. On ne se remettait pas si facilement d'un chagrin d'amour, à plus forte raison quand on l'avait provoqué soi-même. Il avait donc passé deux semaines à errer dans le palais comme une âme en peine, en pleurant le départ de la femme qu'il aimait et, surtout, en se maudissant de l'avoir incitée à partir.

L'idée de se sacrifier pour que Soraya ne se sacrifie pas pour lui lui paraissait stupide et il commençait à se dire qu'il avait commis une grossière erreur.

Il s'éclaircit la gorge. Plus vite il répondrait aux questions, plus vite il pourrait rentrer au palais.

— Mon père, le roi de Zaki, a eu un infarctus, il y a trois semaines, alors qu'il rendait visite à ses fils à Londres. Il a été opéré et sa convalescence se déroule sans problème. En attendant son retour, c'est moi qui, avec l'accord de toute ma famille, assume ses responsabilités ici. Avez-vous des questions ?

Il avait beau s'attendre à tout et avoir été formé pour répondre aux journalistes, y compris sur les sujets sensibles, la situation lui parut soudain épuisante. À plus forte raison sans le soutien de Soraya à ses côtés.

Des dizaines de main se levèrent. Il en désigna une.

— Pourquoi avoir caché les problèmes de santé du roi ?

— Nous n'avons pas voulu inquiéter la population de Zaki tant que nous n'étions pas sûrs de l'issue de l'intervention chirurgicale. Et nous avons préféré nous focaliser sur sa guérison. Comme vous le savez, mon frère Amir et moi-même avons un lien fort avec l'Angleterre. Et, comme vous le savez, nous avons déjà vécu une tragédie il y a quelques mois. Aussi avons-nous eu besoin d'être réunis autour de nos parents. Nous sommes désolés si nos actes ont pu contrarier qui que ce soit.

— Est-ce que vous allez retourner à Londres une fois que le roi sera rétabli ?

— Non, je vais rester à Zaki, pour assumer les responsabilités qui me reviennent en tant qu'héritier du trône.

— Et qu'en est-il de vos fiançailles ?

La question suscita une certaine agitation dans la salle, ainsi qu'en lui. La voix de la journaliste lui parut familière.

— Elles ont été rompues, malheureusement.

— Vraiment ? J'ai ici la bague de fiançailles qui prouve le contraire.

— Soraya ? s'exclama-t-il en se levant.

Le public, déconcerté par leur échange, s'écarta pour laisser passer la femme qu'il craignait ne jamais revoir.

— Je suis partie sans dire au revoir, dit-elle en souriant.

— Les relations à distance ne marchent jamais, de toute façon.

— Surtout si on ne tente rien.

— Je voulais te protéger, dit-il en la prenant par la taille.

Il avait besoin de la toucher pour s'assurer que son apparition n'était pas un rêve.

— Je ne t'ai pas demandé de le faire.

Il eut une envie désespérée de l'embrasser, de la supplier de lui donner une deuxième chance, mais ils n'étaient pas seuls et il avait une réputation à défendre.

— Je crois qu'il vaut mieux que nous en discutions en privé, dit-il tandis qu'un brouhaha s'élevait dans la salle.

Raed se mit à sourire, pour la première fois depuis le départ de Soraya. Il se tourna vers les journalistes.

— Merci à tous pour vos questions. Vous comprendrez que j'aie besoin de parler avec ma fiancée en privé.

Il fit sortir Soraya de la salle, laissant la sécurité disperser les journalistes, espérant que les derniers rebondissements de l'histoire du royaume de Zaki les satisferaient.

— J'espère ne pas avoir été trop présomptueux en t'appelant « ma fiancée », dit-il.

— Je ne sais même pas si tu es content de me voir. J'ai débarqué sans prévenir...

— Bien sûr que je suis content ! Mais, comment as-tu réussi à entrer ?

— Tes parents m'ont aidée. Je leur ai dit que je voulais te faire une surprise et... j'ai sauvé la vie de ton père, après tout.

— Vous vous êtes vus ?

— Oui, ils m'ont dit que tu étais triste et seul sans moi, dit-elle d'un air détaché.

— Ils n'ont pas tort.

— Si cela peut te consoler, j'étais exactement dans le même état. Le fait d'être loin de toi m'a fait comprendre que j'avais envie d'une autre vie. Avec toi. D'ailleurs, Isolde m'a bien fait comprendre qu'elle pouvait tout à fait se passer de moi.

Il sentit les battements de son cœur accélérer. Il avait envie de sauter de joie mais osait à peine croire qu'elle était revenue pour lui.

— J'ai décidé de prendre un congé à durée indéterminée, dit-elle. J'ai envie de donner une chance à notre relation. Si, au bout de quelques semaines, nous voyons que nous ne nous entendons pas, je rentre et dirai que j'étais partie en vacances. Dans le cas contraire, je serai ravie de rester ici, avec toi. Si tu le veux aussi.

— Je ne désire rien d'autre, Soraya. Mais je ne veux pas que tu quittes ton travail pour moi.

— Je suis sûre que je trouverai de quoi m'occuper ici. Je pourrais faire du conseil ou t'aider à financer la prochaine génération de chirurgiens. J'ai envie d'essayer, Raed. À condition que tu veuilles donner une chance à notre amour.

Elle le regardait de ses grands yeux bleus, attendant sa réponse.

— Dans ce cas, Soraya Yarrow, me ferais-tu l'honneur d'accepter une invitation à dîner ?

— J'en serais ravie. Parce que je t'aime, Raed. Mais je ne veux pas te faire peur avec une déclaration, avant même notre premier rendez-vous, dit-elle en riant.

— Tu ne me fais pas peur, parce que, moi aussi, je t'aime, Soraya, déclara-t-il avant de l'embrasser.

Jamais il n'avait eu la sensation aussi forte d'être un prince dans un conte de fées.

Épilogue

— Je n'imaginais pas qu'une vie de luxe puisse être aussi fatigante ! dit Soraya en posant la tête contre le torse de Raed, une fois qu'ils furent installés dans la limousine.

— Je t'avais prévenue, répondit Raed en réprimant un bâillement.

Depuis qu'elle était apparue en pleine conférence de presse, il n'avait cessé de lui demander si elle se rendait compte de ce dans quoi elle avait mis le pied. De fait, elle ne se doutait pas que leur vie serait aussi intense, notamment à cause de l'intérêt que portaient les médias à la famille royale et de leur histoire d'amour peu conventionnelle.

Le côté positif, c'était que son statut lui avait donné des opportunités incroyables pour améliorer les conditions de vie des sujets du royaume.

Cela faisait deux mois qu'elle avait décidé de s'installer à Zaki avec lui et s'en félicitait à chaque instant. Certes, Isolde lui manquait, mais elles se parlaient régulièrement au téléphone et elle viendrait leur rendre visite tôt ou tard. En l'absence de Soraya, Isolde s'occupait du projet de centre pour les jeunes aidants, qui la passionnait. Soraya était vraiment fière d'elle et trouvait qu'elle avait mûri d'un coup. À moins qu'elle ait toujours été mûre et que Soraya ait été trop occupée à la protéger pour s'en rendre compte. Bref, quelles qu'en soient les raisons, elles étaient, l'une et l'autre, plus heureuses que jamais.

— Pas de regrets ? demanda Raed en la serrant contre lui.

— Aucun, bien que vivre au palais ne soit pas facile tous les jours.

Raed éclata de rire.

— Il faut bien faire des sacrifices. Mais, trêve de plaisanterie, est-ce que cette vie te suffit ?

Son expression était redevenue des plus sérieuses. En fait, la vraie question qu'il posait était de savoir s'*il* lui suffirait. Elle se posait la même à son sujet. Elle n'était ni princesse ni aristocrate, mais elle l'aimait de tout son cœur. Qu'il vive dans un palais ou dans un appartement en ville, c'était avec lui qu'elle voulait être.

Raed était l'homme le plus bienveillant et le plus loyal qu'elle ait rencontré. Même si les premiers jours de leur histoire avaient été mouvementés, ils leur avaient permis de se connaître mieux et de tourner la page de leurs ruptures douloureuses.

Elle se redressa pour lui faire face.

— Je sais que nous avons tous les deux mis un terme à nos carrières de chirurgien, mais nous avons déjà fait tellement de choses ici !

Les parents de Raed étaient rentrés à Zaki mais Raed exerçait toujours la majorité des fonctions royales pour l'instant. Ses initiatives l'avaient rendu populaire. Il avait financé, comme à Londres, la construction d'un centre pour jeunes aidants et organisé un spectacle équestre à des fins caritatives permettant de lever des fonds pour développer le tourisme. Une nouvelle banque alimentaire avait été créée pour les familles les plus démunies. Soraya avait l'intention de fonder un centre de santé pour les femmes, où elle pourrait exercer la chirurgie, le cas échéant. Ils ne travaillaient plus dans le milieu hospitalier mais ils parvenaient à améliorer la vie de beaucoup de gens.

— Mais si, un jour, je n'ai plus les moyens de financer ce genre de projets ?

Elle comprenait qu'il se montre aussi circonspect, mais il n'avait rien à craindre.

Elle lui prit la main.

— Je t'aime, Raed. Que tu sois prince, chirurgien ou livreur de journaux, c'est avec toi que j'ai envie de vivre.

— Dans ce cas, accepterais-tu de devenir ma femme ?

La question la choqua. Ils n'avaient pas parlé mariage depuis le jour où elle était repartie à Londres. Et elle s'imaginait que le sujet reviendrait plus tard, quand la situation leur paraîtrait un peu plus stable.

— J'avais pensé à une demande en bonne et due forme, à genoux, avec des roses, du champagne... mais nous l'avons déjà fait et cela ne nous a pas vraiment réussi.

— La réponse est « Oui. » J'accepte de devenir ta femme. Je t'aime, Raed.

— Moi aussi, je t'aime, ma princesse.

Son sourire valait tous les royaumes du monde. Il avait raison : ils n'avaient pas besoin de pompe comme preuve de leur amour. Ils avaient seulement besoin l'un de l'autre. L'argent et le statut social n'avaient aucune importance tant que l'amour était là.

KARIN BAINE

Une maman pour Farah

Traduction française de
CAROLINE JUNG

BLANCHE

HARLEQUIN

Titre original :
A MOTHER FOR HIS LITTLE PRINCESS

1

— Moi qui pensais être la princesse de la famille ! dit Isolde Yarrow en souriant à sa sœur sur l'écran de son ordinateur.

Elle avait profité d'une pause entre deux patients pour appeler Soraya et lui demander où elle en était dans les préparatifs du mariage. Quelques semaines plus tard, Soraya épouserait Raed Ayad, prince héritier du royaume de Zaki, une île du golfe Persique, et ferait désormais partie de la famille royale.

Isolde se remémora leur enfance et tout ce que Soraya avait fait pour elle, notamment depuis la mort de leurs parents. Elle se réjouissait que sa grande sœur ait enfin rencontré quelqu'un qui soit prêt à prendre soin d'elle et à lui donner ce qu'elle avait donné aux autres, toute sa vie, sans compter. Mais Soraya lui manquait, maintenant qu'elle avait déménagé à l'autre bout du monde.

— Tu seras toujours ma petite princesse, Isolde. Personnellement, je ne sais pas si je m'habituerai à ce statut un jour, dit Soraya en soupirant.

Mais Isolde perçut de la joie dans sa voix.

— Qui ne s'habitue pas à vivre dans le luxe et à se faire servir du matin au soir ? lança-t-elle sur le ton de la plaisanterie.

Soraya méritait tellement d'être chouchoutée après tout ce qu'elle avait fait pour les autres pendant des années.

— Je ne crache pas dans la soupe, bien sûr, et suis très consciente des avantages que me procure cette nouvelle vie. Mais, tu sais, nous ne restons pas les bras ballants toute la journée. Nous ne travaillons plus à l'hôpital mais nous faisons notre possible pour aider ceux qui en ont besoin ici. Il me tarde que tu viennes et que tu voies tous les projets caritatifs que nous sommes en train de mettre en place !

Soraya avait totalement changé de mode de vie et laissé derrière elle une brillante et passionnante carrière de chirurgienne spécialisée en cardiologie pour épouser un prince qui l'aimait et qu'elle aimait tout autant. Isolde avait été témoin de leur coup de foudre et de cette histoire d'amour qui, curieusement, avait commencé comme une comédie montée de toutes pièces pour détourner l'attention des médias de l'état de santé du roi, qui avait eu un infarctus et avait dû être opéré en urgence tandis qu'il se trouvait à Londres.

Raed n'avait rien à voir avec l'ex-mari de Soraya, Frank, qui avait abusé de sa gentillesse, l'avait trompée et ruinée. Pour éponger ses dettes, Soraya avait dû vendre sa maison. Elle était venue vivre quelques mois dans le petit appartement d'Isolde qui, par chance, avait une chambre d'amis. À cette époque, Isolde venait, elle aussi, de se séparer. Tout cela l'avait laissée sceptique quant à l'intérêt des relations amoureuses en général.

Mais l'exemple de Soraya et Raed lui mettait du baume au cœur. Grâce à eux, elle commençait à remettre en question le serment qu'elle s'était fait de ne plus jamais laisser un homme s'approcher d'elle de trop près. Soraya et Raed étaient manifestement heureux de s'être trouvés. Elle doutait simplement qu'elle-même éprouve un jour l'envie de refonder un couple.

Elle avait dix ans et Soraya, dix-huit, quand leur père avait succombé à un cancer du poumon. Suivi, un an plus tard, par leur mère. Des décennies passées à fumer comme des pompiers et à travailler dans des bars enfumés avaient eu de lourdes conséquences, pour eux comme pour leurs filles. Soraya s'était beaucoup occupée d'eux ainsi que de sa petite sœur pendant les longs mois de leur maladie, puis exclusivement d'Isolde après leur mort. Elle s'était occupée de tout et de tout le monde, portant sur ses épaules un fardeau qui avait conditionné toute sa vie de jeune adulte. En réaction, Isolde avait pris le parti de vivre en assumant le moins de contraintes possibles. La vie était trop courte pour ne pas en profiter pleinement. Elle avait décidé de vivre libre, sans se laisser retenir par quoi que ce soit. Aussi était-elle passée d'un emploi à un autre, d'un canapé à un autre, d'un homme à un autre, veillant à ne se laisser enfermer dans aucune relation sérieuse.

Puis Olly était entré dans sa vie. Elle avait alors totalement perdu le contrôle de ses sentiments et, par suite, de son existence.

Elle était tombée folle amoureuse de cet enseignant sérieux qui l'avait poussée à faire des études et à se diplômer afin d'avoir une vie professionnelle plus enrichissante que des jobs de serveuse et de barmaid. C'est ainsi qu'elle était devenue kinésithérapeute. Elle avait ensuite obtenu un poste à plein temps au London Central Hospital, où elle travaillait depuis trois ans. C'était l'hôpital où Soraya avait également postulé quand elle s'était séparée de Frank et avait eu besoin de prendre un nouveau départ.

Avec Olly, Isolde avait mené une vie confortable mais il avait fallu qu'il gâche tout en se mettant à parler d'avenir. Elle aurait pu supporter l'idée du mariage, puisqu'ils vivaient déjà ensemble depuis longtemps, mais celle de fonder une famille avait été trop lui demander.

Olly voulait des enfants et s'attendait à ce qu'elle mette sa carrière entre parenthèses pour les porter et les élever. Elle avait eu l'impression d'être la seule à devoir faire des compromis dans cette relation. De toute façon, elle n'avait pas envie de fonder une famille avec qui que ce soit. Elle avait vu les dégâts que Soraya avait subis en élevant une petite sœur sans y avoir été totalement préparée et n'avait pas envie de reproduire la même chose.

Ni Olly ni elle n'étaient revenus sur leur décision. Leurs visions de l'avenir s'étant révélées trop divergentes pour que leur couple fonctionne, ils s'étaient séparés.

Depuis, Isolde n'avait pas eu envie de sortir avec qui que ce soit mais elle était heureuse que Soraya ait trouvé son âme sœur. La seule chose qu'elle regrettait, néanmoins, dans cette situation, c'était de s'être retrouvée seule quand sa colocataire préférée avait quitté l'Angleterre pour suivre son prince. L'ironie était que la présence de Soraya lui avait pesé par moments – sa sollicitude, son côté mère poule étaient un peu étouffants –, mais, maintenant qu'elle était partie, Isolde se rendait compte à quel point elle lui manquait. C'était la première fois de sa vie que sa sœur n'était pas là, à ses côtés. Il allait lui falloir du temps pour s'y habituer.

— Je compte les jours, tu sais.

De fait, elle barrait littéralement, dans son agenda, les journées qui la séparaient des retrouvailles avec sa sœur, pour son mariage.

— J'ai tellement hâte que tu viennes ! Amir et Farah seront là aussi. Cela fait tellement de temps que je ne vous ai pas vus, tous ! s'exclama Soraya en riant d'excitation.

Isolde eut un petit pincement au cœur. Elle regrettait les moments où Soraya et elle refaisaient le monde autour d'un verre ou d'une tasse de thé mais elle ne pouvait pas le lui dire. Elle n'avait pas envie de lui saper le moral. Soraya méritait d'être heureuse et elle l'était enfin !

— Justement, je vais voir Amir. J'ai rendez-vous avec l'un de ses patients.

Amir, le frère cadet de Raed, était chirurgien thoracique au London Central Hospital. Ils avaient souvent l'occasion de se croiser, d'autant plus qu'Isolde s'occupait de la rééducation de Farah, sa fille de neuf ans. L'enfant avait perdu l'usage de ses jambes suite à un traumatisme rachidien, dans un accident de voiture qui avait, de surcroît, coûté la vie à sa mère.

Maintenant que Soraya et Raed vivaient ensemble à Zaki, Amir et Isolde n'avaient plus, ni l'un ni l'autre, de famille en

Angleterre. Ils se voyaient plus souvent. Dans le cadre professionnel, bien sûr.

— Dis-lui bonjour de ma part. On se voit bientôt ! dit Soraya en lui envoyant un baiser.

— Oui, à bientôt, grande sœur !

Isolde ravala la boule qui s'était formée dans sa gorge. Elle ne voulait pas éclater en sanglots devant sa sœur et encore moins devant l'un de ses patients. Elle plaqua un sourire sur ses lèvres et leva le pouce, s'efforçant d'oublier à quel point elle se sentait perdue sans cette grande sœur qui avait toujours été là pour la soutenir, la protéger et la prendre en charge, aussi bien financièrement qu'émotionnellement.

L'appel en visio prit fin, laissant en elle une sensation vertigineuse de vide. Il était temps qu'elle grandisse et qu'elle apprenne à voler de ses propres ailes. Cela ne servait à rien d'inquiéter Soraya qui menait enfin la vie qu'elle méritait.

Elle déglutit et prit une profonde inspiration pour tenter de se calmer et sursauta en sentant une main se poser sur son épaule.

— Qu'est-ce que...

Elle se retourna brusquement pour voir qui avait envahi son espace vital. Le grand et bel Amir la regardait d'un air perplexe, les mains en l'air comme s'il venait de se faire arrêter par la police.

— Excuse-moi, je ne voulais pas te faire peur. Je t'ai appelée quand je t'ai vue passer à la réception, mais j'ai l'impression que tu étais au téléphone.

— Oui, j'étais en ligne avec Soraya. Elle te passe le bonjour, d'ailleurs, dit-elle en s'efforçant de sourire.

Amir sourit à son tour mais elle perçut de la tristesse dans son regard.

— Tu as parlé à Raed ?

Amir secoua la tête.

— Non, pas récemment. Il est très pris par les préparatifs du mariage.

Quelques mois auparavant, Raed avait été réticent à l'idée

de retourner à Zaki pour prendre sa place d'héritier du trône et assumer les responsabilités de son père, le roi, en son absence. En réalité, les deux frères étaient tombés d'accord pour qu'Amir reprenne les rênes du pouvoir à la place de son frère aîné, et ils s'apprêtaient à annoncer la nouvelle au reste du monde quand l'accident de sa femme avait changé la donne. À cela s'étaient ensuite ajoutés les problèmes de santé de leur père qui avaient obligé Raed à se rendre à Zaki pour que la monarchie ne s'en trouve pas déstabilisée. Pour éviter que les médias s'intéressent de trop près à l'état de santé du roi, Raed avait échafaudé un plan dans lequel il souhaitait annoncer publiquement ses fiançailles avec une consœur de l'hôpital. La fiancée fictive n'était autre que Soraya, censée détourner l'attention de ce qui se passait réellement dans la famille royale, puis rentrer à Londres après une « rupture » tout aussi planifiée. Or, le destin s'en était mêlé et avait fait en sorte que Raed et Soraya tombent sincèrement et éperdument amoureux l'un de l'autre et décident de s'installer et d'assumer ensemble leurs fonctions princières à Zaki.

Tout s'était passé très vite et ils avaient manifestement tiré un trait, sans trop d'hésitations, sur leur vie londonienne et leur carrière de chirurgien. Il y avait de quoi se réjouir car ils avaient l'air vraiment heureux. Mais ce n'était pas aussi simple pour ceux qui étaient restés à Londres et qui ne pouvaient pas utiliser leurs obligations monarchiques et leur vie de luxe pour remplir le vide laissé par l'absence de leurs proches.

Les parents d'Amir et de Raed étaient, eux aussi, rentrés à Zaki, une fois leur père totalement remis de l'infarctus et du pontage, si bien qu'Amir n'avait plus personne pour le soutenir dans l'épreuve qu'il traversait avec sa fille.

Farah était restée paralysée à la suite de lésions partielles de la moelle épinière provoquées par l'accident de voiture auquel sa mère n'avait pas survécu. Par chance, elle avait récupéré la mobilité de la partie supérieure de son corps et n'avait plus de difficultés respiratoires mais elle n'avait toujours pas recouvré l'usage de ses jambes et se déplaçait en fauteuil roulant. Elle avait subi des opérations censées réduire l'inflammation et la tuméfaction musculaires. Le contrôle des muscles des membres inférieurs était intermittent et sa mobilité demeurait limitée.

Une année déjà s'était écoulée depuis qu'Amir avait perdu sa femme.

Isolde aussi savait ce que signifie perdre un proche mais, quand ses parents étaient morts, l'un après l'autre, elle avait eu Soraya pour ramasser les morceaux et l'aider à se reconstruire. Amir, lui, s'était retrouvé seul avec sa fille, sans personne sur qui s'appuyer pour faire son deuil et s'occuper de sa fille paralysée.

— Soraya m'a informée qu'ils mettaient aussi en place des projets caritatifs. Nous découvrirons tout cela lors du mariage. Farah doit être ravie d'être demoiselle d'honneur, dit-elle en s'efforçant de rester positive en dépit de l'expression attristée d'Amir.

— En fait, elle est plus inquiète qu'autre chose. Elle sait qu'elle va être de nouveau au centre de l'attention des médias, avec son fauteuil roulant, et elle redoute le moment plus qu'elle ne s'en réjouit d'avance. Je sais que Raed et Soraya ont de bonnes relations avec les journalistes, notamment grâce à leurs activités caritatives et à leurs engagements publics, mais je ne suis pas certain d'avoir envie de participer à cela avec Farah dans cet état.

Sa préoccupation était visible dans sa façon de serrer les mâchoires et de plisser le front. De toute évidence, il était pris dans un étau entre, d'une part, ses obligations de prince et, d'autre part, sa volonté de protéger sa fille.

— Je comprends. Mais nous serons tous là pour s'occuper d'elle et la protéger. Et, si cela peut l'aider, je pourrai lui faire faire plus d'exercices ou l'emmener s'acheter une robe ou même customiser son fauteuil roulant. Tout ce qui pourra lui donner confiance le jour du mariage.

Dans l'excitation des préparatifs, Raed n'avait peut-être pas pensé à la peur de sa nièce de faire une apparition publique alors qu'elle avait encore du mal à accepter son handicap. Il faudrait qu'elle en touche deux mots à Soraya.

Au moins avait-elle réussi à arracher un sourire à Amir en évoquant l'idée de customiser le fauteuil roulant de sa fille.

— Je suis sûr que l'idée lui plaira, dit-il.

Le voir se détendre un peu lui mit du baume au cœur. Amir était toujours tendu, toujours préoccupé par le bien-être de tout le monde, que ce soit sa fille ou ses patients. Était-ce à cause de tout ce qu'il avait traversé ces derniers mois, ou était-il anxieux de nature ? Elle se demanda s'il lui arrivait de se lâcher un peu, par moments.

— J'ai rendez-vous avec ton patient maintenant, celui qui a une pneumonie. Je passerai voir Farah tout à l'heure.

— M. Douglas ? J'allais justement lui rendre visite pour vérifier l'état de son drain. Mais je ne veux pas m'imposer pendant ta séance.

— Non, viens. Je serai même contente que tu sois là, pour lui prescrire des antalgiques, le cas échéant.

— Pourquoi ? Tu comptes le torturer, aujourd'hui ? demanda Amir, une lueur malicieuse dans le regard.

— Non, je l'ai déjà torturé hier, répondit-elle sur le même ton. Mais je vais l'aider à repousser ses limites et à être le plus mobile possible pour accélérer sa convalescence.

Après une intervention de chirurgie thoracique, il était nécessaire de remettre rapidement en mouvement les patients à faible risque, chez qui aucune complication n'était survenue, non seulement pour remuscler leurs membres mais aussi pour prévenir tout problème circulatoire. M. Douglas avait été opéré car une pneumonie avait engendré l'accumulation de fluides dans les poumons ainsi que des difficultés respiratoires. Après seulement trois ou quatre jours de séances de kinésithérapie, il pourrait rentrer chez lui. À condition de suivre les instructions qu'elle lui donnerait.

— Je vais l'ausculter et prendre sa pression avant que tu lui fasses faire quoi que ce soit, dit Amir. Et je suis là si tu as besoin de moi.

Pendant les séances de kinésithérapie, il fallait garder un œil vigilant sur les patients qui venaient d'être opérés car des complications pouvaient survenir à chaque instant.

— Je sais à quel point tes séances de kiné font du bien à mes patients et favorisent leur convalescence, poursuivit Amir en posant la main sur son bras, devant la porte de la chambre du patient. Merci pour tout ce que tu fais.

Il entra dans la chambre, laissant Isolde sans voix. Rares étaient les chirurgiens qui prenaient le temps de reconnaître le rôle qu'elle jouait dans le rétablissement des patients qu'ils avaient opérés. Elle savourait la chance qu'elle avait de pouvoir travailler avec une personne aussi généreuse que compétente, qui continuait à s'intéresser aux patients jusqu'à leur sortie de l'hôpital. D'ailleurs, tous ses patients étaient élogieux à son égard. Dommage qu'un homme aussi bon ait dû subir des événements aussi tragiques dans sa vie privée !

— Monsieur Douglas ? Bonjour ! Comment vous sentez-vous, aujourd'hui ? demanda Amir en prenant la fiche médicale accrochée au pied du lit.

— Bien, docteur. J'ai un peu mal.

— C'est normal mais, si c'est vraiment inconfortable, je peux augmenter les doses d'antalgiques. Mme Yarrow est là pour votre séance de kinésithérapie mais je vous examinerai aussi, dit-il en s'écartant pour la laisser s'approcher du lit.

Elle appréciait qu'il n'ait pas de problèmes d'ego alors que beaucoup de chirurgiens, même sans être princes de surcroît, n'hésitaient pas à prendre les gens de haut.

— Bonjour, fit-elle en souriant au patient. Nous allons vous aider à vous asseoir sur la chaise pour faire quelques exercices, pour commencer. Dites-nous si vous ressentez la moindre douleur.

Elle était tout à fait capable de déplacer les patients elle-même mais il aurait été dommage de ne pas profiter de la présence de bras musclés. Comme Amir, elle ne rechignait pas à demander de l'aide ni à l'apprécier quand elle en recevait.

Amir l'aida à positionner le patient de sorte que ses jambes pendent d'un côté du lit. Les suites d'interventions de chirurgie thoracique étaient généralement douloureuses. Dans le cas de M. Douglas, Amir avait éliminé l'infection et posé des drains pour évacuer le fluide accumulé dans les poumons. Elle devait faire attention, en l'aidant à se lever, à ne pas exercer de pression sur les zones concernées. Elle plaça une main sur sa poitrine, l'autre dans son dos, tout en soutenant son torse de ses avant-bras.

— Ça va ? demanda-t-elle une fois qu'il fut assis.

— Oui, acquiesça le patient, un peu essoufflé.

— Nous allons faire quelques exercices simples, pendant cinq minutes, pour minimiser les problèmes circulatoires et prévenir toute restriction dans la poitrine. Placez les mains sur la nuque, voilà, comme ça, et relevez la tête pour étirer le torse. Vous pouvez vous appuyer sur le dossier de la chaise.

Elle s'assit sur le bord du lit et effectua le mouvement.

M. Douglas l'imita sans trop de difficultés.

— Bien. Faites le mouvement cinq fois, dit-elle en l'observant.

— Parfait. Maintenant, croisez les bras sur la poitrine et tournez-vous d'un côté puis de l'autre, lentement, comme si vous regardiez à gauche puis à droite.

Il s'exécuta.

— Bien. Remettez les mains sur la nuque, comme tout à l'heure, et étirez doucement le torse à droite, puis à gauche.

Amir les observait en silence. Elle poursuivit avec des exercices pour les jambes et les bras, sachant qu'au moindre problème, il se proposerait de l'aider. Sa présence aurait pu être intimidante mais elle appréciait le fait qu'il s'intéresse à ce qu'elle faisait et soit prêt à intervenir, au cas où elle ait besoin de lui. Ce qui ne se produisit pas.

— Vous allez pouvoir vous reposer, maintenant. Vous l'avez

bien mérité, dit-elle, une fois les séries d'exercices terminées. Demain, je vous aiderai à vous lever et à faire quelques pas.

— Pas de repos pour les braves, fit M. Douglas en posant la tête sur son oreiller.

Il était manifestement épuisé et s'endormit pratiquement avant qu'Isolde et Amir quittent la chambre.

— Comment fais-tu pour déplacer les patients quand tu es seule ? s'étonna Amir, une fois qu'ils furent dans le couloir.

— Avec ça, dit-elle en pliant le bras pour lui montrer ses biceps. Et beaucoup de patience.

— C'est un travail plus physique que je ne pensais.

— Cela dépend des cas. J'ai un peu de tout, dans mes patients. J'ai rendez-vous maintenant avec un jeune qui s'est fait amputer. Il est assez agressif et très indépendant. Je vais avoir du pain sur la planche, ne serait-ce que pour qu'il accepte d'être aidé.

— Je vois. J'ai terminé ma journée. Est-ce que tu veux passer à la maison, plus tard ? On pourrait se faire livrer à manger. Farah serait contente de te voir. Je crois qu'elle se lasse un peu des soirées télé en tête à tête avec son père. Le problème, c'est que ses amis n'ont plus très envie de venir la voir. Je pense que c'est difficile, pour eux aussi, de s'habituer à son nouvel état.

— C'est terrible ! Je serais vraiment ravie de la voir mais... Tu n'as pas peur qu'on mélange vie professionnelle et vie privée ? Je veux dire... Nous sommes collègues et, en plus, Farah est l'une de mes patientes...

Isolde était consciente qu'Amir n'avait rien d'autre en tête que l'envie d'apporter un peu de compagnie féminine à sa fille pour lui changer les idées mais elle ne voulait pas que cela leur pose problème sur le plan professionnel.

Amir fronça les sourcils.

— En fait, avec le mariage de Raed et Soraya, nous ferons bientôt partie de la même famille. Je crois que notre vie professionnelle et notre vie privée sont mélangées depuis longtemps. Et

Farah ne sera pas ta patiente éternellement. Mais je comprends tout à fait que tu refuses.

— On s'arrangera, dit-elle dans un haussement d'épaules. Je me fiche un peu des règles, à vrai dire. Je passerai vers 20 heures. Envoie-moi l'adresse par texto, ajouta-t-elle par-dessus son épaule en s'éloignant.

Amir avait raison. Les liens entre Soraya et Raed avaient compliqué un peu la situation, mais Isolde ne considérait pas comme un problème l'idée de passer du temps avec Amir et Farah en dehors de leurs heures de travail. Ils feraient bientôt partie de la même famille et il était peu probable que l'un ou l'autre confondent une pizza en famille avec un rendez-vous amoureux.

Amir croyait Isolde quand elle disait qu'ils s'arrangeraient. Rien n'était plus important que le bonheur de Farah et il donnerait n'importe quoi pour la voir recouvrer son insouciance et son sourire. C'était sa faute à lui si elle avait perdu sa mère et se retrouvait dans un fauteuil roulant. Le moins qu'il puisse faire était de lui rendre la vie plus agréable.

Il était content que son frère et Soraya soient tombés amoureux et se marient. Lui ne s'en sortait pas aussi bien. Il avait grandi dans l'ombre de son frère aîné et passé sa vie à prouver au monde, et notamment à leurs parents, qu'il méritait leur considération. Il avait fait de son mieux pour être un fils parfait – brillantes études, carrière prestigieuse – et, quand Raed avait renoncé au trône, il avait accepté de prendre sa place et les responsabilités qui allaient avec.

Même son mariage avec Shula avait été une façon de montrer à ses parents qu'il était davantage qu'un fils cadet, qu'un figurant dans l'ombre du prince héritier. Il avait épousé la femme qu'il fallait, issue de la famille qu'il fallait, ce qui faisait d'eux, sur le papier, un couple influent dans le royaume de Zaki. Les parents de Shula, des aristocrates fortunés qui avaient des relations étroites avec le gouvernement, avaient encouragé cette union, tout comme les parents d'Amir. Et la naissance de Farah avait parachevé cette image de famille idéale.

Pourtant, Shula n'avait jamais paru contente de la vie qu'elle menait avec lui. Maintenant qu'elle n'était plus là, il osait s'avouer que l'amour n'avait pas joué un grand rôle dans leur relation qui était tout au plus un accord satisfaisant leurs deux familles. Cela n'avait pas été un ciment suffisamment fort pour faire tenir le couple. Et, un jour, Shula lui avait avoué qu'elle ne l'aimait pas et qu'elle voulait divorcer, pour pouvoir fréquenter d'autres hommes et trouver ce qu'Amir n'était apparemment pas en mesure de lui apporter. Ils s'étaient disputés, parce qu'il n'avait pas eu le courage de reconnaître que leur couple n'en était pas un et qu'il n'avait pas su rendre sa femme heureuse. Il avait suggéré qu'ils fassent une thérapie de couple, pour se laisser une chance plutôt que de baisser les bras, mais elle avait refusé et elle était partie en fulminant.

L'accident eut lieu ce soir-là et depuis, Amir vivait dans la culpabilité. Personne n'était au courant de l'état de leur relation, personne ne savait que leur couple n'en était plus un. Ce soir-là, il avait compris que la rupture était inévitable et irréversible. Il avait été trop honteux, trop orgueilleux et trop soucieux de protéger leur fille pour parler ouvertement à quiconque de ses problèmes de couple. Et il avait gardé pour lui ce secret, ravalé son envie de hurler chaque fois que quelqu'un lui présentait ses condoléances, ajoutant au poids de la culpabilité qu'il portait d'avoir échoué en tant que mari et en tant que père. Il s'était aussi juré de tout faire pour se racheter vis-à-vis de Farah.

Si sa fille n'avait pas envie d'être sous le feu des projecteurs lors du mariage de son oncle, c'était à lui de trouver une solution. Il la comprenait. Le monde était ainsi fait que la moindre différence dans l'apparence ou le comportement de quelqu'un était épinglée par les médias et les réseaux sociaux. Il ne voulait pas faire subir cela à sa fille qui avait déjà suffisamment souffert de l'exclusion de son groupe d'amis. Il comprenait que la situation n'était simple à gérer pour personne. Avec tous ses rendez-vous médicaux, Farah ne pouvait pas mener la vie normale d'une petite fille de neuf ans. Il espérait qu'elle pourrait se rattraper un jour et redevenir la petite fille drôle et pétillante qu'elle était avant l'accident.

La sonnette de l'entrée retentit. Amir sentit son estomac se contracter. Sans raison. Si Isolde était là, c'était parce qu'il l'avait invitée. Mais c'était la première femme qui entrait chez eux depuis la mort de Shula. Il l'avait invitée sans aucune gêne, certain qu'elle ne risquait pas de prendre ce geste pour autre chose qu'une occasion de changer les idées de Farah et de passer un bon moment. Elle faisait partie de leur vie parce qu'elle avait noué des liens étroits avec Farah, outre que leurs familles seraient bientôt unies. Il savait aussi que, comme Soraya était partie, elle rentrait tous les soirs dans un appartement vide. C'était une bonne occasion de ne pas passer la soirée seuls, pour elle comme pour lui.

Pourquoi, dans ce cas, son pouls s'était-il mis à accélérer comme s'il s'agissait de son premier rendez-vous amoureux ?

— Papa ! Tu vas ouvrir ?

Amir prit conscience qu'il fixait la porte depuis un moment quand Farah apparut près de lui, l'air à la fois interrogateur et agacé. Elle s'était réjouie quand il lui avait annoncé qu'ils auraient de la compagnie pour le dîner.

Il alla ouvrir la porte.

— Tiens, prends ça avant que je fasse tout tomber, dit Isolde derrière une pile de cartons à pizza.

Il s'exécuta et s'écarta pour la laisser entrer.

— Merci. Je ne connaissais pas vos goûts, alors j'ai pris différentes choses : des pizzas, des ailes de poulet et des frites.

— Mais il ne fallait pas. J'avais l'intention de passer commande d'ici. Et de t'inviter.

Isolde s'arrêta et se tourna vers lui.

— Pour être honnête, j'ai eu envie d'une pizza, en sortant de l'hôpital, dit-elle. J'espère que cela ne te dérange pas. Où est la cuisine ?

— C'est par là, fit Farah, le visage illuminé, manœuvrant son fauteuil pour lui montrer le chemin.

— J'espère que tu aimes la pizza, Farah. J'ai pris une au poulet sauce barbecue, une au chorizo et une toute simple, tomate mozzarella, au cas où.

Elle se débarrassa de son manteau et le posa sur le dossier d'une chaise de la cuisine.

— Je ne sais pas, je n'en ai jamais mangé, répondit Farah, les yeux rivés sur les cartons à pizza, comme s'ils contenaient un trésor.

Isolde regarda Amir d'un air suspicieux.

— Amir Ayad, comment as-tu pu ne jamais faire goûter une pizza à ta fille, alors que c'est l'une des meilleures choses qui existent sur terre !

Que pouvait-il faire, à part sourire et hausser les épaules ?

Isolde ouvrit les cartons et sortit des sachets de frites et d'ailes de poulet, ainsi que des sodas, d'un sac en papier, et disposa le tout sur la table.

Il n'en revenait pas de voir avec quelle facilité elle était entrée dans leur vie. Isolde était un petit miracle pour Farah et, par conséquent, pour lui. Depuis que ses parents et son frère étaient retournés à Zaki, il vivait seul avec elle.

Son père s'était tout à fait remis de son infarctus mais il avait décidé de rester en retrait pour tout ce qui concernait les engagements publics, qu'il confiait à Raed et à Soraya. Amir ne pouvait s'empêcher de se sentir exclu. D'autant qu'il s'était préparé au rôle d'héritier du trône. Il avait le sentiment amer d'avoir également échoué sur ce point, de ne pas avoir été capable d'assumer ses obligations de futur roi.

Isolde mordit dans une tranche de pizza au chorizo et sourit sans se rendre compte d'avoir les lèvres pleines de sauce tomate. Elle n'était du genre à faire des manières sur rien et, en sa compagnie, il se sentait libre d'être lui-même. Jamais il ne s'était senti aussi à l'aise avec quelqu'un qu'avec elle.

Signe qu'il avait probablement commis une grossière erreur en l'invitant chez eux.

2

Isolde espérait n'avoir pas dépassé les bornes mais elle avait souhaité donner à cette invitation à dîner une tonalité informelle. Si elle avait été invitée chez n'importe quel autre de ses amis pour dîner de plats à emporter, passer prendre des pizzas sur le chemin n'aurait posé problème à personne. Le seul hic, c'est qu'elle ignorait que la pizza ne faisait pas partie des aliments autorisés à la petite princesse d'Amir. Cela dit, il n'en avait pas fait une montagne. Il en avait même mangé une part.

Manger des pizzas à même le carton était bien loin du goûter auquel Soraya et elle avaient été conviées dans l'hôtel cinq étoiles où logeait la mère d'Amir, à l'époque où son père avait été hospitalisé. C'était là, d'ailleurs, que Raed avait suggéré à Soraya de jouer le rôle de sa fiancée afin de détourner l'attention des médias du séjour prolongé de la famille Ayad en Angleterre. La situation avait pris un drôle de tour puisqu'ils étaient vraiment tombés amoureux l'un de l'autre.

Au départ, toute l'aventure paraissait un peu folle, le genre de situations que l'Isolde d'une certaine époque aurait adoré vivre. Elle ne connaissait pas Raed avant de le rencontrer ce jour-là. En revanche, elle avait déjà collaboré avec Amir et commencé les séances de rééducation avec Farah. Elle savait que la famille avait traversé une épreuve terrible et avait eu envie de les aider en les entendant évoquer les conséquences qu'aurait l'absence du roi sur le trône si les médias en avaient vent et divulguaient l'information. Ils avaient besoin d'une histoire officielle à raconter au public et qu'au moins un membre de la famille retourne à Zaki. C'était tombé sur Raed.

Amir ne pouvait pas assumer cette responsabilité tant que Farah avait besoin de soins à Londres. Isolde était contente que Soraya ait accepté d'accompagner Raed et que tout se soit bien terminé. Avec le recul, elle n'aurait pas aimé devoir jouer les fiancées, même fictives, et encore moins se retrouver à la tête d'un pays, comme sa sœur avait fini par le faire.

— Je n'en peux plus, dit Amir, brisant le silence qui régnait dans la cuisine.

— Moi non plus, fit Farah en reposant sa part de pizza à moitié mangée, la bouche pleine de sauce tomate.

— Alors ? Verdict ? demanda Isolde au père et à la fille qui s'adossaient en se tapotant le ventre.

— C'est délicieux ! s'exclama Farah.

— Oui, à condition de ne pas en manger tous les jours.

Amir avait raison et Isolde ferait bien de s'en souvenir. Elle n'avait pas beaucoup cuisiné, ces derniers temps. Elle était tellement habituée à ce que sa sœur lui prépare de bons petits plats qu'elle avait du mal à prendre le relais, maintenant qu'elle vivait seule. En sortant de l'hôpital, elle préférait dîner dehors que rentrer dans l'appartement vide. Soraya s'était montrée un peu autoritaire quand elle était venue vivre chez elle, après son divorce, mais récemment elle lui avait beaucoup manqué. Farah n'était pas la seule à avoir besoin de compagnie.

— Mais merci d'avoir apporté le dîner, ajouta Amir. La prochaine fois, c'est moi qui cuisinerai.

Isolde se réjouit de ce qui était une nouvelle invitation à dîner en leur compagnie.

— Je croyais que les princes n'avaient pas à se préoccuper de préparer les repas, dit-elle. Tu n'as pas de domestiques prêts à répondre à tous tes caprices ?

Elle aimait bien le taquiner sur leur différence de classe sociale, tout en sachant qu'il n'employait pas de personnel et que, bien qu'étant prince, il ne demandait à personne de l'appeler par son titre en Angleterre. Peut-être était-il soulagé de pouvoir mener une vie normale, après tout.

— Non, pourquoi ? Tu te proposes ? répondit-il sur le même ton.

C'était ce qui rendait sa compagnie aussi agréable. Ils s'entendaient bien et elle n'avait pas à se préoccuper de jouer un rôle.

— Non, je serai déjà bien assez occupée en tant que styliste personnelle de Farah pour le mariage, dit-elle en tournant son attention vers la véritable raison de sa visite.

La jeune fille se redressa et sourit.

— C'est vrai ? Tu veux être ma styliste personnelle ?

Isolde commença à ramasser les cartons tandis qu'Amir emballait les restes du repas.

— Si tu veux. Je débarrasse un peu, pour qu'on puisse y réfléchir ensemble.

— Pas question, dit Amir, avec, sur le visage, une expression sévère qui lui fit se dire que, cette fois, elle avait vraisemblablement dépassé les bornes.

— Désolée, je pensais que…

— Non, Isolde. Tu es notre invitée, ce n'est pas à toi de mettre de l'ordre dans la cuisine. Tu seras mieux dans le salon, le canapé est vraiment confortable.

Son expression s'illumina soudain d'un grand sourire et elle comprit qu'il la taquinait.

— Merci, Votre Altesse, dit-elle en s'inclinant avant de suivre Farah dans le salon.

Les matériaux employés dans l'ameublement et la décoration de la maison étaient très haut de gamme, comparés aux meubles en kit et au papier peint premier prix de son appartement, mais rien n'indiquait particulièrement qu'on se trouvait chez un prince. Pas d'étalage ostentatoire de sa richesse mais des murs peints en gris mat sur lesquels étaient accrochées des photos de famille, comme dans n'importe quelle maison. Ainsi que des dessins de Farah et des maquettes d'avion probablement construites par Amir. Dans le salon, point de trône incrusté de pierres précieuses mais un grand canapé d'angle confortable qui occupait une bonne partie de la pièce décorée avec goût et sobriété. À l'image de son propriétaire.

Une fois assise sur le canapé, elle retira ses chaussures et replia les jambes sous elle. Amir fit de même, peut-être pour la mettre à l'aise. Farah déplaça son fauteuil de sorte à être face à elle.

— Alors, qu'est-ce qu'on va faire, Isolde ? demanda-t-elle, peinant à contenir plus longtemps son excitation et sa curiosité.

— J'ai parlé avec Soraya. Ce n'est pas simple de coordonner les tenues des demoiselles d'honneur depuis l'autre bout du monde, si bien qu'elle est d'accord pour que nous nous en occupions nous-mêmes.

Elle n'avait pas eu à insister beaucoup pour lui faire changer ses plans à la dernière minute car Soraya était le genre de personne qui préférait que tout le monde soit content plutôt que de camper obstinément sur ses positions. Isolde avait seulement dû promettre que leurs tenues seraient de bon goût et n'enfreindraient pas les règles de la bienséance.

— Je peux choisir ma robe ?

— Mieux que ça : nous allons créer nos tenues nous-mêmes et sommes libres de les accessoiriser comme nous voulons, y compris ton fauteuil roulant. La seule limite, c'est de ne pas voler la vedette à la mariée, bien sûr.

Isolde et Soraya étaient d'avis qu'en choisissant elle-même ce qu'elle porterait le jour du mariage, Farah serait plus impliquée dans la cérémonie et certainement plus détendue. Son père se sentirait mieux, lui aussi, si sa fille était à l'aise. Et Isolde se sentirait moins seule si Amir approuvait leurs idées. Quand elle était avec Farah et lui, elle avait l'impression de faire de nouveau partie d'une famille. Elle ne s'était pas rendu compte à quel point c'était important, avant que Soraya ne déménage.

— Moi aussi, je vais pouvoir dessiner mon costume ? demanda Amir.

— J'ai bien peur que non, répondit Isolde. Je crois que Soraya a eu peur que tu débarques avec un costume en velours lilas et un haut-de-forme.

Amir hocha la tête.

— Elle me connaît bien. En fait, nous savons tous deux que j'éclipserais totalement le marié si je me montrais dans toute ma splendeur.

— Tu es donc condamné à porter le sac et la cendre. Alors que Mlle Farah et moi resplendirons en mousseline de soie, dit Isolde, qui prit la main de Farah et lui fit faire un tour sur elle-même, dans son fauteuil.

Le sourire qu'arborait Farah confirma que le jeu en valait la chandelle.

Il faudrait que leurs tenues soient à la hauteur de l'événement, mais Isolde se sentait prête à relever le défi. Comme Soraya et elle avaient des moyens réduits, elle avait appris à raccommoder leurs vêtements et à customiser des affaires qu'elles dégotaient dans les friperies. Elle avait toujours eu un style très personnel, assez original. À l'exception de la période avec Olly, où elle s'était curieusement conformée à ce qu'il attendait d'elle et avait adapté son apparence et son comportement à ses goûts à lui, perdant par la même occasion une partie de son identité.

Et, depuis qu'elle travaillait à plein temps à l'hôpital, elle n'avait pas eu beaucoup d'occasions de porter autre chose que sa blouse. Elle se réjouissait de réexplorer cette facette créative de sa personnalité.

— J'ai apporté des magazines, du papier et des crayons. On peut se mettre au travail quand tu veux, Farah.

Elle se leva et alla chercher le sac qu'elle avait laissé dans la cuisine, et jeta un coup d'œil à Amir avant de l'ouvrir, au cas où il ait une objection à formuler.

Pour toute réponse, il débarrassa la table basse de tout ce qui y était posé et la rapprocha de Farah. Non seulement Amir était un père exceptionnel mais il laissait aussi Isolde être elle-même sans essayer de la changer ni attendre qu'elle se comporte différemment. Jamais elle n'aurait imaginé qu'il existe des hommes de ce genre. Si elle l'avait su, elle se serait sans doute épargné une relation avec quelqu'un qui ne l'acceptait pas telle qu'elle était et qui, des années durant, avait essayé de la changer. Par chance, Amir portait trop de responsabilités et de bagages pour qu'un esprit bohème comme le sien y trouve son compte, sans quoi son vœu de ne plus laisser la gent masculine s'approcher d'elle serait en péril.

Amir se cala sur le canapé et regarda Isolde et Farah laisser libre cours à leur imagination. Quel bonheur de voir sa fille s'intéresser de nouveau à quelque chose ! Et d'y prendre plaisir !Elle avait passé trop de temps à affronter des problèmes qu'aucun enfant ne devrait rencontrer. Le traumatisme de l'accident, la mort de sa mère et les efforts quotidiens pour récupérer l'usage de ses membres lui avaient volé son enfance. Isolde semblait comprendre ce dont Farah avait besoin, que ce soit dans le cadre de ses séances de rééducation ou en dehors. C'était la seule professionnelle de santé avec laquelle sa fille avait noué des liens, qui ne l'infantilisait pas et ne la poussait jamais au-delà de ce qu'elle était prête à endurer. Isolde adaptait son travail au rythme de Farah et il lui en était reconnaissant. À plus forte raison maintenant qu'il voyait sa fille sourire et s'amuser.

— Je me demande si des ailes de fée ne sont pas un peu exagérées, Farah, dit-il en jetant un coup d'œil au dessin qu'elle avait fait.

Il ne fallait pas perdre de vue qu'ils allaient assister au mariage de Soraya et Raed, et qu'il s'agissait d'un événement d'importance nationale. Il voulait le bonheur de sa fille mais sans que cela fasse honte à sa famille ou attire l'attention pas toujours bienveillante des médias. Le regard dépité que Farah lui adressa chassa le sourire qu'Isolde était parvenue à faire apparaître, et lui fit instantanément regretter ses paroles.

Isolde prit le dessin de Farah et pencha légèrement la tête pour l'étudier.

— Je crois que ce serait parfait pour la soirée. Avec des paillettes et des sequins, tu seras prête pour faire la fête. Ce sera une soirée privée, sans les journalistes, donc on peut porter à peu près ce qu'on veut.

Elle adressa un regard appuyé à Amir. Il se demanda si elle lui faisait comprendre qu'il n'était pas obligé de s'impliquer dans leur projet ou qu'elle avait la situation en main. Dans tous les cas, il était heureux de lui laisser les rênes, vu l'énergie nouvelle qu'elle apportait dans la vie de Farah.

— Dans ce cas, je vais peut-être porter le fameux costume violet, après tout, dit-il pour détendre l'atmosphère après avoir joué les rabat-joie.

— On pourrait te dessiner un costume « Farah et Isolde », suggéra Isolde avec une lueur malicieuse dans les yeux, lui tendant une perche qu'il n'était pas sûr de vouloir saisir.

— Je ne suis pas sûr d'être prêt pour ça. On a déjà un dissident dans la famille, je crois que cela suffit. Occupez-vous de vos propres tenues, personnellement, je serai content de me fondre dans le décor, dit-il, imaginant les horreurs qu'elles seraient capables de créer s'il les laissait faire.

Il n'était pas prêt à sortir à ce point de sa zone de confort, à plus forte raison dans le cadre d'un événement aussi important pour le royaume. Ce serait sa première apparition officielle depuis la mort de sa femme et il n'avait pas envie d'attirer l'attention plus que nécessaire.

— Quel rabat-joie tu fais ! dit Isolde en riant. D'un autre côté, cela nous laisse plus de temps pour parfaire nos fantastiques tenues, n'est-ce pas, Farah ?

Farah acquiesça d'un signe de tête. Des moments où sa femme

et sa fille faisaient équipe pour parvenir à leurs fins lui revinrent en mémoire. Une éternité s'était écoulée depuis le temps où ils prenaient des décisions en famille sur des sujets aussi importants que le parfum de la glace qu'ils allaient acheter ou l'heure à laquelle Farah devrait aller se coucher le soir. Décisions souvent inutiles, étant donné que sa fille finissait généralement par faire ce qu'elle voulait.

Depuis la mort de Shula, Farah avait du mal à s'intéresser à quoi que ce soit et c'est lui qui prenait les décisions pour elle. Grâce à Isolde, elle reprenait, au moins en partie, le contrôle de sa vie. Même s'il ne s'agissait que d'imaginer une tenue de soirée, au moins se montrait-elle intéressée. Ils pouvaient vraiment être reconnaissants envers Isolde, qui avait dû se démener pour convaincre sa sœur de la laisser porter des vêtements conçus par elle. Les sœurs Yarrow étaient vraiment des femmes remarquables.

— Vous serez magnifiques, j'en suis sûr. Tous les hommes vont tomber à vos pieds.

Isolde émit un petit rire nerveux.

— Non, merci. Je n'ai vraiment pas besoin d'un homme dans ma vie. D'ailleurs, il va falloir que je le réexplique à ma sœur. Sur l'invitation, je suis censée venir accompagnée. Comme elle a rencontré le grand amour après avoir rompu avec son mari minable, elle s'imagine qu'il va m'arriver la même chose.

Amir se demanda ce qui l'avait persuadée qu'elle serait mieux sans un homme dans sa vie. Lui-même avait vécu des hauts et des bas avec sa femme, mais au moins avait-il eu la chance de se marier et d'être père. Il ne cherchait pas à rencontrer qui que soit – sa priorité était la convalescence de Farah –, mais il ne se voyait pas non plus vivre seul toute sa vie. Son frère et ses parents étaient rentrés à Zaki et, dès que sa fille serait assez grande pour voler de ses propres ailes, il se retrouverait seul. Farah comptait plus que tout pour lui mais il souhaitait la voir grandir, s'épanouir et mener une vie qui ne tourne pas uniquement autour de son handicap.

— Ils ont fait preuve de plus de tact sur mon invitation, dit-il. Seuls Farah et moi y sommes mentionnés. Ils doivent s'imaginer que mon cas est désespéré et que je suis condamné à vieillir seul.

Il pouffa d'un rire aussi peu joyeux que ne l'avait été celui d'Isolde. De toute évidence, leur situation actuelle ne les satisfaisait pas vraiment. Pour autant, Amir ne cherchait pas activement à rencontrer quelqu'un, mais il n'excluait pas que cela arrive un jour.

Certes, il avait été secoué par la mort de sa femme et par les conséquences qu'elle avait eues sur toute la famille, mais elle ne lui manquait pas autant que son frère semblait le penser. Le problème, c'est qu'il ne pouvait pas le lui dire. Comment avouer publiquement que son couple était au bord de l'abîme quand l'accident s'était produit ? Il voulait que les gens gardent un souvenir positif de Shula. Mais le fait qu'il ne soit plus amoureux d'elle depuis longtemps et qu'il ne recevait ni amour ni tendresse de sa part lui donnait l'impression d'être un imposteur. Mais divorcer aurait provoqué un scandale. Il avait préféré sacrifier son bonheur personnel pour protéger la monarchie et préserver sa stabilité. Pas elle.

C'était un secret difficile à révéler, maintenant qu'elle était morte. Il voulait protéger son souvenir et les sentiments de Farah. Sans parler du reste de la famille. Mais il était consumé par la culpabilité et le poids du secret qu'il continuait à porter.

— Je ne pense pas, dit Isolde. Je pense plutôt qu'ils ne voulaient pas te faire de la peine. Mais, puisque nous sommes seuls tous les deux, nous pourrions y aller ensemble. Je pourrais demander à Soraya qu'elle nous place à la même table comme ça, pour que nous n'ayons pas à faire la conversation à nos voisins de table si nous n'avons rien à leur dire. Je veux dire…

— Je vois très bien, fit-il promptement pour qu'elle ne se sente pas gênée, tandis que Farah accueillait la nouvelle avec enthousiasme.

Il comprenait que le mariage de sa sœur la rende nerveuse,

même si elle n'était pas disposée à l'admettre. Elle allait se retrouver dans un milieu qui n'était pas le sien, avec des gens qui n'étaient pas ceux qu'elle avait l'habitude de fréquenter. Isolde était une personne à part, qui ne s'encombrait pas de futilités et allait droit au but. C'était ce qui faisait son charme. Elle était franche et honnête dans un monde où beaucoup de gens ne se montraient pas tels qu'ils étaient. Lui compris. Il avait mis du temps à comprendre qu'il ne pouvait pas toujours plaire à tout le monde et n'avait pas envie qu'elle se sente obligée de le faire.

— Je ne suis pas en train de te proposer de jouer au couple, comme ton frère l'a fait avec Soraya. Mais on peut y aller ensemble, en amis, dit-elle pour qu'il n'y ait pas d'ambiguïté et probablement aussi pour ne pas heurter Farah.

Ils étaient amis, ce qui signifiait qu'Isolde ne lui prendrait pas son père et ne remplacerait pas sa mère non plus. Ils pourraient se rendre au mariage ensemble, tous les trois.

— En amis… Cela me semble possible. En tout cas, nous nous en sommes bien sortis jusqu'ici, dit-il en souriant.

Isolde posa brièvement la tête sur son épaule, comme pour sceller leur amitié par un geste symbolique. C'était établi : ils iraient au mariage de Raed et Soraya ensemble, en amis.

Restait maintenant à faire intégrer cette idée à son corps perfide dont la réaction à ce contact n'était pas tout à fait celle d'un simple ami.

3

— C'est magnifique ! s'exclama Isolde.

Trois semaines s'étaient écoulées depuis qu'elle avait parlé à Soraya en appel vidéo. Elles avaient continué à échanger des e-mails et des textos, notamment au sujet des robes, mais cela n'avait rien à voir avec le fait d'être enfin arrivée à Zaki et de pouvoir bientôt prendre sa sœur dans ses bras.

Dès qu'elle aperçut l'eau turquoise, le sable blanc et les palmiers, elle eut l'impression d'avoir atterri sur une autre planète. Même l'air était différent – il était chaud et sentait bon le propre.

— Oui, c'est très dépaysant. Avant l'accident, nous venions régulièrement ici, Shula, Farah et moi. Nous prévoyions même de nous y installer définitivement. Mais je voulais que Farah sache à quoi ressemble la vie « normale », à Londres, que son enfance ne soit pas polluée par l'intrusion des médias ou les responsabilités d'un pays entier. Le sort en a décidé autrement mais...

Amir ne termina pas sa phrase. Isolde le vit replonger dans l'abîme de chagrin qui les avait engloutis, Farah et lui.

— Je sais. Je suis désolée pour tout ce qui vous est arrivé. Merci de m'accompagner. Je me sens moins seule dans un endroit aussi éloigné de ma zone de confort, répondit-elle en essayant de ramener la conversation au moment présent.

Amir et Farah avaient besoin de se changer les idées, de sortir de la tourmente dans laquelle ils avaient vécu à Londres. Même si les séances de rééducation de Farah continuaient, ce voyage leur permettait d'échapper un moment à leur quotidien londonien. Amir et Farah méritaient vraiment de prendre des vacances.

— Ne t'inquiète pas, dit Amir sur un ton rassurant. Tu es une VIP, maintenant. Il faut en profiter.

— C'est plus facile à dire qu'à faire, quand on n'a vraiment pas l'habitude de se faire servir.

Isolde était capable de s'adapter à beaucoup de choses – conséquence d'une éducation dispensée par une sœur aînée courageuse –, mais ce changement de décor lui donnait l'impression de faire le grand écart.

Après leur long vol en première classe, pendant lequel on l'avait traitée avec autant d'égards que ses compagnons de voyage princiers, une limousine les conduisait à présent au palais royal. Elle commençait à regretter d'avoir bu autant de champagne dans l'avion.

C'était la vie que menait sa sœur, ce qui était facile à oublier quand on vivait aussi loin. Elle avait perçu l'importance des liens familiaux dans la famille Ayad aux efforts qu'ils avaient tous déployés pour protéger le roi de l'assaut des journalistes après son infarctus. Elle n'osait imaginer ce qu'Amir et Farah avaient subi après l'accident dans lequel la mère de Farah était morte.

Un an plus tard, Farah avait hésité à monter dans la voiture. Ce qu'elle devait pourtant faire tous les jours. Amir avait dû insister, en douceur, en lui rappelant qu'il était là, avec elle, et qu'elle n'avait rien à craindre.

Isolde ne connaissait la situation que par les bribes d'information dont Farah lui avait fait part pendant les séances et par ce que Soraya lui avait raconté. Elle ne pouvait décemment pas poser davantage de questions à cette petite fille traumatisée par la mort brutale de sa mère. Elle s'était retrouvée seule dans une voiture accidentée, probablement terrorisée, dans de grandes souffrances physiques et psychologiques, jusqu'à ce que les pompiers la sortent de là. Vu le mal que Raed s'était donné en simulant une histoire d'amour pour détourner les médias de l'état de santé du roi, elle n'osait imaginer la violence du déchaînement médiatique après l'accident.

Amir était très protecteur à l'égard de sa fille. Elle-même avait vu sa famille se réduire à une personne. Elle avait été terrorisée et perdue quand ses deux parents étaient morts et elle était bien placée pour savoir que la présence bienveillante d'un proche pouvait faire toute la différence.

Le retour à Zaki, ne serait-ce que pour quelques jours, était probablement une épreuve pour Amir et Farah, qui allaient de nouveau être au cœur de l'attention générale, mais Amir était là pour protéger sa fille. Isolde se trouvait là, avec eux, espérant qu'il la protégerait aussi.

Elle ne se faisait aucune illusion sur le fait qu'elle n'était pas du même monde que les personnes présentes au mariage et que, si tout le monde s'était montré tout à fait courtois avec elle, elle doutait que les gens aient spontanément envie de venir vers la roturière qu'elle était. Sur le principe, elle s'en fichait, mais elle ne voulait pas mettre Soraya et sa nouvelle famille mal à l'aise.

Le fait que Soraya fasse partie de la famille Ayad lui faisait monter les larmes aux yeux. C'était idiot, elle en était consciente. Elles étaient adultes, désormais, et c'était même elle qui avait incité Soraya à donner une chance à Raed. Elle voulait voir sa grande sœur heureuse, bien entendu, mais c'était aussi la première fois qu'elles étaient séparées et elle ne pouvait s'empêcher d'éprouver le même sentiment d'abandon que quand elle avait perdu d'abord son père, puis sa mère.

Au moins Soraya était-elle encore de ce monde, et elle était sur le point de la retrouver. Elle se demanda si elle serait capable de la lâcher une fois qu'elle la serrerait dans ses bras.

Le palais apparut enfin, vision de conte de fées tout en arcades et colonnes ornées de carreaux de faïence et de sculptures, et elle sentit le fossé entre sa vie et cette vie-là s'élargir. Elle prit une profonde inspiration.

— Nous arrivons, dit Amir en lui prenant la main. Détends-toi, tu connais déjà mes parents, et Farah et moi serons là si tu as besoin de quoi que ce soit.

— Moi aussi, j'ai peur, fit Farah lorsque la limousine passa les grilles dorées qui marquaient l'entrée de la propriété royale.

Ils roulèrent jusqu'à une grande cour au milieu de laquelle trônait un immense bassin octogonal entouré de haies parfaitement entretenues.

Amir prit aussi la main de Farah.

— Cela fait longtemps que nous ne sommes pas venus, et les circonstances ont changé. Rappelle-toi simplement que tu es ici dans ta famille, tu es ici chez toi.

Il se tourna vers Isolde et l'interrompit alors qu'elle s'apprêtait à parler.

— C'est valable pour toi aussi, dit-il simplement.

Leur présence au mariage était difficile pour tous les trois mais il fallait penser au bonheur de Soraya et de Raed. Isolde était consciente que sa sœur passerait son temps à s'inquiéter pour elle si elle savait qu'elle n'était pas à l'aise, au lieu d'être pleinement présente à ces journées exceptionnelles. Elle avait passé sa vie à s'occuper de sa petite sœur, il était temps d'inverser les rôles.

— Je pense que nous devrions garder nos inquiétudes pour nous. Il n'est pas nécessaire de dire à Raed et Soraya que nous sommes stressés. Ils ont suffisamment à faire. Je propose que nous passions un pacte, tous les trois, que nous nous engagions à faire face aux événements ensemble et qu'au moindre problème, nous en discutions plutôt que d'en parler aux futurs mariés. Qu'en pensez-vous ?

Elle regarda Amir puis Farah, attendant leur réponse.

— D'accord.

— D'accord.

Ils joignirent leurs mains pour entériner le pacte. Tant qu'ils seraient unis, ils surmonteraient n'importe quel obstacle. Mais, quand ils devraient rentrer à Londres et reprendre le cours de leur vie, après le mariage, il faudrait qu'elle veille à remettre de la distance entre eux. En attendant, elle avait besoin de faire partie d'une équipe.

— Isolde !

Soraya serra dans ses bras Isolde qui avait à peine posé le pied sur le sol en marbre du palais. Isolde s'immergea dans la chaleur et l'odeur familière dont elle avait été privée pendant six mois et qui lui avaient terriblement manqué.

— Amir ! s'écria Raed en s'approchant de son frère pour l'embrasser avec plus de discrétion.

Il se tourna ensuite vers sa nièce.

— Fafa !

Il la serra à son tour dans ses bras et se mit à courir avec elle dans le hall, tandis qu'elle poussait des cris de joie et d'excitation. Isolde lui en sut gré et en profita pour rester accrochée à sa sœur un peu plus longtemps. De toute évidence, la famille était une valeur importante pour tout le monde.

— Je suis tellement contente que vous soyez tous là ! dit la reine en s'approchant pour les saluer, splendide dans sa robe en soie jaune.

Isolde lâcha enfin sa sœur et se demanda s'il fallait faire la révérence. La première fois qu'elle avait rencontré la reine, elle s'y était vraiment mal prise et on lui avait dit de ne pas se donner cette peine. Le fait que leurs familles respectives soient bientôt unies l'en dispensait peut-être. De toute façon, elle ne pouvait pas passer son temps à s'incliner devant tout le monde à longueur de journée. Aussi décida-t-elle de tendre la main.

— Merci pour votre hospitalité, Djamila.

Pour une raison qui lui échappait, elle avait l'impression que sa présence était moins légitime que celle d'Amir et de Farah et ne voulait pas donner l'impression de s'imposer. Mais le sourire de Djamila la mit à l'aise.

— Vous devez être épuisés par le voyage, dit-elle. Nous allons vous accompagner à vos chambres.

— Je peux y aller, se proposa Soraya en prenant Isolde par la main. J'ai tellement hâte de te montrer tout ce que nous avons fait depuis que nous sommes arrivés.

Soraya lui avait parlé de différents projets caritatifs et elle se réjouissait de voir sa sœur aussi impliquée dans la vie locale. Elle était partagée entre la fierté qu'elle éprouvait pour elle et la tristesse qu'elle soit partie vivre aussi loin. Soraya menait désormais une vie dont Isolde ne pouvait que rêver.

À Londres, elle passait ses journées à travailler à l'hôpital et rentrait chez elle, dans un appartement vide. La seule soirée un peu amusante de ces dernières semaines avait été la soirée pizza chez Amir, qu'ils avaient organisée pour que Farah ait des raisons de se réjouir d'assister au mariage de son oncle.

L'objectif avait été atteint, ce qui avait donné à Isolde beaucoup de travail pour créer des robes au sujet desquelles Soraya devait encore donner son approbation. Contenter tout le monde générait une pression folle, qui lui faisait mesurer la charge que sa sœur avait eue à porter pendant toutes les années où elle s'était occupée d'elle toute seule. Soraya méritait chaque once du confort et du luxe dans lesquels elle vivait désormais. Et, la connaissant, elle savait qu'elle n'était pas du genre à se tourner les pouces pendant que les autres en bavaient. Comme en attestait sa contribution à l'amélioration de la vie des habitants de Zaki.

Amir et Farah avaient suivi Raed dans une chambre. Soraya conduisit Isolde dans la chambre voisine. Laquelle était plus grande que son appartement.

— Pas mal, fit-elle sur un ton ironique. Mais il va me falloir un plan pour ne pas me perdre.

— Tu as vu comme c'est beau ! dit Soraya. En fait, Amir a expressément demandé à Raed de garder cette chambre pour toi, parce qu'elle a la plus belle vue.

Soraya avança vers la baie vitrée et l'ouvrit.

Isolde se demanda si elle avait déjà été aussi impressionnée dans sa vie. Le balcon donnait sur les jardins du palais qui s'étendaient au loin jusqu'à des collines. Elle se voyait déjà assise à la table en fer forgé pour contempler le paysage, de jour comme de nuit. Peut-être pourrait-elle prendre le petit déjeuner en écoutant les oiseaux chanter, le lendemain matin. Cela changeait du bruit de la circulation et des chantiers qui ne semblaient jamais se terminer, dans les rues de Londres. Oui, décidément, Soraya et elle ne vivaient plus dans le même monde.

— Je crois que c'était la chambre d'Amir, avant qu'il parte faire ses études et vivre en Angleterre. Il n'y a aucune trace de lui, cela dit. Cela ne m'étonnerait pas qu'ils l'aient fait redécorer après son départ, dit Soraya en jetant un coup d'œil circulaire dans la pièce, comme si elle la découvrait, elle aussi.

Isolde regarda autour d'elle et aperçut une photo encadrée de Raed et Amir sur une table de chevet, ainsi que des maquettes d'avions. Cela ne faisait aucun doute, c'était bien la chambre d'Amir.

— J'ai l'impression d'être dans son salon, dit Isolde.

Soraya se tourna vers elle, l'air surpris.

— Tu es déjà allée chez lui ?

Isolde avait l'impression que Soraya et Raed auraient bien aimé les voir ensemble, depuis le déjeuner qu'ils étaient allés prendre dans la suite de Djamila, lors duquel ils n'avaient pas arrêté de parler. De fait, ils s'étaient bien entendus, notamment parce que la situation était claire, entre eux. Vu tout ce qu'ils avaient vécu l'un et l'autre, ils n'avaient pas besoin des complications d'une relation amoureuse alors qu'ils ne s'étaient pas encore remis de leur dernière histoire. Mais ils appréciaient les moments qu'ils passaient ensemble. Ce qui était déjà beaucoup.

— Oui, Farah et moi avons dessiné nos robes de soirée, tu te souviens ? dit-elle sans mentionner l'invitation à dîner.

— Oh ! J'ai l'impression que vous passez pas mal de temps

ensemble. Et c'est lui que tu as choisi comme cavalier pour le mariage.

— Écoute, Soraya, je comprends que tu aies envie de me voir casée et heureuse de l'être, mais tu te trompes si tu imagines que je vais tout laisser tomber pour devenir la belle-mère des enfants des autres. Tu sais que ce n'est pas mon genre. J'ai déjà joué la gentille épouse dévouée et cela ne m'a pas réussi. J'apprécie trop ma liberté pour y renoncer.

Elle l'apprécierait, du moins, si elle avait une vie en dehors du travail. Malheureusement, en s'installant avec Olly, elle avait progressivement perdu de vue ses amis moins... conventionnels. Désormais, c'était la fête si elle allait boire un verre après le travail avec des collègues ou si elle passait prendre des pizzas pour les manger chez un ami.

Soraya pouffa de rire.

— Je ne t'ai jamais vraiment vue comme une gentille épouse dévouée.

Isolde prit l'un des nombreux coussins ornant le lit et le lui lança.

— Tu vois bien ce que je veux dire ! Olly voulait que je suive le modèle traditionnel, que je me case et que je fasse des enfants. Je n'ai pas l'instinct maternel très développé.

— Tu plaisantes ! Je trouve que tu t'en sors bien avec Farah, pour le peu que j'en voie.

— Ce n'est pas la même chose. Farah est une patiente. Nous ferons bientôt partie de la même famille à cause de ton mariage, pas du mien. Arrête de te faire des films.

Elle attrapa un deuxième coussin et le lui lança, puis un autre, jusqu'à ce que Soraya réplique et qu'il n'y ait plus un seul coussin sur le lit.

Elles finirent par s'écrouler sur le matelas, haletant et souriant.

— Tu m'as manqué, Isolde.

— Toi aussi, tu m'as manqué.

— Mais je ne m'avoue pas vaincue. D'autant qu'Amir a renoncé à sa chambre et à la plus belle vue pour toi.

Isolde leva les yeux au ciel.

— Ça suffit, Soraya !

Cela dit, elle était touchée par le geste d'Amir. C'était sans doute sa manière de la remercier pour le travail qu'elle effectuait avec Farah, encore qu'elle n'attendait rien en retour. Elle aimait bien passer du temps avec elle. Cela lui donnait l'occasion de se reconnecter avec son enfant intérieure. Soraya pourrait rétorquer qu'elle n'avait jamais cessé d'être une enfant. C'était peut-être le cas à une époque mais, depuis que sa sœur était allée vivre avec Raed, Isolde n'avait eu d'autre choix que de grandir. Et ce n'était pas du tout ce qu'on voulait nous faire croire. Passer du temps avec Farah lui avait donné une petite idée de la vie qu'elle aurait menée si elle avait accepté d'avoir des enfants avec Olly.

Elle avait vu Amir s'inquiéter pour sa fille et tout faire pour qu'elle soit heureuse, pendant les préparatifs pour le mariage. Mais voir Farah sourire était une récompense qui en valait la peine. Isolde le savait car elle travaillait avec ce même objectif. Ils voulaient tous voir Farah remarcher un jour, retrouver un peu de son enfance et en finir avec les opérations chirurgicales et les séances de rééducation. Il faudrait du temps avant d'en arriver là, mais l'essentiel était de persévérer.

Isolde était proche de tous ses jeunes patients, tous différents, et elle faisait de son mieux pour améliorer leur qualité de vie au fil des séances. Mais Farah occupait une place particulière. Même avant que les liens familiaux se resserrent, avant que Soraya devienne la fiancée fictive puis réelle de Raed, Isolde avait noué des liens forts avec la petite fille. Peut-être le fait qu'elle ait, elle aussi, perdu sa mère quand elle était petite la rapprochait de cette fillette perdue et effrayée.

Elle aussi avait vu sa vie basculer, sans savoir à quoi ressemblerait l'avenir sans mère vers qui se tourner. Cela faisait peur. Et encore, Isolde n'avait pas réchappé à un accident qui s'était révélé mortel pour sa mère et avait encore toute sa mobilité. Farah était vraiment courageuse, comme l'était son père.

Isolde devait admettre qu'elle avait un faible pour Amir. Elle admirait sa force tranquille qui lui permettait d'accepter avec sagesse tout ce que le destin déposait sur son chemin. En ce sens, il lui faisait penser à Soraya. Ils avaient tous deux vécu des épreuves difficiles et faisaient de leur mieux pour que tout le monde aille bien malgré tout. Ce devait être incroyablement compliqué de s'occuper de Farah tout en faisant le deuil de sa femme. Cela lui donnait une nouvelle perspective sur son enfance et le fait qu'elle ait toujours attendu que Soraya s'occupe de tout, simplement parce qu'elle en était capable et qu'elle l'avait toujours fait. Elle voyait maintenant la force de caractère que cela exigeait face aux difficultés multiples de l'existence. Soraya avait permis à Isolde de grandir sans avoir à se préoccuper de quoi que ce soit, négligeant au passage ses propres besoins. C'était exactement ce qu'Amir faisait avec sa fille.

Isolde n'était pas sa mère mais, dans une certaine mesure, elle avait envie d'essayer de la rendre heureuse. Même si cela prenait la forme de compétence en couture plus qu'en kinésithérapie pour le moment.

— Je veux que tu sois heureuse, c'est tout, Isolde, dit Soraya en roulant sur le côté pour la fixer de son regard sérieux de grande sœur.

— Je le suis, mentit-elle.

Elle n'avait aucune raison précise d'être malheureuse mais elle n'avait rien trouvé non plus dans sa vie qui la rende heureuse comme Soraya l'entendait. Et elle était seule. Elle ne savait pas ce qu'elle ferait si Amir et Farah ne faisaient pas partie de sa vie.

Quand ils rentreraient à Londres, elle n'aurait plus de prétextes pour passer les voir. Peut-être devrait-elle élargir son horizon et voyager. Elle n'avait jamais eu envie de s'installer quelque part, alors la solution était peut-être de continuer à bouger.

— Bienvenue dans le centre *Un deuxième chez—soi*. C'est un endroit où les jeunes aidants peuvent se retrouver et passer du temps. Nous avons des thérapeutes, s'ils ont besoin de parler à quelqu'un, et proposons aussi des cours de cuisine pour apprendre à cuisiner avec un budget serré.

Soraya était enthousiasmée par ce projet, et Raed, Amir et Isolde avaient du mal à la suivre tant elle marchait vite dans le nouveau bâtiment. Farah était fatiguée et avait préféré rester au palais avec ses grands-parents.

— C'est une belle réalisation, dit Amir à Raed.

— Nous avons transposé l'idée du centre que Soraya a créé à Londres. Nous venons donner un coup de main dès que nous le pouvons.

Raed avait contribué largement au financement du centre de Londres en échange du rôle de fiancée que Soraya avait publiquement joué. Depuis, Amir avait appris que c'était une cause qui tenait Soraya à cœur parce qu'elle-même avait dû beaucoup s'occuper de ses parents malades et de sa sœur. Sa présence exerçait une bonne influence sur la famille car elle leur rappelait qu'ils menaient une vie privilégiée et qu'ils pouvaient utiliser leur argent et leurs privilèges à bon escient.

Amir était content que Raed et Soraya s'intéressent à la vie des gens moins nantis. S'ils avaient tous choisi d'être médecins, n'était-ce justement pas pour aider les autres ? Soraya et Raed n'exerçaient plus la chirurgie depuis six mois mais ils avaient trouvé d'autres moyens d'aider ceux qui en avaient besoin.

— Comment le financez-vous ? demanda-t-il.

— Nous avons reçu des dons et avons des sponsors. Tant qu'on parle d'eux dans les médias, nous devrions nous maintenir à flot.

Raed avait renoncé à la vie qu'il avait construite à Londres pour le bien de sa famille et de la monarchie. Il avait accepté de sacrifier son bonheur pour son pays. Par chance, il avait rencontré Soraya qui avait bien voulu venir s'installer à Zaki. Ils méritaient le bonheur qu'ils avaient trouvé l'un avec l'autre.

— J'aimerais bien que vous rencontriez quelques-uns des jeunes aidants, dit Soraya en se dirigeant vers un groupe de jeunes gens qui riaient et bavardaient.

La pièce était spacieuse et lumineuse. Elle était équipée de postes de jeux vidéo et d'une table de billard, entre autres activités, et d'immenses poufs.

— Ça, c'est le bureau du psychologue, dit Soraya en indiquant une porte fermée, et là, c'est une salle dans laquelle ils peuvent venir faire leurs devoirs. Les enfants n'ont pas tous, chez eux, un endroit calme où ils peuvent étudier et se concentrer.

Isolde lui avait raconté tout ce que Soraya avait fait pour elle pendant son enfance – enfance qui n'avait rien à voir avec celle que Raed et lui avaient eue. Ils avaient dû faire face à d'autres difficultés comme le fait d'être des personnages publics, mais ils n'avaient jamais eu de problèmes matériels, ce pour quoi Amir éprouvait beaucoup de gratitude. Par contre, sur le plan émotionnel, il était persuadé que leurs besoins avaient été aussi négligés que ceux de tous les jeunes de ce centre. C'était l'une des raisons pour lesquelles il avait tenu à ce que Farah grandisse et aille à l'école en Angleterre, loin du feu des projecteurs, afin de lui accorder plus de temps que ses parents ne l'avaient fait pour lui.

— Est-ce qu'il y a un endroit pour les petites sœurs qui se sentent seules parce que leur grande sœur est très occupée ailleurs et qu'elles n'en ont pas l'habitude ? demanda Isolde en prenant la main de Soraya.

Amir savait à quel point elle se sentait seule sans sa sœur. Soraya était sa seule famille. Ils étaient un peu dans le même cas, si ce n'est que lui avait Farah. Isolde disait souvent qu'elle n'avait jamais vraiment grandi, mais la réflexion qu'elle venait de faire témoignait pourtant d'une certaine maturité.

— Viens, je vais te montrer, répondit Soraya en l'emmenant vers une table à laquelle des enfants dessinaient, découpaient et collaient.

— Bonjour tout le monde ! dit Isolde en prenant place autour de la table, tandis que Soraya et Raed allaient parler avec l'un des animateurs adultes.

Amir prit place à côté d'elle et eut une petite pensée pour Farah qui l'avait surpris par la créativité dont elle avait fait preuve lors des séances de stylisme avec Isolde.

— Qu'est-ce que vous faites ? demanda cette dernière en prenant une feuille de papier.

Un petit garçon leva la tête.

— On dessine ce qu'on voudrait avoir, déclara-t-il en attrapant la colle.

— Moi, j'ai fait une licorne, dit une petite fille en montrant fièrement son dessin. Et toi, qu'est-ce que tu vas faire ?

— Je crois que je vais dessiner une plage, répondit Isolde.

— C'est là que tu aimerais être ? demanda Amir, curieux de connaître les goûts et les envies d'Isolde qui ne parlait jamais de ce qu'elle aimait.

Depuis qu'il la connaissait, il l'avait toujours entendue parler des besoins des autres, jamais des siens, et toujours vue en train d'essayer d'améliorer la vie de tous ceux qui l'entouraient, et pas seulement de ses patients. Et, si sa sœur lui manquait beaucoup, jamais elle n'avait exprimé la moindre insatisfaction au sujet de son sort. Il sentait pourtant qu'elle avait besoin d'autre chose.

— J'en rêve, répondit-elle dans un soupir.

— On devrait partir avec Soraya et Raed en lune de miel, dit-il en plaisantant à moitié.

— Je crois que je préférerais quelque chose de plus discret.

— Une île déserte, peut-être ?

— Ce serait parfait.

Cela faisait longtemps que Farah et lui n'avaient pas pris de vacances, ni même changé d'air. Ce voyage ne comptait pas vraiment puisqu'il s'agissait d'un événement officiel et qu'ils devraient faire des apparitions publiques. L'idée d'une plage sur une île déserte lui parut merveilleuse. Il était sûr qu'elle plairait aussi à Farah. Demander à Isolde de les accompagner serait sans doute repousser les limites de leur amitié un peu loin mais il avait désormais du mal à s'imaginer partir sans elle.

Sa présence le relaxait tellement qu'il se demandait comment il ferait pour la voir maintenant qu'ils n'avaient plus le prétexte de la confection de leurs tenues de soirée. Certes, ils se croiseraient à l'hôpital et, maintenant, lors de réunions de famille, mais ce ne serait pas la même chose que de manger des pizzas sur la table de la cuisine.

Le problème, c'était qu'il ne pouvait pas lui dire qu'il avait envie de passer du temps avec elle sans que cela paraisse suspect. Elle avait été claire sur le fait qu'elle ne voulait pas se caser et encore moins avoir des enfants, ce qui l'excluait d'emblée, quoi qu'il arrive. C'était ce qui le retenait de la considérer comme autre chose qu'une amie. De plus, il devait protéger Farah, qui avait besoin de stabilité, pas de s'attacher à des femmes qui finiraient par sortir de leur vie à un moment ou à un autre. D'ailleurs, il allait falloir qu'il se fasse à l'idée qu'Isolde ne serait pas là éternellement avant de s'attacher à elle autant que Farah.

— Et toi, Amir, qu'est-ce que tu fais ? Un dessin de toi dans un uniforme de pilote d'avion ? dit-elle en lui faisant un clin d'œil.

— Je vois que tu as découvert mon penchant pour l'aéronautique. C'est vrai que, dans d'autres circonstances, j'aurais bien aimé devenir pilote. En fait, non, je me suis contenté de dessiner un parc, par beau temps.

Les enfants, fort peu impressionnés par ses rêves, retournèrent à leurs œuvres.

— Au fait, dit Isolde, merci pour la chambre. C'est très gentil de me l'avoir laissée.

— J'ai pensé que la vue te plairait.

Il avait surtout voulu qu'elle se sente accueillie et qu'elle ait un endroit à elle, pendant ce séjour, où elle pourrait se réfugier si les pressions de la vie au palais devenaient difficiles à supporter.

— Elle est magnifique. Bien plus belle que celle de ton dessin, dit-elle. Apparemment, nous avons tous les deux besoin de soleil !

L'idée de partir en vacances ensemble flotta dans l'air quelques secondes, puis Isolde se tourna vers les enfants, et le moment passa.

— Et toi, quel est ton rêve ? demanda-t-il à un petit garçon qui s'appliquait sur son dessin en tirant la langue.

Ils étaient là pour s'intéresser aux enfants, pas pour fantasmer sur des vacances.

— C'est moi, à l'hôpital, répondit-il en montrant un bonhomme allumette sur ce qui devait être un lit d'hôpital.

Amir plissa les yeux et se demandait s'il devait aller parler de la réponse de l'enfant à l'un des psychologues du centre, quand Raed entra.

— Je vois que tu as rencontré Fahid, dit-il en posant la main sur l'épaule du petit garçon avec la fierté d'un parent. Non seulement il s'occupe de sa mère malade et veuve, mais il attend aussi qu'on l'opère d'une lobectomie. Ses poumons sont pleins de tumeurs bénignes.

Amir se demanda soudain si la lobectomie était la véritable cause de sa présence à Zaki. Il était chirurgien thoracique et avait déjà pratiqué des lobectomies. Il jeta un regard en coin à son frère, qui se contenta de hausser les épaules, un sourire aux lèvres.

— Considère cela comme des devoirs de vacances, dit-il en reposant le dessin de Fahid devant lui.

En voyant ce que le petit garçon avait dessiné, Amir ne put s'empêcher d'être ému. C'était son rêve, et il pouvait l'aider à le réaliser.

— La liste d'attente est longue ?

Raed le regarda droit dans les yeux, comme pour s'assurer que l'intérêt de son frère était sérieux.

— Trop longue, dans la mesure où sa mère est malade et ne peut rien faire pour lui. Il n'a qu'elle au monde, son père est mort il y a quelques années.

— Quand je serai opéré, je pourrai jouer au foot avec mes

copains, dit Fahid, inconscient des manigances qui se jouaient dans son dos, en dessinant un personnage à côté du lit d'hôpital – peut-être le médecin qui produirait un miracle dans sa vie ?

Amir pensa à Farah, à tout ce qu'elle ne pouvait plus faire, et regretta de ne pas pouvoir changer sa situation. Mais, s'il pouvait contribuer à changer celle d'un autre enfant, il n'y avait pas d'hésitation possible. Il devait faire sa part avant de rentrer à Londres.

— Envoie-moi son dossier, dit-il sèchement, contrarié d'avoir été manipulé aussi grossièrement par son frère.

Il se leva et salua les enfants à la cantonade. Puis se tourna vers Raed.

— Tu aurais pu simplement le demander en face, lâcha-t-il avant de sortir de la pièce.

Il avait besoin d'air.

— Je suis désolé, fit Raed.

— Amir ?

Il perçut l'inquiétude dans les voix d'Isolde mais il ne pouvait pas s'arrêter, ni parler, de peur que la souffrance et l'émotion qu'il avait retenues depuis l'accident de Shula le submergent.

Ce n'était pas le fait d'opérer Fahid qui le stressait, ni même la manière dont son frère lui avait forcé la main. Non, c'était le fait que personne, pas même un chirurgien aussi qualifié que lui, ne pouvait rendre à Farah sa mobilité. Il donnerait tout ce qu'il possédait s'il était possible qu'elle retrouve sa vie d'avant par une simple opération. Il avait beau savoir que seuls le temps et la rééducation lui rendraient l'usage de ses jambes, il avait le sentiment d'avoir échoué. En tant que père et en tant que chirurgien. Il était là pour prendre soin de sa fille, pour améliorer la vie des gens. Si quelqu'un devait aider Farah, c'était lui. S'il pouvait changer la vie d'un enfant, ce devrait être de la sienne.

Il avait connu l'échec quand sa femme avait déclaré vouloir divorcer. C'était sa faute si elle était partie en trombe, ce soir-là, si elle avait eu cet accident, si elle était morte et si Farah était restée paralysée. La seule chose qu'il pouvait faire pour se racheter était de faire en sorte que sa fille marche, mais même cela, il en était incapable.

Voir Fahid et son dessin, savoir qu'une lobectomie pouvait lui changer la vie avait ravivé sa culpabilité qui le rongeait depuis l'accident et qu'il essayait de tenir à distance en se concentrant sur les progrès de Farah pour ne pas sombrer. Elle avait besoin de son père. Il devait être là pour elle. C'était tout ce qu'il pouvait faire.

Pour l'heure, il avait besoin d'être seul, de se recentrer. Il se sentait déjà déstabilisé par le fait d'être loin de chez lui, de se retrouver sous le feu des projecteurs pendant quelques jours et d'essayer de contrer son envie grandissante de passer du temps avec Isolde. Ce n'était pas le moment de craquer devant tout le monde.

— J'y vais, dit Isolde en demandant implicitement à Raed de ne pas rattraper son frère.

Elle avait assisté à la conversation et vu l'expression d'Amir quand il s'était levé pour quitter la pièce.

— Raed ? Que se passe-t-il ? demanda Soraya en entrant.

Isolde eut la sensation que sa sœur savait ce qui contrariait Amir. Soraya devait être au courant de tout ce qui était lié de près ou de loin à ce centre.

— J'ai l'impression que l'histoire de Fahid l'a bouleversé. Elle lui a peut-être fait penser à Farah. Laisse-le tranquille un moment. Je vais aller voir si tout va bien, dit Isolde avant de saluer les enfants et de sortir, espérant qu'Amir ne l'enverrait pas promener.

Elle s'imaginait qu'il avait eu besoin de s'éloigner de son frère mais qu'elle était un élément plutôt neutre dans le débat. Raed et Soraya avaient certainement voulu bien faire, en organisant ce coup monté. Mais elle savait aussi qu'Amir s'en voulait de ne pas pouvoir aider davantage sa propre fille. Il se sentait impuissant face à son handicap. L’idée de pouvoir contribuer à la guérison d’un autre enfant que le sien avait dû l’ébranler.

Elle l’aperçut, faisant les cent pas dans le parking, à l’arrière du bâtiment. Elle s’approcha.

— Tu es là, dit-elle doucement.

Il se retourna d’un bond, prêt à attaquer. Puis il la reconnut et la tension présente dans son corps sembla se relâcher.

— Mes intentions sont pacifiques, ajouta-t-elle en levant les mains.

Elle se félicita de lui arracher un sourire, même timide.

— Tu n’y es pour rien. Personne n’y est pour rien. À part moi, dit-il de façon énigmatique, en se passant la main sur le crâne.

— Tu sais que tu peux me parler, Amir. Il y a des choses qu’on ne peut pas dire à sa famille. Mais nous pouvons nous confier l’un à l’autre. La situation n’est confortable ni pour toi ni pour moi.

— Je ne comprends pas pourquoi Raed a manigancé tout ça. Il suffisait qu’il me demande d’opérer Fahid.

— Je sais. Il voulait peut-être que vous fassiez connaissance directement avant de te parler de l’opération.

— Peut-être… Mais je ne peux pas m’empêcher de penser à Farah, à qui une simple opération n’a pas suffi à rendre son enfance. Je ne suis pas en train de dire que je ne veux pas opérer Fahid. Au contraire, je sais que cela peut lui changer la vie. Il a déjà perdu son père. Il a déjà suffisamment souffert, comme Farah. Si je ne peux rien faire pour elle, je peux au moins faire quelque chose pour Fahid et sa mère, dont je comprends l’impuissance…

Sa souffrance était palpable dans ses mots, dans son regard. Elle aussi se sentit soudain impuissante.

— Tu as fait tout ce que tu pouvais pour ta fille. Je vois bien quelle relation vous avez. Farah ne pourrait rêver d’un meilleur père.

Les parents des enfants avec lesquels elle travaillait n’étaient pas tous aussi présents et aussi impliqués qu’Amir dans leur convalescence. Mais on ne pouvait pas tout régler avec sa seule détermination.

— Tu ne comprends pas. Tout est de ma faute, lança-t-il avant de tourner les talons.

Elle le regarda s'éloigner en se demandant si cela signifiait la fin de la conversation mais Amir se dirigea vers un banc, près de la porte du centre, et s'y laissa tomber.

Elle le rejoignit et s'assit, comprenant qu'il avait terriblement besoin de parler. Il devait se sentir tellement seul depuis la mort de sa femme, face au deuil et à la nécessité d'aller de l'avant, coûte que coûte, pour sa fille.

— Qu'est-ce qui est de ta faute, Amir ? dit-elle doucement.

Il se pencha et posa la tête entre ses mains. Il avait l'air perdu et seul, mais elle voulait lui rappeler qu'elle était là pour lui.

— Tu n'y es pour rien dans ce qui est arrivé à Farah, poursuivit-elle, face à son silence. Si j'ai bien compris, tu n'étais même pas dans la voiture, le soir de l'accident.

S'en vouloir pour la souffrance de ses enfants était un réflexe naturel pour un parent. Elle avait pu l'observer à l'hôpital. Le poids de cette responsabilité était la raison majeure pour laquelle elle n'imaginait pas avoir elle-même des enfants. Aucun enfant ne méritait qu'elle soit sa mère. La culpabilité d'Amir ne faisait que renforcer ce sentiment. Si un homme qui consacrait sa vie au bien-être de sa fille ne s'en sortait pas, quel espoir lui restait-il, à elle ?

Il releva la tête et la fixa de ses yeux noirs et inquiets.

— C'est moi qui ai provoqué l'accident. C'est à cause de moi si Farah ne peut plus marcher et si elle n'a plus de mère.

— Mais ce n'est...

— Shula m'a dit qu'elle voulait divorcer, ce soir-là, avoua-t-il. Ce à quoi j'ai répondu que c'était hors de question. Je ne voulais pas provoquer un scandale. C'est pour ça qu'elle est partie, avec Farah, et sans doute pourquoi elle n'était pas concentrée sur sa conduite au volant. Je voulais l'obliger à rester dans une relation sans amour, une relation qui, manifestement, ne lui convenait pas, simplement pour sauver la face. J'ai tout perdu. Tout ce que j'avais à faire, c'était d'être courageux et d'accepter. Au lieu de cela, je l'ai laissée prendre le volant.

Isolde eut le souffle coupé par la nouvelle. Aux yeux du monde entier, y compris de ses proches, Amir et sa femme formaient le couple idéal. Elle avait vu à quel point l'accident l'avait dévasté mais jamais elle n'aurait deviné les raisons pour lesquelles il se sentait si mal et ne pouvait en parler à personne. D'après le peu qu'elle avait vu de cette famille, elle avait compris qu'ils n'aimaient pas présenter les choses autrement que sous un jour idéal – y compris entre eux, apparemment, s'il n'avait pas réussi à se confier à son frère pendant toute cette période agitée. À en croire la manière dont Raed évoquait la mort tragique de sa belle-sœur, il était évident qu'il n'était pas au courant de leurs problèmes de couple.

Elle pourrait en dire autant de la communication avec Soraya au sujet de leur vie amoureuse. Elles avaient l'une et l'autre connu des moments difficiles dans leurs relations de couple mais chacune avait gardé ses problèmes pour elle pour ne pas inquiéter l'autre. Peut-être ne seraient-elles pas restées dans ces relations toxiques aussi longtemps si elles s'étaient confiées l'une à l'autre. Si elle avait su la moitié de ce que Frank manigançait dans le dos de sa femme, elle n'aurait pas hésité à s'interposer. Quand elle avait appris, le mal était fait : Frank avait dévalisé Soraya, qui s'était retrouvée à la rue et avait atterri dans sa chambre d'amis.

Il était facile de se perdre dans une relation. De faire comme si la relation était la chose la plus importante de sa vie et qu'il fallait la garder, quoi qu'il en coûte. Avec Olly, elle avait perdu une partie de son identité. Elle aurait fait n'importe quoi pour le rendre heureux. À part avoir des enfants. Et c'est précisément quand cette question avait été soulevée qu'elle s'était rendu compte qu'elle ne se respectait pas dans cette relation. Et elle avait rompu.

La relation d'Amir avec sa femme s'était dégradée mais ils n'en étaient pas arrivés à ce stade-là. Pas encore, du moins. Ce qui devait rendre la situation encore plus difficile pour lui. Si sa femme était toujours vivante, ils auraient peut-être divorcé, à l'heure qu'il était. Mais cela ne pourrait plus jamais se produire, et Amir devait continuer à vivre avec l'idée que sa femme n'était pas heureuse avec lui. Sans pouvoir en parler afin de ne pas salir sa mémoire.

Ce qui ne le rendait pas responsable pour autant de tout ce qui s'était passé.

— Ce n'est pas toi qui conduisais, Amir, dit-elle doucement.

Elle comprenait qu'il se sente coupable jusqu'à un certain point, mais rien, dans la situation, ne le justifiait vraiment. Le plus difficile était sans doute de ne pas avoir pu s'épancher avec quelqu'un jusque-là.

— J'aurais pu être au volant ce jour-là. Même si elle passait son temps à critiquer aussi ma conduite.

L'amertume transpirait dans ses mots quand il parlait de sa femme. Chaque fois qu'il l'avait mentionnée auparavant, Isolde avait toujours considéré que son regard pensif exprimait la nostalgie et le manque. Elle se rendait compte à présent qu'il s'agissait plutôt de regret. Similaire à ce qu'elle éprouvait parfois quand elle se mettait à penser au temps qu'elle avait perdu avec Olly et à ce qui se serait passé si les circonstances avaient été différentes. C'était dans ces moments de vulnérabilité que le célibat paraissait plus dur à supporter qu'une relation pourtant bancale.

— Je suis désolée que vous ne vous entendiez plus au moment où elle est morte. Cela a dû être très dur pour toi d'affronter les deux réalités en même temps. Pourtant, la fin de votre relation et l'accident sont deux choses bien différentes.

Et il lui semblait qu'Amir n'était coupable à cent pour cent ni de l'une ni de l'autre.

— J'aurais peut-être dû simplement faire bonne figure, comme d'habitude, et accepter. Elle n'aurait pas quitté la maison dans une telle rage. C'est ce que les membres de la famille royale sont censés faire : serrer les dents et supporter ce que la vie nous présente. C'est ce que j'ai fait toute mon enfance.

— Ce n'est pas plus sain.

Isolde pensa à Soraya et à la manière dont elle avait tout géré, de la maladie de leurs parents à son travail acharné pour pouvoir payer les factures et mettre du pain sur la table. Et ce, sans jamais se plaindre. C'était remarquable mais l'avait incitée à penser que ses besoins et ses émotions n'avaient pas d'importance. Et qu'elle faisait mieux de les garder pour elle afin de rendre tout son petit monde heureux.

C'est un peu ce qu'elle-même avait fait avec Olly. Il était temps que quelqu'un brise ce cercle vicieux d'abnégation qui n'était bénéfique pour personne, en fin de compte.

— Tu as raison, reconnut-il. Je ne veux pas transmettre ce comportement à Farah. Je veux qu'elle ose être elle-même, sans craindre de contrarier quiconque. J'ai laissé cette relation toxique durer trop longtemps, recréant l'ambiance délétère dans laquelle j'avais grandi. J'ai toujours été le bon garçon pour que mes parents soient contents. Ils étaient tellement obnubilés par les faits et gestes de Raed qu'il ne fallait pas que je sois, moi aussi, source de problèmes. J'ai fait la même chose dans mon couple, en essayant d'être un bon mari. Je pensais que cela impliquait de m'accrocher à une relation qui n'était bonne ni pour l'un ni pour l'autre. Et maintenant, ma fille est privée de l'usage de ses jambes.

Sa voix se brisa à l'évocation de sa fille. Mais Isolde savait qu'il n'avait rien à se reprocher et espérait que, le temps passant, il en prendrait conscience.

— Tu n'as rien fait de mal. C'est facile de s'en vouloir quand les choses tournent mal. C'est exactement ce que j'ai fait dans mon couple avec Olly. Je crois que j'avais tellement l'habitude que Soraya soit là pour moi que je ne m'imaginais pas pouvoir vivre seule. Alors, quand elle a épousé Frank, j'ai rencontré Olly et j'ai tout fait pour correspondre à ses attentes. J'avais peur d'être de nouveau abandonnée, alors j'ai essayé d'être ce qu'il voulait que je sois. J'ai renoncé à ma vie de patachon, à vivre au jour le jour, pour me caser et avoir un travail stable. Curieusement, cette stabilité est aujourd'hui mon filet de sécurité. C'est sur la stabilité de mon travail et de mon appartement que j'ai pu m'appuyer quand Olly est sorti de ma vie. Puis Soraya a divorcé et s'est retrouvée à la rue. Pour une fois, j'ai pu faire quelque chose pour elle. Je suis restée tranquille, au même endroit, et me suis efforcée d'être adulte et responsable, pour elle.

Elle avait le sentiment que ses années de jeunesse et d'insouciance – dont elle comprenait aujourd'hui qu'elles avaient lourdement grevé la liberté de sa sœur – avaient été une réaction directe à la mort de ses parents. Elle avait compris que la vie ne tenait qu'à un fil et qu'il fallait profiter de chaque instant qui nous était donné. Cette insouciance lui manquait, même si elle impliquait, à l'époque, que Soraya porte à elle seule la responsabilité de toute une famille. Isolde n'imaginait pas pouvoir être aussi égoïste désormais.

— J'ai du mal à imaginer que quelqu'un puisse te dicter ta conduite, dit Amir en souriant.

Elle aurait aimé être la personne qu'il semblait voir en elle – forte, indépendante, qui ne se laisse pas marcher sur les pieds. Cela lui aurait épargné bien des chagrins d'amour.

— En fait, j'étais jeune, naïve et toujours prête à faire plaisir. Par chance, j'ai appris les leçons. Mes erreurs n'auront pas été totalement vaines, dit-elle en souriant à son tour, essayant de détendre l'atmosphère.

Elle était reconnaissante à Amir de s'être confié sur un sujet aussi intime et aussi douloureux, dont il n'avait jamais parlé avec quiconque. Sa confiance était le signe qu'ils étaient devenus très proches, en un laps de temps très court. En d'autres circonstances que ce mariage et son envie de ne pas se retrouver totalement isolée dans un milieu qui n'était pas le sien, elle aurait tenu compte des signaux d'alerte. Mais pour l'heure, elle ne voulait ni les voir ni les entendre. Elle avait simplement besoin d'un ami.

— À quel moment s'est produit le déclic ? demanda Amir.

— Quand il m'a demandé d'arrêter de travailler pour avoir des enfants. Sur ce sujet, je n'étais pas prête à faire de compromis. Soraya et moi avons eu une enfance pas facile, et je suis persuadée que beaucoup de choses auraient pu être évitées. Nos parents ont refusé d'arrêter de fumer, y compris quand ils ont su que cela les tuerait et risquait de faire de leurs deux filles des orphelines. Certes, le mal était déjà fait bien avant notre arrivée, mais ils auraient pu rallonger leur vie s'ils avaient pensé à nous. Cela peut paraître égoïste mais je n'ai pas envie de mettre des enfants au monde si c'est pour les laisser tomber de cette manière.

— Ce n'est pas de l'égoïsme, c'est une façon de se protéger. Je pense que tout ce que nous avons fait, dans notre vie, nous l'avons fait par instinct de survie, parce qu'il n'y avait personne pour nous protéger. Tu as déjà parlé de tout cela avec Soraya ?

Elle secoua la tête.

— J'ai été une charge suffisamment lourde à porter pour elle pendant toutes ces années pour ne pas y rajouter mes problèmes d'orpheline.

Elle lui adressa un faible sourire, qui ne suffit manifestement pas à lui faire changer de sujet.

— Je suis là, moi, dit-il. Et je sais quelle personne merveilleuse, aimante et généreuse tu es. Je suis persuadé que tu ferais une mère incroyable et, c'est vrai qu'on commet des erreurs quand on est parent, mais nos enfants nous aiment de manière inconditionnelle. Dieu merci.

Isolde regarda Amir dans les yeux et y vit la même détresse, le même sentiment de solitude qu'elle éprouvait depuis que ses parents étaient morts. Elle se rappela les murmures et les pleurs, et personne pour lui expliquer ce qui se passait, sous prétexte qu'elle était « trop petite pour comprendre ». On ne lui avait dit que bien plus tard que ses parents étaient « partis », ce qui n'avait fait qu'ajouter à sa confusion. Elle avait vécu le même scénario deux fois en un an à peine et s'était retrouvée avec seulement une grande sœur pour la consoler et s'occuper d'elle. Elle n'avait jamais osé parler de l'impact que la mort de ses parents avait eu sur elle, consciente que Soraya avait dû, en outre, s'occuper de tous les aspects matériels de leur existence. C'était la première fois, avec Amir, qu'elle s'autorisait à évoquer sa peur et qu'elle était validée. Amir la comprenait. Elle sentit remonter en elle toutes les émotions qu'elle avait éprouvées à l'époque et, avec horreur, les larmes lui monter aux yeux.

— Si seulement nous nous étions connus, à l'époque ! dit-elle, le menton tremblant.

Amir se tourna vers elle et posa la main sur sa joue.

— Je suis là, maintenant.

Il se pencha et posa la bouche sur la sienne comme si c'était la chose la plus naturelle du monde. Elle aurait voulu que ce baiser, si tendre, si réconfortant, ne finisse jamais. Elle avait envie de penser qu'il était là et qu'il le serait toujours. C'était la première fois, depuis le départ de Soraya, qu'elle ne se sentait pas seule.

Amir se détacha d'elle, se leva et s'éloigna, lui rappelant que le sentiment de sécurité n'était jamais acquis. Et que tout le monde finissait, de toute façon, par l'abandonner.

4

Quel idiot ! Amir continuait à se fustiger, jour après jour, pour avoir dépassé les bornes avec Isolde. Chaque fois qu'il la croisait, le souvenir de ses lèvres douces sous les siennes, de leur goût, lui donnait envie de l'embrasser de nouveau.

Ce baiser avait été une erreur dans un moment de faiblesse, lors duquel ils étaient aussi vulnérables et avaient autant besoin de réconfort l'un que l'autre. Une erreur, parce qu'il ne les menait à rien.

Même s'il n'avait pas été veuf et père d'une petite fille de dix ans à sa charge, ou membre de la famille royale dont la sœur d'Isolde ferait bientôt partie, une relation amoureuse n'était pas à l'ordre du jour. À plus forte raison avec une femme comme Isolde, qui avait été très claire sur le fait qu'elle ne comptait pas se caser et encore moins avoir des enfants. Farah et lui étaient une famille déjà constituée et, comme Isolde, il n'était pas prêt à faire de compromis sur le sujet. Il était père, avant toute autre chose, et ne laisserait aucune relation sentimentale remettre cet état de fait en question. Il n'était pas du genre à avoir des aventures sans lendemain, pas plus qu'il n'était prêt à faire entrer n'importe quelle femme dans la vie de sa fille. Le problème, avec Isolde, c'était qu'elle faisait déjà partie de la vie de Farah. Et qu'elle y occupait une place importante. Cela n'avait aucun sens de se lancer dans une histoire avec elle qui n'avait aucune envie de la vie de famille. D'un autre côté, il n'imaginait pas qu'elle ne fasse plus partie de leur vie du tout.

Il se demandait s'il était trop tard pour se racheter. Elle n'était pas venue à l'hôpital pour l'opération de Fahid, contrairement à Raed et Soraya.

— Je te demande pardon encore une fois, Amir. Je ne voulais pas te vexer. Je n'aurais pas dû m'y prendre de cette manière, dit Raed, lui présentant ses excuses pour la énième fois depuis la visite du centre.

— Ne t'inquiète pas. Je crois que j'essaie encore de l'habituer au fait que je ne suis pas Superman et que je ne peux pas tout régler moi-même. Fahid m'a fait penser à Farah et j'ai eu un moment de crise où je me suis dit que j'aurais tellement aimé pouvoir résoudre les problèmes de ma fille de la même manière. Je devrais être reconnaissant pour tout ce que je peux faire. Maintenant que tu vis à Zaki et que tu assumes les responsabilités que j'aurais dû assumer, je devrais m'estimer heureux d'avoir un métier sur lequel me rabattre.

Il ne plaisantait qu'à moitié. Raed, étant l'aîné, était désigné pour monter sur le trône, mais il avait été heureux à l'idée d'échanger sa place avec celle d'Amir pour se consacrer pleinement à sa carrière de chirurgien en Angleterre. Et Amir se réjouissait de pouvoir enfin sortir de l'ombre, de prouver à ses parents et à sa femme qu'il était digne du rôle et non pas seulement un fils de secours au cas où il arrive quelque chose au prince héritier. Mais le destin en avait décidé autrement.

Cela dit, avec toute l'incertitude qui pesait désormais sur l'avenir de Farah, il éprouvait à présent un certain soulagement à l'idée de ne pas avoir à assumer les responsabilités qui lui auraient incombé s'il était revenu à Zaki.

— Je suis désolé. Je n'ai jamais vraiment pris le temps de te demander comment tu te sentais ni quels étaient tes projets d'avenir.

Raed avait raison : ils n'avaient pas eu de conversation sur leur place et leur rôle dans la famille, depuis le jour où ils avaient inventé cette histoire de « fausse fiancée » pour détourner les regards de l'état de santé de leur père, et où ils avaient embarqué Soraya dans leurs péripéties. Peut-être pour ne pas stresser leur mère et leur père qui était toujours en convalescence.

Amir vivait dans un autre pays que le reste de sa famille mais il aimait à penser que les événements qui les avaient tous ébranlés depuis un an les avaient rapprochés. Tout le monde s'inquiétait pour lui et prenait régulièrement des nouvelles de Farah et lui. Peut-être le fossé existant entre eux et lui était-il imaginaire, peut-être l'avait-il créé, à force de se comparer constamment à son frère aîné et ce, dès son plus jeune âge.

Même en vivant tous les deux à Londres et en travaillant dans le même hôpital, Raed et lui n'avaient jamais été particulièrement proches. Chacun était pris par sa vie et ses projets. C'étaient les drames qui leur avaient fait prendre conscience de la chance qu'ils avaient d'être là l'un pour l'autre.

Il savait qu'il pouvait compter sur sa famille et qu'il n'aurait aucun problème matériel s'il décidait de revenir à son tour vivre à Zaki avec Farah, et de s'occuper d'elle à plein temps. Ses parents le soutiendraient quoi qu'il décide de faire de sa vie, il le savait et y trouvait un réconfort certain, les jours où il se sentait seul et désemparé.

— Je n'en sais trop rien, en réalité. Je n'ai pas envie de déménager tant que Farah est toujours en rééducation. À terme, je reviendrai peut-être à Zaki mais, pour l'instant, je pense que nous allons rester à Londres. Même si je me sens un peu seul, là-bas.

C'était la première fois qu'il avouait cela à son frère, qu'il acceptait de ne pas avoir l'air fort et capable aux yeux de sa famille. Il s'en fichait, désormais. Il avait échoué dans son devoir de fils, de prince, de mari et de père. Tout ce qu'il pouvait faire de mieux, désormais, c'était d'être là pour sa fille, quoi qu'il arrive.

— Je sais. Farah et toi êtes toujours les bienvenus. Je suis sûr que père et mère seraient ravis que nous vivions tous ici, à Zaki. Mais tu sais ce que tu as à faire.

Les paroles de Raed le touchèrent. Il avait toujours admiré son grand frère, depuis tout petit. Quand il avait vu la manière dont Raed aidait les gens grâce à la chirurgie, il avait décidé de marcher dans ses pas. S'il ne pouvait pas être une figure importante dans la famille, il trouverait sans doute des gratifications dans la carrière médicale. C'est ce qui s'était produit. Il avait même réussi à travailler à Zaki, pour un temps, avant la naissance de Farah.

En apprenant que Raed comptait renoncer à ses responsabilités de prince héritier pour embrasser la carrière de chirurgien à Londres, Amir s'était senti pousser des ailes et s'était préparé à prendre la relève à Zaki. Il avait eu l'espoir, au fond de lui, que cela sauve son couple, qu'en rentrant dans leur pays natal pour assumer de hautes fonctions, sa femme changerait de regard sur lui. Mais il avait échoué sur toute la ligne. Et l'accident de sa femme puis l'infarctus de son père l'avaient obligé à renoncer à ses plans.

— Tout ce que je veux, c'est que tu arrêtes de me mettre devant le fait accompli…

— Ne t'inquiète pas, j'ai eu une grande conversation avec mon mari, dit Soraya en apparaissant, deux cafés à la main.

Elle avait eu terriblement honte après la scène qui s'était jouée au centre, ce jour-là, même si elle n'y avait pas participé directement et, depuis, lui présentait tous les jours des excuses.

Amir savait que son frère n'avait pas de mauvaises intentions mais il n'avait simplement pas vu le parallèle entre la situation de Fahid et celle de Farah, dont la vie avait volé en éclats à la fois à cause de la maladie et de la mort de l'un de leurs parents. Amir s'en voulait terriblement de ne pas pouvoir arranger la situation de Farah comme il le ferait de celle de Fahid.

Cela dit, sauver des gens, notamment des enfants, était la nature même de son métier. Et, que sa fille soit handicapée ou non n'y changeait rien. Il fallait simplement qu'il dresse une limite claire entre sa vie personnelle et ce qui se passait à l'hôpital.

Il fallait reconnaître que Raed était l'une des rares personnes qui n'avaient pas changé de comportement vis-à-vis de Farah. Il continuait à être avec elle comme il l'avait toujours été, comme s'il faisait fi de son fauteuil roulant.

En revanche, la vie quotidienne d'Amir était jonchée de détails qui lui rappelaient tout ce que sa fille ne pourrait plus faire. La seule personne consciente des problèmes qu'ils rencontraient au quotidien était Isolde. Jamais elle ne l'infantilisait ni ne la voyait comme autre chose qu'une petite fille capable.

— Isolde ! Je croyais que tu ne viendrais pas. Djamila m'a indiqué que tu ne te sentais pas bien, dit Soraya.

Amir se retourna et se sentit mieux d'emblée. Si Isolde lui en voulait encore à cause du baiser, elle ne se serait pas jointe aux autres pour lui souhaiter bonne chance avant l'intervention chirurgicale de Fahid.

— Ça va mieux, répondit-elle. Je me suis dit que Fahid aurait sans doute besoin de soutien. Personne de sa famille n'a pu venir ?

Elle évita clairement de croiser son regard pour lui faire comprendre que ce n'était pas pour lui qu'elle était venue. Son euphorie en prit un coup.

— Non, sa mère n'est pas en état de venir, mais je l'ai prévenue que je l'appellerai en sortant du bloc.

— Bien, se contenta-t-elle de dire.

— Fahid ne devra pas faire d'efforts physiques pendant quelque temps. Est-ce que quelqu'un d'autre que sa mère pourra les aider, le temps de sa convalescence ?

— Sa mère a accepté que des aides viennent tous les jours, dit Soraya, manifestement très impliquée dans le cas. Elle n'aime pas laisser entrer des étrangers chez elle. Je crois qu'elle a peur que les services sociaux l'accusent de négligence et lui retirent la garde de son fils. Nous pourrions peut-être demander à des bénévoles du centre de passer la voir pour l'aider, mais de manière moins formelle.

Son expérience et son empathie naturelle étaient des qualités qui apporteraient beaucoup à la famille royale.

— Je peux m'en occuper, intervint Isolde. Du moins le temps que je suis là. Fahid va sans doute avoir besoin de séances de kiné pour récupérer sa capacité respiratoire après l'opération. Je pourrais travailler avec lui ici, à l'hôpital, et aussi chez lui, pour garder un œil sur la situation.

Sa généreuse proposition les surprit tous. Cela dit, Amir connaissait déjà son altruisme, de par tout ce qu'elle avait fait pour Farah et lui.

— Quelle bonne idée ! s'exclama Soraya. Amir et toi pouvez vous occuper de ça ensemble.

Elle le regarda, attendant une confirmation de sa part. Sans le vouloir, Soraya les mettait, Isolde et lui, dans une situation compliquée en les rapprochant alors qu'il essayait au contraire de garder ses distances. Mais il était indéniable qu'ensemble, ils pourraient améliorer la situation de Fahid et de sa mère.

— Je ne sais pas si Isolde est d'accord ? dit-il, tâtant le terrain avant de s'engager plus avant.

— Bien sûr, répondit-elle d'une voix morne, qui trahit le peu d'enthousiasme qu'elle avait à collaborer avec lui. Tu me diras ce qu'implique l'opération, pour que j'adapte les séances.

— Ce genre d'opération est délicat, dans le sens que les poumons sont très proches du cœur et des vaisseaux sanguins. Il aura un drain thoracique pour éliminer les liquides en excès.

C'était une procédure commune qu'il avait déjà pratiquée de nombreuses fois mais, comme toutes les opérations chirurgicales, elle comportait des risques de complications. Le traitement postopératoire était crucial pour la convalescence et la qualité de vie du patient.

— Est-ce que je peux faire avec lui des exercices classiques de respiration profonde, de toux pour aider les poumons à se rouvrir et faciliter la respiration ? demanda Isolde.

— Oui, et pas d'efforts pendant quelque temps pour éviter de fatiguer les muscles et tirer sur la cicatrice.

— Bien sûr. Je peux commencer par lui faire faire des mouvements en douceur, pour qu'il récupère sa capacité pulmonaire et relancer la circulation.

— Ce serait super, merci.

Amir et Raed avaient mis les choses au clair, mais la tension entre Isolde et lui était toujours palpable. Cela dit, en dépit de son faux pas, Isolde était toujours là, prête à contribuer à la convalescence de Fahid, alors qu'elle aurait pu se tenir à l'écart. Mais ce n'était pas dans sa nature de ne rien faire quand elle savait qu'elle pouvait se rendre utile. Il admirait son engagement professionnel, en plus d'admirer la femme qu'elle était.

Depuis le baiser, il avait essayé de mettre de la distance entre eux. Il faisait en sorte qu'il y ait du monde autour d'eux et, le soir, montait dans sa chambre plus tôt que nécessaire. Chaque fois qu'il la croisait, elle semblait étonnamment éteinte.

Il regrettait que leur relation se complique et encore plus qu'Isolde s'en veuille et pense qu'elle avait fait quelque chose de mal. C'est lui qui avait profité d'elle dans un moment de grande vulnérabilité où elle se confiait à lui sur son ex et la manière dont il l'avait manipulée. Il craignait d'avoir fait la même chose en l'embrassant alors que ses défenses étaient au plus bas.

Isolde restait, malgré tout, la personne qu'il avait le plus envie de voir avant d'entrer au bloc opératoire. Il sentait qu'il se concentrerait mieux si la situation s'arrangeait entre eux. Il avait besoin d'avoir l'esprit en paix.

— Je vais voir Fahid. Isolde, veux-tu m'accompagner ? demanda-t-il, conscient de jouer avec le feu.

Mais continuer à s'éviter l'un l'autre ne réglerait pas mieux le problème.

Isolde faillit dire non mais, si elle refusait, Soraya et Raed se douteraient qu'il y avait un problème entre eux. Elle avait déjà failli ne pas venir du tout, puis sa conscience professionnelle l'avait ramenée à la raison. Fahid était seul, sans famille, probablement angoissé par ce qui l'attendait.

Même s'ils ne s'étaient vus qu'une fois, au centre, elle espérait que son visage lui serait suffisamment familier pour qu'il éprouve du réconfort en sa présence. Quand leurs parents étaient tombés malades, Soraya et elle auraient vraiment apprécié avoir du soutien et du réconfort. Aujourd'hui, elle pouvait aider une famille dans une situation difficile afin qu'elle ne vive pas dans la détresse qu'elles-mêmes avaient connue.

Quand son hésitation attira l'attention de Soraya, Isolde s'empressa de répondre.

— J'adorerais, dit-elle avec hypocrisie.

C'était à cause d'Amir qu'elle avait hésité si longtemps à venir, après tout. Ce baiser avait tout changé. Il l'avait surprise mais elle avait aimé ce moment. Elle s'y était même abandonnée. Son seul regret, c'était qu'Amir se soit levé et ait tourné les talons aussi brusquement, souillant un aussi joli moment. Elle s'était sentie humiliée. Et, pis, il l'évitait depuis, signe qu'il regrettait amèrement ce qui s'était passé. Cela n'était pas bon pour son estime d'elle-même. D'autant que cela s'était passé juste après qu'elle s'était mise à nu, elle s'était confiée à lui comme elle ne l'avait fait avec personne, elle avait laissé son cœur sans protection une fraction de seconde de trop.

Si elle avait tant soit peu de respect pour elle-même, elle ferait, elle aussi, comme si de rien n'était et continuerait à aller de l'avant sans se sentir blessée par son rejet. Ni s'imaginer qu'il pourrait y avoir entre eux autre chose qu'une relation amicale. Quand il l'avait embrassée, toutes les raisons qu'ils avaient de ne pas vivre une histoire d'amour s'étaient évaporées. Le contact de ses lèvres avait éliminé tous les obstacles qui se dressaient en travers de ce chemin. Elle sentait que ses sentiments pour lui se développaient. Mais il lui avait fait comprendre qu'ils n'étaient pas réciproques. Le problème, c'était qu'elle ne pouvait pas faire comme si elle ne les éprouvait pas, comme s'ils n'avaient jamais existé.

— Je suis désolée de te mettre dans l'embarras, dit-il. Mais je crois qu'il faut que nous parlions de ce qui s'est passé.

Il avançait dans le couloir, les yeux rivés devant lui, marchant d'un bon pas comme s'il tenait à résoudre le problème avant d'arriver au bloc. Mais elle n'était pas sûre de pouvoir le régler en deux minutes. De toute évidence, ce baiser n'avait pas le même sens pour lui que pour elle.

— Ne t'inquiète pas pour ça. Tout va bien, dit-elle, en ayant soudain envie de tout oublier.

Cette fois, il s'arrêta, jeta un coup d'œil dans le couloir et l'attira dans une salle, puis dans un box dont il tira le rideau. Elle se sentit suffoquer de honte.

— Je suis désolé de t'avoir embrassée, dit-il.

— Je m'en suis doutée, à la manière dont tu m'as plantée là et dont tu m'ignores depuis, rétorqua-t-elle sur un ton sarcastique, prête à en découdre, attendant le moment où il lui expliquerait en quoi il n'était pas attiré par elle.

— Je sais, je m'y suis mal pris.

Elle leva les yeux au ciel intérieurement.

— J'ai outrepassé les limites et j'ai abîmé notre amitié. Si je t'ai évitée, c'est parce que j'ai honte de m'être conduit de cette manière.

— Pardon ?

— Tu étais bouleversée, vulnérable et j'ai l'impression d'avoir profité de ta vulnérabilité. Je suis désolé. Je n'ai vraiment pas envie de te perdre.

— Amir, j'étais tout à fait consciente de ce qui était en train de se passer. J'ai cru que tu regrettais de m'avoir embrassée et que c'est pour cela que tu étais parti brusquement.

Le soulagement transforma l'expression d'Amir.

— Je te le répète, si je suis parti si vite, c'est que j'étais mort de honte d'avoir agi ainsi dans un moment où tu étais aussi vulnérable.

Isolde se mit à rire, soulagée à son tour.

— Au cas où tu te poses la question, Amir, j'avais très envie que tu m'embrasses. Je suis contente que tu l'aies fait.

Amir rougit.

— Je suis content que nous en ayons parlé, dit-il.

Ils se regardèrent en silence, un sourire béat sur les lèvres, jusqu'à ce que la réalité reprenne le dessus.

— Mais il ne faut pas que cela se reproduise, lâcha-t-elle, un peu à contrecœur.

Ils devaient se rappeler qu'ils n'étaient pas seuls et qu'ils étaient venus à Zaki pour assister au mariage et pour s'occuper de Farah. Et de Fahid, à présent. Le fait qu'ils aient laissé libre cours à un désir retenu depuis longtemps n'y changeait rien. Même si elle n'était pas sûre de pouvoir oublier ce baiser qui, depuis qu'il avait eu lieu, l'obsédait.

Par chance, Amir hocha la tête.

— Tu as raison. Ce n'est ni le lieu ni le moment, et je n'ai pas envie de gâcher notre belle amitié.

Ils se regardèrent de nouveau longuement, comme s'ils s'efforçaient de faire le deuil d'une relation impossible. En dépit de leur vœu d'avoir une relation platonique, la tension entre eux ne s'apaisa pas. Au contraire, c'était comme s'ils attendaient qu'un déclic se produise.

Il se produisit, quelques secondes plus tard, quand ils se mirent à s'embrasser à pleine bouche, avec une intensité qui leur coupa le souffle. Il ne s'agissait plus de trouver du réconfort dans les bras l'un de l'autre mais de s'abandonner à la tension sexuelle qui existait entre eux. Ce baiser exprimait à la fois leur attirance indéniable et mutuelle mais aussi la conscience qu'ils n'étaient pas censés laisser la situation devenir incontrôlable. C'était un jeu enivrant, dévorant et dangereux.

Isolde avait déjà eu des relations dans lesquelles elle avait fait fi de tout bon sens simplement pour que son partenaire soit content. Elle se réjouissait de ce moment volé avec Amir mais savait qu'il n'avait aucun avenir. Elle ne voulait pas que le désir l'aveugle. Ses précédentes relations lui avaient au moins appris qu'il ne fallait renoncer à être soi-même pour personne. Amir avait toujours été clair sur l'importance qu'il accordait à son rôle de père. Or, elle n'avait jamais envisagé de devenir sa compagne et encore moins une mère de substitution pour Farah.

Et pourtant, là, dans la chaleur de ses bras, jamais elle ne s'était sentie aussi désirable. Aussi désirée. Aussi aimée. Mieux valait mettre un terme à tout cela avant que cela ne devienne une habitude.

Elle se détacha d'Amir. La tête lui tournait. Elle leva les yeux vers lui. Il paraissait aussi perdu et aussi désorienté qu'elle. La situation les avait pris de court. Elle était certaine que ce n'était pas ce qu'il avait imaginé quand il lui avait demandé de l'accompagner. Ce qui n'en était que plus troublant. Il ne semblait pas avoir plus de contrôle sur ses émotions qu'elle et, si personne ne mettait le holà à cette situation, cela risquait de mal finir. Elle n'avait pas envie de semer la pagaille dans la vie déjà compliquée d'Amir et de Farah.

— C'est la dernière fois, dit-elle, le cœur battant, alors que tout en elle hurlait le contraire.

Car elle n'avait pas envie que cela soit la dernière fois, elle voulait que cela se reproduise encore et encore, que tout disparaisse, à part les caresses d'Amir et le goût de ses baisers. Chaque fois qu'il l'embrassait, elle oubliait les raisons pour lesquelles il vaudrait mieux qu'il ne le fasse pas et se concentrait sur le plaisir du moment présent. En mettant de côté le fait qu'il avait une fille et qu'il n'était pas du genre à se contenter d'une simple aventure alors que leurs vies étaient déjà largement entremêlées, elle allait droit dans le mur.

Elle n'avait pas envie de le perdre comme elle avait déjà

perdu tous ceux qu'elle aimait. Ils étaient trop différents, et leurs projets d'avenir n'allaient pas dans la même direction. Ce qui ne signifiait pas qu'elle ne l'aimait pas ni qu'elle n'aurait pas aimé qu'un miracle se produise pour que tout cela soit possible.

Si elle n'était pas capable d'être simplement amie avec lui, elle devrait renoncer à le voir. Ce qui signifiait qu'Amir était désormais zone interdite. Finies, les embrassades spontanées qui risquaient de se transformer en regret que les choses ne puissent pas aller plus loin. Elle n'avait pas envie de se caser et encore moins avec un père célibataire. De toute façon, Amir et Farah méritaient mieux qu'une femme comme elle qui finirait par les décevoir à un moment ou à un autre.

Quand Amir ne fit rien pour l'arrêter, elle comprit qu'il en était arrivé à la même conclusion.

5

— Parfait, on y va, dit Amir à l'équipe présente au bloc opératoire, une fois que Fahid fut anesthésié.

Il ne se sentait pas aussi détendu qu'il l'avait espéré. Il ne doutait pas de ses capacités à mener à bien la lobectomie, qu'il avait déjà pratiquée à plusieurs reprises dans sa carrière, mais il aurait simplement préféré ne pas avoir vu Isolde avant l'opération. Il se demandait encore ce qu'il lui avait pris de l'embrasser de nouveau.

Peut-être le fait de savoir qu'elle avait apprécié le premier baiser lui avait-il donné des ailes. Peut-être lui avait-elle terriblement manqué, ces derniers jours, et avait-il besoin de cette connexion pour se sentir vivant. Quelle qu'en soit la raison, il n'était pas parvenu à contrôler ses émotions, ce besoin irrépressible de la tenir dans ses bras, de l'embrasser, de la serrer contre lui.

Il n'était pourtant pas du genre à agir de manière impulsive ou à faire quelque chose simplement parce qu'il en avait envie. Il avait l'habitude de se comporter convenablement en toutes circonstances, pour ne pas contrarier ses parents ou salir la monarchie, de réfléchir aux conséquences de ses actes avant d'entreprendre quoi que ce soit, de garder intacte sa réputation de bon fils, bon père et bon prince. Isolde lui faisait oublier tout cela. Avec elle, il n'avait envie que de la prendre dans ses bras. Il s'en voulait de l'avoir embrassée et d'avoir ouvert la porte à toutes ces sensations qu'il était parvenu à garder sous contrôle pendant si longtemps. Maintenant qu'il connaissait le goût de ses lèvres, il lui était impossible de l'effacer de sa mémoire.

Heureusement qu'elle avait eu la présence d'esprit de mettre fin au baiser car il n'était pas sûr qu'il en aurait eu le courage. Il avait été totalement happé par le moment présent et l'aurait prolongé à l'infini s'il avait pu.

Ce n'était pas l'attitude d'un homme qui cherchait à se racheter auprès de sa fille pour avoir agi de manière inconsidérée un an auparavant. S'il avait tant soit peu réfléchi et avait dit clairement à sa femme qu'il n'était pas heureux, lui non plus, jamais elle n'aurait pris la voiture avec Farah dans cet état. Il n'avait pas envie de refaire la même erreur, de faire passer ses besoins avant ceux de ses proches.

Farah était plus importante qu'une relation avec Isolde, de toute façon condamnée à l'échec. Puisqu'il ne pouvait pas simplement opérer sa fille pour lui redonner une vie normale, comme il s'apprêtait à le faire avec Fahid, il devait au moins lui rendre la vie plus agréable. Commencer une histoire d'amour avec la thérapeute en laquelle elle avait confiance et qui n'avait aucune intention de devenir mère de substitution n'allait pas améliorer sa vie. Cela reviendrait à lui confisquer sa seule alliée pour son plaisir personnel, ce qui risquait même d'aggraver la situation.

Il regarda Fahid, dont le visage était empreint de sérénité et procéda à l'incision entre ses côtes pour y faire passer un thoracoscope, la petite caméra qui lui permit de retirer les lobes de ses poumons. C'était une procédure relativement simple pour lui mais qui allait changer la vie du petit garçon.

Il pensa à Farah, qui dépendait de lui pour les moindres gestes du quotidien. Il fallait qu'il soit son roc, ce qui risquait d'être mis en péril s'il laissait Isolde entrer dans leur vie. Mieux valait qu'il s'éloigne d'elle, qu'il reprenne le contrôle de sa vie. Une fois le mariage de Raed passé, il reviendrait à une relation plus professionnelle avec Isolde, dans laquelle les sentiments et le développement de Farah seraient plus importants que les leurs. En attendant, Fahid et le mariage suffiraient à les occuper. Avec un peu de chance.

— Nous n'avons pas tout le matériel de l'hôpital, Farah, mais il faut continuer à faire travailler ton corps.

Isolde ne pouvait éviter totalement Amir, puisque la rééducation de Farah devait se poursuivre, mais au moins était-elle parvenue à ne pas passer trop de temps avec lui. Il était nécessaire de mettre leurs problèmes personnels entre parenthèses pour se concentrer sur sa petite patiente. Farah pourrait ainsi maintenir les progrès qu'elle avait faits. Elle avait récupéré la mobilité du haut du corps grâce à des exercices de musculation et d'exercices aérobiques. C'était beaucoup demander à une petite fille de neuf ans mais elle avait obtempéré, déterminée à remarcher un jour.

— Tu crois que je pourrai danser, pour le mariage ? demanda-t-elle sur un ton hésitant.

Isolde ne voulait pas la décevoir mais il fallait être réaliste.

— Tu es vraiment à l'aise en fauteuil, maintenant. Je pense que tu pourras le faire swinguer et tourner autant que tu voudras sur la piste de danse.

— Tu comprends ce que je veux dire, dit Farah en lui jetant un regard noir.

— Pour pouvoir danser, il faut que tu continues ces exercices.

Farah soupira mais reprit les exercices avec assiduité. Elle faisait de plus en plus de mouvements sans l'aide d'Isolde mais elle était encore loin d'être totalement autonome et libre de ses mouvements. Après les exercices pour les chevilles, elle passa à un exercice de marche. Toujours assise, pour ne pas exercer de pression trop forte sur les articulations, les deux pieds à plat sur le sol, elle leva un genou puis l'autre, alternativement, simulant le mouvement de la marche. Chez les personnes atteintes de lésions médullaires, il fallait stimuler les régions de la moelle épinière qui n'avaient pas été endommagées et renforcer les voies neuronales contrôlant le mouvement et ce, de façon régulière et continue.

— Je peux essayer le tapis roulant ? demanda Farah une fois la série terminée.

— Je n'ai pas de harnais, je ne pense pas que ce soit une bonne idée.

— Je peux juste essayer ? Je fais attention, promis.

C'était la première fois que Farah se comportait comme si elle était capable de marcher. Elle n'eut pas envie de la décourager.

— On peut essayer, en le réglant à la vitesse minimale, si je me mets derrière toi.

Le sourire de Farah illumina la pièce. Même si elles ne parvenaient à faire qu'un pas ou deux, ce serait un succès. Elle la souleva, contente que les exercices pour les bras lui aient donné la force de soutenir son corps sur les barres parallèles, et se positionna juste derrière elle, priant pour qu'elles ne finissent pas toutes les deux par terre. Elle mit la machine en marche, à la vitesse minimale, et poussa doucement Farah derrière les genoux pour initier le mouvement mais, au bout de trois pas, Farah parvint à le faire seule.

— Je marche ! s'écria-t-elle en tremblant de tous ses membres. J'y arrive !

— Tu es incroyable, Farah !

Elle l'était, en effet. Elle déployait plus d'efforts que beaucoup de ses patients plus âgés pour parvenir à ces résultats spectaculaires.

— Je vais arrêter le tapis, dit-elle en voyant que Farah commençait à être fatiguée, que ses pas tremblants ne suivaient plus le rythme de la machine.

Farah ne protesta pas, signe que cette nouvelle avancée lui avait pris beaucoup d'énergie. Isolde la réinstalla dans son fauteuil. Farah bouillonnait d'excitation.

— Ton père va être fier de toi.

Ces premiers pas, quoique hésitants, étaient de bon augure pour l'avenir. Avec un peu de chance, ils libéreraient Amir d'un peu du poids de la culpabilité qu'il éprouvait.

La situation entre eux n'était pas simple mais Isolde était attachée à lui et avait envie que sa fille et lui aillent bien. Il fallait simplement qu'ils veillent à ne pas s'approcher trop près l'un de l'autre, sans quoi ils finiraient par souffrir. Ils portaient l'un et l'autre de lourds bagages qui rendaient toute relation impossible à long terme. Mais pour l'heure, ils devaient faire bonne figure.

— Est-ce qu'on peut garder le secret ? demanda Farah. Je veux lui faire la surprise au mariage.

— Je ne sais pas, Farah. Ce n'est pas correct de ne pas le mettre au courant de tes progrès.

Elle comprenait que Farah ait envie de garder le secret mais aurait l'impression, puisqu'elle était la kinésithérapeute de sa fille, d'être malhonnête vis-à-vis de lui. De plus, Farah avait envie de lui annoncer la nouvelle en public, et s'ajoutait ainsi une pression supplémentaire. Elle ne voulait pas que la petite fille se retrouve dans une situation embarrassante ou se fasse mal si elle avait soudain une faiblesse. Amir ne le lui pardonnerait jamais.

— S'il te plaît, Isolde...

Farah avait les grands yeux bruns de son père auxquels Isolde avait décidément beaucoup de mal à résister.

— Est-ce que tu peux tousser, Fahid ? En toussant, tu nettoies tes voies respiratoires, pour qu'elles ne s'infectent pas, dit Isolde.

Le petit garçon avait été coopératif à l'hôpital mais, maintenant qu'il était chez lui, quatre jours après l'opération, il montrait un peu plus de réticence.

— Ça fait mal...

— Tu sais, Fahid, si tu fais les exercices que te propose Isolde, tu seras bientôt guéri. Tu respireras mieux et tu pourras recommencer à jouer au foot.

Amir, assis sur le canapé pour être à sa hauteur, parlait au petit garçon comme un ami plutôt que comme un médecin. Il savait s'y prendre avec les enfants, comme avec tous ses patients. Et avec elle.

Il lui donnait vraiment l'impression de former une équipe quand ils collaboraient dans ce genre de situation. Le métier de kinésithérapeute était un métier souvent solitaire car elle ne travaillait pas directement avec les médecins et les infirmiers. Elle avait parfois besoin de l'aide d'un collègue auprès de certains patients mais, la plupart du temps, elle travaillait seule. Elle était contente d'avoir un allié face à l'entêtement de Fahid et des explications claires sur ses problèmes de santé et son processus de guérison. Cela lui rappelait quel travail incroyable Amir faisait jour après jour.

Amir n'essayait jamais de prendre le contrôle et se contentait de l'assister en faisant son possible pour lui faciliter les choses. Loin d'être une menace pour son indépendance, il lui montrait ce qu'était un partenaire positif, sur le plan professionnel, s'entend.

Depuis sa rupture avec Olly, elle se réjouissait d'avoir recouvré son indépendance. Elle n'avait plus à redouter que quelqu'un veuille la changer. Même la cohabitation avec Soraya avait parfois été difficile pour elle. Elle avait l'habitude de vivre seule, et elle l'était de nouveau depuis que sa sœur était allée rejoindre Raed à Zaki. Et elle commençait à peine à comprendre l'intérêt d'avoir quelqu'un à ses côtés.

Un jour, peut-être, elle prendrait le risque de partager sa vie avec un homme qui lui témoignerait autant de respect que le faisait Amir. Dommage qu'une relation amoureuse avec lui remette en question tous les principes qu'elle s'était fixés.

— Alors, Fahid, prends une grande inspiration par le nez,

tout doucement, comme ça. Tu retiens ton souffle deux secondes puis tu expires par la bouche, comme ça. On va faire ça cinq fois.

Amir et Isolde avaient décidé de faire les visites de suivi postopératoire à domicile, pour que sa mère puisse y assister et que l'enfant se sente plus à l'aise. C'était mieux pour Fahid et sa mère, mais assez gênant pour Amir et elle, vu la situation.

Après s'être aventurée une deuxième fois sur un territoire interdit – les lèvres d'Amir – elle aurait dû s'efforcer de garder plus de distance mais la vie leur donnait davantage de raisons de passer du temps ensemble. Comme si le destin conspirait contre elle en replaçant sans arrêt Amir dans son champ de vision.

Il était beau, ce jour-là – comme tous les autres, d'ailleurs. Quand il rendait visite à Fahid, il s'habillait de manière décontractée, sans cravate, les manches de sa chemise retroussées sur ses avant-bras puissants. Sans doute pour paraître moins intimidant aux yeux des enfants. Tout ce qu'il faisait était calculé pour faire le plus de bien possible aux autres. Cela ne lui ressemblait pas de se laisser aller à ces baisers aussi spontanés que passionnés.

L'idée qu'elle lui inspire un comportement aussi impulsif ne l'aidait pas à apaiser l'admiration ardente qu'elle avait pour lui. Il y avait quelque chose de fondamentalement sexy dans le fait de faire perdre le contrôle à un homme de cette manière. C'était réciproque, bien sûr, mais autant Amir semblait avoir mené une vie de saint, autant elle avait eu la réputation, plus jeune, d'agir de manière assez peu réfléchie. Le seul crime qu'ait commis Amir, à l'entendre, était de n'avoir pas réussi à sauver sa relation de couple. À côté de lui, elle avait l'impression d'être une dévergondée ayant croisé sa route pour le détourner du droit chemin. À ceci près qu'elle n'avait rien fait avec lui, jusqu'à ce qu'il l'embrasse. Puis tout s'était accéléré. Comment résister au désir d'un homme pour lequel elle avait manifestement le béguin depuis plusieurs mois ?

C'était un homme qu'elle admirait professionnellement, un père dont elle admirait le dévouement et un ami dont elle appréciait la compagnie. Et dont elle rêvait à présent qu'il l'embrasse comme un fou dès qu'elle le voyait. Le problème était qu'il était impossible de revenir en arrière.

En dépit de leur intention louable de se tenir éloignés l'un de l'autre, physiquement et émotionnellement, il serait difficile d'effacer les souvenirs ou les sentiments. Elle n'avait pas soulevé le problème, pour ne pas déstabiliser Farah, mais il faudrait qu'elle demande à un ou une collègue de prendre la relève, une fois qu'ils rentreraient à Londres. Loin d'elle l'idée de vouloir contrarier Farah et Amir mais le mieux serait sans doute que Farah travaille avec un autre kinésithérapeute. Un qui ne se pâme pas devant son père.

La journée n'avait pas été des plus confortables, sur le plan émotionnel du moins. Leurs échanges s'étaient limités au cas de leur petit patient, par sécurité, mais ils lui avaient paru guindés et manquant totalement de naturel. Notamment parce qu'ils servaient aussi à ne pas évoquer des sujets beaucoup plus personnels comme leur attirance mutuelle et peut-être même des sentiments qu'ils éprouvaient l'un pour l'autre. L'air entre eux était électrique et elle avait la sensation qu'ils pouvaient à tout moment se jeter l'un sur l'autre. C'était peut-être la raison pour laquelle Amir se recroquevillait le plus loin d'elle possible dans la limousine. C'était ce genre de comportement, cette tension qui rendaient leur collaboration professionnelle totalement intenable.

— Merci beaucoup pour tout ce que vous faites pour Fahid. Je suis flattée que des membres de la famille royale se déplacent jusqu'ici pour s'occuper de mon fils.

La mère de Fahid les avait salués avec effusion dès qu'ils avaient franchi le seuil de la porte. Ils avaient décidé de faire les soins de Fahid à domicile également pour que sa mère se sente impliquée dans le traitement de son fils et pas totalement impuissante face à la situation. Isolde connaissait ce sentiment. À partir du moment où ses parents étaient morts tous les deux, elle n'avait pas eu son mot à dire dans grand-chose. Il avait fallu attendre sa rupture avec Olly pour qu'elle commence à décider de ce qu'elle voulait faire de sa vie et à dire ce qu'elle avait à dire, qu'elle revendique haut et fort son autonomie, y compris celle de son corps, en lui disant qu'elle n'aurait jamais d'enfants.

Quand la mère de Fahid avait décidé de fonder une famille, elle ne s'attendait certainement pas à ce que la vie prenne cette tournure. Elle n'avait pas prévu que son mari mourrait et la laisserait élever seule leur enfant, ni que ses problèmes de santé impacteraient la vie de son fils à ce point. C'était exactement ce qu'Isolde voulait éviter. Elle refusait d'infliger un jour à un enfant la souffrance que Soraya et elle avaient subie pendant leur enfance.

Il était évident que cette femme aimait son fils, qu'il était toute sa vie. Ils étaient heureux, des photos d'eux souriant étaient accrochées dans tout l'appartement et les jouets de Fahid jonchaient le sol. Mais il était tout aussi évident qu'il portait des responsabilités qu'aucun enfant de son âge n'était censé porter. Dans sa joie d'accueillir Isolde et Amir, elle avait demandé à Fahid d'aller préparer le thé, de leur apporter des biscuits et de ranger la pièce pour qu'ils puissent s'installer. Fahid avait protesté contre tout, bien entendu. Telle était sa vie. Mais cette vie n'était pas juste.

— Ce n'est pas le cas. Nous sommes ici en tant que professionnels de la santé. C'est notre métier, avait rappelé Amir, probablement pour éviter les courbettes que les gens devaient lui faire chaque fois qu'ils le rencontraient.

Tout le monde semblait aussi fou de lui qu'Isolde. Enfin, presque.

— Et, personnellement, je ne fais pas partie de la famille royale, ajouta Isolde.

— Merci quand même, insista la mère de Fahid. Je ne sais pas où je serais sans Fahid.

Sa voix tremblait d'émotion. Isolde prit conscience à quel point les problèmes de santé de Fahid et l'impact qu'ils avaient sur leur vie à tous les deux l'avaient angoissée. Fahid était sa bouée de sauvetage et son lien avec le monde extérieur. À en juger par tous les appareils qui se trouvaient dans l'appartement et par le fait qu'elle ne soit pas venue jusqu'à la porte pour les saluer, ses mouvements étaient limités. Par chance, Fahid avait pu être opéré. Cela aurait un impact très positif sur leur vie.

— Ma sœur m'a dit qu'elle cherchait une aide à domicile. Est-ce que quelqu'un vous a appelée ?

Une aide-ménagère était un autre moyen de soulager Fahid des corvées. Soraya se démenait pour lui donner l'enfance dont, comme elle, il avait été privé. Isolde ne serait pas surprise de voir sa sœur venir faire la cuisine et le ménage si c'était le seul moyen pour que Fahid aille jouer avec ses copains.

— Oui, une personne va venir tous les jours pour m'aider et pour nous faire la cuisine. Cela va nous changer la vie, dit-elle avec une gratitude et un espoir manifestes.

La nouvelle mit du baume au cœur d'Isolde. Elle pensa au jour où Amir et elle avaient rencontré Fahid. Elle se demanda si Amir pensait à sa fille chaque fois qu'il voyait l'état de santé du petit garçon s'améliorer.

Elle avait continué les séances avec Farah pendant qu'Amir se consacrait aux affaires familiales et à Fahid. Son premier réflexe avait été d'aller chercher Amir pour lui montrer les avancées de sa fille, sachant que rien ne comptait plus à ses yeux, mais Farah l'avait retenue. Et, vu les progrès qu'elle continuait à faire chaque jour, il était vraiment difficile de ne pas mettre Fahid au courant.

Elle avait l'impression que la petite fille avait peur de créer de faux espoirs chez son père, au cas où le miracle qui s'était produit sur le tapis roulant ne se reproduirait pas. L'idée n'était pas de la pousser à « se surpasser ». Il se pouvait que l'*establishment* et les responsables des relations publiques, soucieux de l'apparence de la famille royale, préfèrent voir Farah débarrassée de son fauteuil roulant pour des raisons esthétiques, mais là n'était pas l'objectif d'Isolde qui voulait, au contraire, continuer à avancer, pas à pas, au rythme de Farah et en privé.

Isolde n'était pas officiellement au travail, si bien qu'elle ne se mettait pas en danger professionnellement en ne disant rien à Amir des plans de sa fille. Le problème était plutôt d'ordre moral. Il restait seulement à espérer que tout se passe comme Farah le désirait, qu'Amir soit le plus heureux des pères et qu'il pardonne Isolde d'avoir participé au complot.

— Tout va bien, déclara Amir après avoir ausculté Fahid. Nous transmettrons son dossier à des confrères d'ici quand nous repartirons en Angleterre.

— Je suis contente d'avoir fait votre connaissance. Mais ne vous dérangez pas, dit Isolde alors qu'ils s'apprêtaient à partir.

Ils serrèrent la main de la mère de Fahid.

— Merci pour tout, répliqua cette dernière. Nous avons eu beaucoup de chance que vous soyez là. Remerciez votre famille pour tout ce qu'elle a fait pour nous. Vous n'imaginez pas ce que cela représente à nos yeux.

Elle s'approcha du bord du canapé et les serra tous les deux dans ses bras.

Isolde était bien placée pour savoir à quel point des aides extérieures pouvaient changer la vie d'une famille. Cela avait redonné un peu d'indépendance à la mère de Fahid et son enfance à Fahid. Tout ce qu'elle aurait aimé que sa sœur reçoive quand elles étaient petites. Mais ce qui était fait était fait et, désormais, elle pouvait s'appuyer sur son expérience pour venir en aide à ceux qui en avaient besoin actuellement.

Elle s'installa dans la voiture et ferma les yeux, épuisée.

— Ça va ?

La voix d'Amir emplit l'arrière du véhicule et transperça le brouillard stagnant dans son crâne.

— Ce n'est pas comme si je venais de subir une lobectomie ou si j'étais alitée depuis des semaines.

Elle était consciente que c'était probablement la dernière fois qu'elle voyait Fahid et sa mère et qu'elle n'avait donc pas à se préoccuper d'eux. Mais, même s'ils avaient l'air plus heureux qu'ils ne l'avaient sans doute été depuis des semaines, elle se sentait un peu coupable de les laisser.

Combien de fois Soraya avait-elle reçu la visite de bons Samaritains qui lui promettaient la lune mais ne revenaient jamais la voir ? Elle n'avait pas envie de faire partie de ces hypocrites. D'un autre côté, elle ne pouvait rien faire de plus puisqu'elle partait. Elle pouvait difficilement ajourner son départ – son chef de service et le propriétaire de son appartement ne l'apprécieraient pas. La seule chose possible était de demander à Soraya de la tenir au courant et de proposer son assistance à distance depuis l'Angleterre, le cas échéant.

— Je sais, mais leur situation te touche, manifestement, dit Amir d'une voix douce et bienveillante, comme s'il s'adressait à un cheval farouche pour essayer de le calmer.

Il n'y était pour rien si Soraya et elle avaient eu une enfance difficile et s'il fallait qu'elle rentre à Londres. Elle était très heureuse d'avoir retrouvé sa sœur pendant quelques jours, de pouvoir passer du temps en famille, d'avoir le sentiment de faire partie d'un tout. Elle n'était pas pressée de retourner vivre à Londres. Seule.

— Je suis une grande fille, dit-elle. Je m'en remettrai.

De toute façon, elle n'avait pas le choix. Sans quoi elle finirait par être aigrie de ne pas pouvoir faire davantage pour les autres ou que sa relation avec Amir n'aille pas plus loin.

— Je crois que ce travail avec Fahid fait remonter beaucoup de choses, pour toi comme pour moi. Tu as toi-même été témoin de mon petit coup de mou, dit Amir, un sourire faussement pudique sur les lèvres.

De toute évidence, toute cette situation le mettait mal à l'aise, à commencer par sa réaction au centre, qui avait été le catalyseur de tout ce qui s'était passé entre eux par la suite.

— Je voulais simplement que tu saches que je suis là, si tu as besoin de parler à quelqu'un.

— Merci, mais cela devrait aller, répondit-elle en s'efforçant d'avoir l'air détendu pour qu'il ne s'inquiète pas.

S'il y avait bien une chose dont elle n'avait pas besoin à ce moment-là, c'était qu'Amir soit gentil, empathique et compréhensif vis-à-vis des blessures du passé qu'elle-même n'avait pas fini de digérer.

Elle se rendait compte que plus elle passait de temps avec lui, plus elle avait de raisons de l'apprécier, ce qui, en ces circonstances, n'était pas idéal. Elle était impatiente que le mariage ait lieu pour pouvoir sortir de l'orbite d'Amir avant que la situation ne dérape complètement.

6

— Nerveuse ?

— Un peu. Mais ce n'est pas moi qui devrais être réconfortée, aujourd'hui. Je n'ai jamais vu une future mariée aussi détendue que toi, Soraya. On ne s'imagine pas, en te voyant, que tu t'apprêtes à intégrer une famille royale devant le monde entier. Qu'est-ce que tu prends ?

Soraya se mit à rire.

— Rien du tout. Je suis juste heureuse d'épouser l'homme que j'aime.

Isolde n'en revenait pas de voir sa sœur aussi détendue sans drogue ni sédatif alors qu'elle-même avait déjà craqué deux fois à cause d'une mèche rebelle et de son mascara qui coulait – et elle n'était pas la mariée ! Son estomac était tellement noué par l'anxiété qu'elle n'avait même pas touché au petit déjeuner au champagne qui leur avait été servi plus tôt.

En même temps, elle avait beaucoup de choses en tête. Notamment la perspective de passer la journée avec Amir, ce dont ils savaient désormais l'un et l'autre que ce n'était pas une bonne idée. Quand ils se retrouvaient seuls, ils avaient tendance à se laisser emporter. Le fait qu'il y ait des photographes et des équipes de tournage partout, pratiquement toute la journée, serait peut-être un mal pour un bien, après tout. Avec un peu de chance, cela leur permettrait de résister à la tentation de se jeter l'un sur l'autre à la moindre occasion. Ils auraient des comptes à rendre à trop de monde, si jamais ils étaient surpris dans une situation compromettante.

Il y avait aussi la surprise de Farah, censée se produire le soir – lors de la réception où seraient réunis famille et amis uniquement et dont seraient exclus les journalistes –, mais dont l'enjeu était de taille. Elle voulait que tout se passe bien. Et qu'Amir ne lui en veuille pas de ne pas l'avoir mis dans le secret. Elle se demandait comment il allait réagir et si elle serait en première ligne. Étant donné qu'il faisait partie de la famille royale, Isolde serait peut-être jugée pour trahison et sa condamnation ne serait qu'un juste châtiment pour une Jézabel passant son temps à embrasser le prince veuf et à s'immiscer dans les affaires de famille.

— Je suis vraiment heureuse pour toi, ma sœur. Tu es magnifique.

Son bonheur et son amour pour Raed irradiaient par tous les pores de sa peau.

— J'ai une équipe entière de stylistes et une maquilleuse, dit Soraya, balayant le compliment.

Sa robe en soie ivoire soulignait ses courbes tout en respectant la bienséance car elle possédait des manches et un col en dentelle. Une vraie robe de conte de fées.

— J'ai eu la même équipe mais le résultat est bien loin du tien. Ils m'ont mis tellement d'épingles dans les cheveux que j'ai l'impression qu'ils m'ont punaisé le crâne. Et je crois que la maquilleuse a l'habitude de travailler avec des drag-queens, dit Isolde qui avait besoin de se lâcher un peu après les préparatifs qui avaient duré des heures.

Toutes les équipes avaient quitté la suite de l'hôtel, et les deux sœurs se retrouvaient enfin seules. Isolde prit un mouchoir en papier et retira soigneusement une couche du fard qui colorait ses paupières et du blush qui cachait son teint de porcelaine.

C'était trop pour une femme qui se contentait d'habitude d'un peu de gloss et de poudre de teint.

— Ce n'est pas si atroce, mais c'est vrai que tu n'as pas besoin de ça, dit Soraya en prenant à son tour un mouchoir pour l'aider.

Isolde sourit.

— Qu'est-ce qui te fait rire ?

— J'ai l'impression d'avoir de nouveau dix ans. Tu te souviens, quand je rentrais toute sale parce que j'avais joué dehors et que tu me frottais le visage avec un mouchoir ?

Il lui restait heureusement quelques bons souvenirs, même s'ils avaient tendance à être éclipsés par les difficultés auxquelles elles avaient été confrontées. Soraya avait été à la fois une mère, un père et une grand-mère pour elle. Celle qui faisait sa toilette, essuyait ses larmes et lui faisait des gâteaux. Soraya avait tout fait pour qu'Isolde ait une enfance la plus normale possible en dépit des circonstances.

Soraya sourit avec émotion.

— On s'en est bien sorties, non ? Ça a été dur, mais on y est arrivées. Qui aurait imaginé qu'un jour, on fraierait avec des princes ? Je suis fière de toi, Isolde, pour tout ce que tu es devenue et pour tout ce que tu fais. Merci d'être ma sœur.

Toute l'émotion qu'Isolde s'était efforcée de contenir menaça soudain de jaillir. Elle déglutit.

— Ne commence pas à pleurer, sinon je vais m'y mettre aussi et, quand il faudra remonter l'allée, on aura l'air de deux pandas complètement dingues. Ça va faire fuir Raed.

Isolde parvint à transformer le sanglot de Soraya en un rire hoquetant.

Elle s'éclaircit la gorge et tamponna ses yeux.

— Tu as raison. On va garder nos larmes pour le moment où tu vas repartir en Angleterre et où il faudra qu'on se sépare.

Rien que l'idée lui donna envie de pleurer. Mieux valait ne penser ni au départ ni au temps qui s'écoulerait avant qu'elle ne revoie sa sœur. Il y aurait des occasions, bien sûr, des réunions de famille, des visites, mais ce ne serait jamais plus comme avant. C'était égoïste de sa part et elle se réjouissait du bonheur de sa sœur, mais elle ne pouvait s'empêcher de penser à ce qu'elle allait devenir, sans une sœur pour la guider et l'aider à faire les bons choix.

Soraya et elle s'étaient préparées dans la même suite, ce qui leur avait permis de passer un peu de temps ensemble, temps qui était rare et précieux en cette période de changements et de préparatifs.

— Ce n'est pas un adieu, ce n'est qu'un au revoir, ma sœur, parvint-elle à dire à travers ses larmes pour essayer d'alléger l'atmosphère.

— Tu es bête ! dit Soraya en souriant et en reniflant en même temps.

Isolde se réjouit d'avoir évité une nouvelle catastrophe en matière de maquillage.

— Je sais, mais c'est pour cela que les gens m'aiment bien. Bon, où est l'autre membre de notre petit groupe de filles ?

— Farah est en train de se préparer avec Djamila. Elle ne devrait pas tarder, répondit Soraya. Je présume que Raed et Amir sont eux aussi en train de profiter l'un de l'autre. Je sais que Raed redoute les adieux, lui aussi.

Elle enfila ses escarpins en soie ivoire et alla retourner mettre ses boucles d'oreilles devant le miroir.

— Amir aussi éprouve de la nostalgie, à Londres, comme Farah. Leur famille leur manque. Attends, j'ai quelque chose pour toi.

Isolde alla chercher une petite boîte recouverte de velours bleu défraîchi dans son sac et la tendit à sa sœur.

— C'est le collier de maman ? dit Soraya en caressant les perles lovées dans l'écrin.

— Tu n'es pas obligée de le porter mais j'ai pensé que ce pourrait être ton objet emprunté pour le mariage.

Il ne leur restait pas beaucoup de souvenirs de leurs parents. Du plus loin qu'elle se souvienne, ils avaient toujours été malades, ne pouvaient pas travailler et n'avaient pas assez d'argent pour acheter de jolies choses. Curieusement, ils en trouvaient toujours pour payer leurs cigarettes. Pour Isolde, ce collier de perles était un trésor. Soraya le lui avait donné à la mort de leur mère. C'était un geste dont Isolde se souviendrait toute sa vie, ainsi qu'un des rares souvenirs de sa mère qui ne soient pas liés à la maladie. Elle l'admirait, le soir, quand sa mère venait lui souhaiter bonne nuit, dans son lit. Et se réjouissait à présent de pouvoir en profiter, en cette occasion spéciale.

— Merci, dit Soraya en l'accrochant autour de son cou. J'aurai l'impression que maman est là, avec nous, d'une certaine manière.

Isolde oubliait parfois l'impact que la mort de leurs parents avait eu sur sa sœur, en dehors des difficultés financières. Elle était trop jeune, à l'époque, pour comprendre les tenants et les aboutissants de la situation et elle avait simplement attribué à Soraya le rôle de nouveau parent, alors qu'elle n'avait que dix-huit ans. Avec le recul, elle se disait que c'était Soraya qui avait souffert le plus de la mort de leurs parents, car au chagrin s'était ajoutée la nécessité de mettre ses sentiments de côté pour s'occuper de sa petite sœur et de leur survie matérielle. Lui prêter le collier de leur mère le jour de son mariage était le minimum qu'elle pouvait faire pour elle.

Elle la prit dans ses bras en veillant à ne pas froisser sa robe somptueuse.

— Si seulement tu pouvais rester ! dit Soraya dans un soupir. Je veux dire à long terme. Avec Amir et Farah.

— Et lâcher mon magnifique appartement ? Pas question !

Elle plaisantait, bien sûr, mais elle était parfaitement consciente que ce rêve était hors d'atteinte. Bien entendu, elle aurait adoré s'intégrer à cette grande famille et vivre cette vie de luxe sur cette île magnifique, mais c'était irréalisable. Elle avait au moins compris une chose, depuis son arrivée à Zaki, c'était qu'il fallait mettre plus de distance entre Amir et elle, pas se rapprocher.

— Il y a quelque chose entre Amir et toi ?

Soraya semblait toujours deviner ce qui se passait dans sa vie, mais le moment n'était pas venu de s'épancher sur le bourbier dans lequel elle s'était mise. Même sa super grande sœur ne pourrait pas la sortir de là et, de toute manière, ce n'était pas le moment. C'était le jour de son mariage et pas le jour où il fallait trouver une solution aux dernières embrouilles de sa sœur. Isolde était adulte et censée voler de ses propres ailes.

Alors elle mentit.

— Non, rien du tout, pourquoi ? C'est juste que j'ai passé pas mal de temps chez eux, pour faire la robe de Farah. D'ailleurs, cette petite a un avenir dans la mode, j'en suis persuadée.

Mais, au regard incrédule que Soraya lui jeta, elle comprit qu'elle n'était pas prête à changer de sujet aussi facilement.

— Ah bon, j'avais l'impression qu'il y avait quelque chose. Raed aussi, d'ailleurs. Vous aviez l'air de vous entendre tellement bien, quand vous discutiez, le jour où nous sommes allés boire le thé à l'hôtel de Djamila alors qu'ici… Je ne sais pas. On a l'impression que vous ne supportez plus d'être ensemble dans la même pièce.

Isolde haussa les épaules.

— Tu me connais, j'ai tendance à m'incruster un peu trop. Il doit en avoir assez de me voir aussi souvent. Mais les robes sont faites, désormais, et je n'aurai plus besoin d'aller les voir aussi souvent.

— Hmm… Si tu le dis. Mais j'espère que ce n'est pas pour ça que tu n'as pas envie de rester ici.

— C'est toi la princesse de la famille, rétorqua-t-elle. Il ne peut pas y en avoir deux. D'ailleurs, je pense qu'on devrait y aller. Il ne faut pas faire attendre ton futur mari.

Soraya leva les yeux au ciel.

— Tu ne t'en tireras pas comme ça, Isolde. Pour l'heure, il se trouve que je dois épouser le prince héritier du royaume mais, dès que ce sera fait, je mettrai au clair toute cette affaire.

— Bien, chef ! dit Isolde en faisant un salut militaire.

Petite, Isolde cédait facilement aux interrogatoires de Soraya et finissait toujours par cracher le morceau, ce qui l'obligeait aussi à assumer les conséquences de ses actes. Elle avait le sentiment qu'il en serait de même si Soraya insistait un peu, même si, cette fois, il ne s'agissait pas d'avoir cassé un bibelot ou volé des bonbons. Il était question de ses sentiments pour Amir, chose sur laquelle elle n'était pas encore prête à se pencher. À son grand étonnement, elle parvint à rester relativement calme. Car une fois la cérémonie passée, elle rentrerait à Londres et s'éloignerait de la famille royale de Zaki. C'était le seul moyen de survivre.

Amir avait les mains moites et passait d'un pied sur l'autre, le cœur tambourinant dans sa poitrine. Ce n'était pourtant pas lui qui était sur le point de se marier ! Il était déjà passé par là et il lui semblait que ce jour-là, il n'avait pas été aussi stressé. Son propre mariage avait été aussi solennel et aussi grandiose, et les médias avaient également couvert l'événement mais, à l'époque, il avait l'impression d'avoir les rênes de sa vie en main. Sa vie était toute tracée, il épousait la femme qu'il fallait et se garantissait d'avoir la place qui lui revenait au sein de la famille royale. C'était une illusion, bien sûr, mais, à l'époque, il n'en avait pas conscience et n'imaginait pas que cela faisait partie de sa tentative d'être un fils et un prince parfaits. À présent, il ignorait ce que l'avenir leur réservait, à Farah et à lui.

Au moins l'année qui venait de s'écouler lui avait-elle permis de comprendre pourquoi Raed avait envisagé de renoncer à son statut de prince héritier du trône. La pression était énorme. Or, à présent, rien n'était plus important à ses yeux que la santé et le bien-être de sa fille. C'était pourquoi il n'avait pas insisté quand Isolde l'avait repoussée, quoiqu'il en ait eu très envie. Il avait essayé de rétablir le contact, de lui proposer son soutien mais il était évident qu'elle ne voulait plus avoir à faire avec lui. Ce qui était sans doute mieux pour tout le monde.

— Elles arrivent ? murmura Raed à son oreille en scrutant la porte de l'église.

Amir jeta un coup d'œil par-dessus son épaule alors que l'organiste commençait à jouer.

— Oui. Et elles sont magnifiques.

Soraya avançait, un voile lui cachant le visage, somptueuse dans sa robe en soie. Mais c'étaient les demoiselles d'honneur qui attiraient davantage son attention. Isolde poussait Farah dans son fauteuil roulant entièrement orné de rubans et de fleurs. toutes deux vêtues d'une longue robe vert pâle assortie à la tunique qu'il portait. C'était la première fois qu'il voyait enfin le fruit de leurs séances de couture et il était stupéfait par le résultat.

Garder le secret les avait beaucoup amusées. Il se souvint des soirées où Isolde venait chez eux et où il les entendait rire et murmurer. Les seuls indices qu'il avait étaient les chutes de tissu qu'il trouvait parfois dans la maison. Mais la surprise en valait la peine. Elles étaient aussi magnifiques l'une que l'autre et, surtout, elles avaient l'air vraiment heureuses. S'il avait pu, il aurait couru jusqu'à elles pour les serrer dans ses bras, tant il était fier. Mais il dut se contenter de les regarder remonter la nef en souriant.

Isolde lui sourit en retour.

— Magnifique ! articula-t-il en silence, en se retenant de lui envoyer un baiser et de se ridiculiser en public.

— Merci, répondit-elle discrètement.

Il se détendit, heureux de voir que la communication n'était pas totalement interrompue. Par moments, il aurait voulu revenir au temps où ils ne savaient pas qu'ils avaient autant de plaisir à s'embrasser.

Soraya se tourna et tendit son bouquet à sa sœur puis fit face à Raed qui souleva son voile. En voyant le visage de celle qui allait devenir sa femme, Raed parut sur le point de perdre ses moyens. Amir posa discrètement la main sur son épaule pour le soutenir. Raed se redressa, s'éclaircit la gorge. La cérémonie commença.

Il écouta Raed et Soraya échanger leurs vœux et éprouva un gros pincement au cœur en les entendant répéter « jusqu'à ce que la mort nous sépare ». Les regrets et la culpabilité revenaient toujours à l'assaut dès qu'il repensait à l'accident de Shula et à la manière brutale dont son mariage s'était terminé. Il repensa aux vœux que lui-même avait formulés. À l'époque, il était convaincu de chaque mot, mais il avait aujourd'hui l'impression de ne pas s'être marié pour de bonnes raisons. En tout cas, il n'avait pas le souvenir d'avoir jamais regardé sa femme comme Raed regardait Soraya, c'est-à-dire comme si sa vie dépendait du fait qu'il puisse ou non la vivre avec elle.

Il éprouvait ce genre de sentiments avec Isolde plus qu'il ne les avait éprouvés avec Shula. Farah l'adorait et elle avait fait tellement pour que sa fille recouvre sa confiance en elle ! Il n'avait pas envie de la perdre, mais savait qu'il serait difficile de la côtoyer chaque jour sans pouvoir être autre chose qu'un ami ou un collègue. Isolde n'était pas la femme qu'il lui fallait mais elle était la femme avec laquelle il aurait voulu être. Comme toujours, il ferait ce qu'il faudrait pour le bien de sa fille. Et, en ce jour de célébration, il devrait mettre ses besoins de côté et essayer de profiter du moment. C'était peut-être la dernière fois qu'il pouvait passer une journée avec Isolde. Son frère avait trouvé son âme sœur, mais ce n'était pas un cadeau que la vie offrait à tout le monde.

— Tu ne trouves pas que papa est super beau, aujourd'hui ? dit Farah, rompant le silence inconfortable qui régnait dans la voiture.

Mais sa question rendit la situation plus gênante encore.

Évidemment qu'Amir était super beau, dans sa tunique et son

pantalon de soie. Tellement beau qu'Isolde aurait voulu renvoyer toute l'assemblée et l'attirer dans un coin pour l'embrasser passionnément. Mais elle ne pouvait décemment pas donner cette réponse si Farah, son père et elle voulaient survivre à cette journée.

— À côté de vous, je fais piètre figure. Vous êtes vraiment magnifiques et je suis vraiment fier de vous, fit Amir en se penchant pour serrer sa fille dans ses bras.

— C'est vrai que ton papa est très beau, Farah. Son carnet de bal doit être plein à craquer, dit-elle sur un ton badin.

Mais la pensée que les femmes fassent la queue pour danser avec lui la dérangea. Le pauvre Amir qui avait perdu sa femme adorée serait sous le feu des projecteurs toute la journée et attirerait à lui une foule d'admiratrices prêtes à se jeter à ses pieds.

Elle pouvait toujours utiliser Farah comme une barrière physique et émotionnelle entre eux. En tant que frère et sœur des mariés, ils ne pouvaient faire autrement que de passer la journée ensemble, mais au moins pouvaient-ils se tourner vers Farah chaque fois que leur regard s'attardait un peu trop longtemps l'un sur l'autre.

La cérémonie avait été retransmise à la télévision puis ils avaient dû se plier au protocole de la séance de photographie. Ils se dirigeaient à présent vers le palais où se tiendrait la réception privée et où ils pourraient enfin se détendre, loin des objectifs et des micros.

Isolde était tellement fatiguée qu'elle aurait pu faire l'impasse sur la soirée et aller se coucher directement. Peut-être pourrait-elle s'éclipser discrètement une fois que les mariés auraient ouvert le bal. Raed et Soraya étaient tellement épris l'un de l'autre qu'ils ne s'apercevraient probablement pas de son absence. Elle ne manquerait à personne. Elle n'était pas jalouse mais, pour être honnête, elle aimerait pouvoir rencontrer, elle aussi, un homme qui l'aime de manière inconditionnelle. Et qui respecte sa volonté de ne pas traumatiser une nouvelle génération sans voir dans son refus d'avoir des enfants un obstacle majeur à une relation de couple épanouie.

— En fait, ce soir, c'est ma petite chérie qui remplit mon carnet de bal, dit Amir en serrant plus fort sa fille dans ses bras.

Elle sentit la jalousie s'apaiser en elle à l'idée qu'elle n'aurait pas à assister à un crêpage de chignons sur la piste de danse.

— Tu pourras aussi danser avec Isolde, déclara Farah.

Cette généreuse attention était touchante mais déclencha un signal d'alarme supplémentaire.

— C'est gentil, dit-elle. Mais je ne suis pas très bonne danseuse. Je n'ai pas envie de faire honte à ton papa.

Elle ne voulait pas non plus que les gens se fassent des idées. Soraya se doutait déjà de quelque chose et elle était sûre que, si elle dansait avec Amir, leur attraction mutuelle se verrait comme le nez au milieu de la figure. Elle ne savait pas jouer suffisamment la comédie pour faire croire que les bras d'Amir n'étaient pas le seul endroit où elle avait envie d'être constamment.

— Il n'aura pas honte, hein, papa ?

Farah regarda son père avec une fébrilité qui alerta Isolde. Elle avait le sentiment que Farah aurait bien aimé que son père et Isolde se rapprochent.

Amir lui jeta un coup d'œil perplexe par-dessus l'épaule de sa fille.

— Non, je n'aurai pas honte, mais on ne peut pas forcer les gens à faire quelque chose qui les met mal à l'aise, tu comprends, ma chérie ?

— Oui, mais tu ne forceras personne puisque Isolde a envie de danser avec toi.

Farah se cala dans son fauteuil et croisa les bras, sûre de son jugement.

Isolde eut l'impression de voir le reflet de sa propre inquiétude dans le regard d'Amir qui semblait se demander, lui aussi, comment sa fille en était arrivée à une telle conclusion. Qu'elle ait fait ou dit quelque chose en ce sens, par inadvertance, ou que

Farah cherche à les pousser dans les bras l'un de l'autre, il y avait de quoi s'inquiéter. Le fait que Farah la considère comme un parti possible pour son père était flatteur mais cela ne suffisait pas pour qu'elle se laisse entraîner dans cette direction.

Il était déjà suffisamment compliqué de réprimer leurs sentiments à cause des répercussions que pourraient avoir leurs actes sans devoir aussi intégrer les sentiments de Farah dans l'équation. Ni Amir ni elle ne voulaient la voir souffrir, raison pour laquelle ils s'efforçaient de tirer un trait sur leurs deux baisers fougueux.

Isolde n'en avait même pas parlé à Soraya alors qu'elle rêvait de dire à quelqu'un le plaisir qu'elle avait eu à embrasser Amir. De toute évidence, le secret n'était pas si bien gardé, si Farah, comme Soraya, avait perçu la tension qui existait entre eux. Ils n'étaient donc pas aussi discrets qu'ils le pensaient. Raison de plus pour se tenir à distance l'un de l'autre. Une fois qu'ils seraient rentrés à Londres, loin des objectifs et du regard scrutateur de leurs familles, plus personne ne s'intéresserait à leur cas. Même si les émotions qu'ils éprouvaient mettaient une éternité à se dissiper. Si tant est qu'elles se dissipent.

Isolde pria pour que la surprise que Farah avait préparée pour son père se remette à lui occuper pleinement l'esprit. Si tout se passait comme prévu, tout le monde serait happé par le spectacle de Farah. Ce serait peut-être le moment pour elle d'aller se coucher.

Ses réflexions furent brusquement interrompues par un grand coup de frein qui les propulsa tous les trois vers l'avant. Puis la voiture se mit à tourner. Isolde s'accrocha d'une main à son siège, et à Farah, de l'autre. Amir tendit le bras pour la maintenir sur son siège. Le crissement des freins sembla durer une éternité alors qu'il ne dut s'écouler que quelques secondes avant que le véhicule s'immobilise.

— Ça va ? leur demanda aussitôt Amir.

Isolde hocha la tête.

— Ça va. Farah, tu t'es fait mal quelque part ? demanda-t-elle également en l'examinant brièvement.

Par chance, elle ne semblait pas être blessée mais elle éclata en sanglots.

Amir défit sa ceinture de sécurité et la prit dans ses bras pour la bercer en lui murmurant des paroles de réconfort. C'est alors qu'Isolde comprit le choc que Farah venait de subir, un an après l'accident qui lui avait coûté sa mobilité et la vie de sa mère.

— Je vais voir ce qui s'est passé, dit Isolde. Mais ton papa et toi allez bien, Farah. Ne t'inquiète pas.

Amir eut l'air de vouloir l'arrêter puis se ravisa et hocha la tête. Elle actionna la poignée mais dut déployer des efforts surhumains pour ouvrir la portière et s'extirper de la voiture qui avait fini sa course folle contre un arbre. Elle sentit sa robe se déchirer et le métal déchiqueté lui griffer la peau.

— Isolde, ça va ? Veux-tu que je sorte ? demanda Amir.

— Non, reste avec Farah. Je vais aller chercher des secours, répondit-elle, serrant les dents de douleur.

Étant donné les circonstances et les personnes impliquées, elle doutait que les secours mettent du temps à arriver, même si le convoi de véhicules suivant le carrosse royal transportant Raed et Soraya se trouvait en pleine campagne.

Elle finit par se libérer et tomba dans le fossé d'une manière totalement dépourvue de dignité. L'une des motos escortant le convoi était renversée sur la route. En voyant un gilet de sécurité coincé sous la voiture de devant, elle comprit pourquoi leur chauffeur avait fait une embardée. Elle se leva et vit les parents d'Amir, que quelqu'un accompagnait de l'autre côté de la route. Ils n'avaient pas l'air blessés mais en état de choc.

— Ça va ? Où sont Soraya et Raed ? demanda-t-elle.

— Oui, ça va, répondit Djamila. Le carrosse et les autres véhicules sont déjà loin devant. Je ne pense pas qu'ils se soient même rendu compte de ce qui s'est passé. Mais ce pauvre garde du corps est gravement blessé.

Djamila avait dû voir l'accident se produire. Elle était sous le choc.

— Amir et Farah sont dans la voiture, si vous voulez les voir. Farah est bouleversée. Je crois que cela lui a rappelé des souvenirs douloureux. Je vais aller proposer mon aide là-bas, dit-elle avant de se diriger vers le petit attroupement qui s'était formé autour du motard.

— Est-ce que je peux me rendre utile ? demanda-t-elle en s'agenouillant dans sa robe déchirée.

La robe n'était pas un problème et la douleur lui rappelait qu'elle était vivante. Le choc et ses répercussions se manifesteraient vraisemblablement plus tard, une fois que l'adrénaline serait retombée. Pour l'heure, elle ne pouvait que se réjouir que tous les gens qu'elle aimait soient sains et saufs.

— Je sais que tu as eu peur, mais tu seras en sécurité avec tes grands-parents. Il faut que j'aille aider l'homme qui a été blessé.

Amir était réticent à l'idée de s'éloigner de Farah et comprenait l'impact psychologique que cet accident pouvait avoir sur elle mais il savait aussi que quelqu'un d'autre avait plus urgemment besoin de lui. Ses parents lui avaient raconté l'accident et le fait qu'Isolde était allée proposer ses services.

— Tu crois qu'il a une petite fille qui a besoin de lui ? demanda Farah, le fixant de ses grands yeux.

Ses paroles le touchèrent au plus profond de lui. De toute évidence, elle s'inquiétait de ce qu'un enfant soit sur le point de perdre l'un de ses parents et de voir sa vie voler en éclats.

— Je ne sais pas, répondit-il. Peut-être.

Il dut faire un effort intense pour se détacher d'elle. Plus tard, quand il aurait apporté son assistance au motard blessé et fait tout ce qui était en son pouvoir pour le sauver, il reviendrait la prendre dans ses bras et ne la quitterait plus.

Farah hocha la tête sans enthousiasme mais suivit sa grand-mère.

Il s'éloigna de la voiture et retrouva Isolde, le corps glissé à moitié sous la voiture de devant, à côté de celui de la victime.

— Qu'est-ce que je peux faire ? demanda-t-il en s'accroupissant.

Isolde tourna légèrement vers lui son visage couvert de cambouis et de poussière.

— Il s'appelle Mike, dit-elle. Les roues avant de la voiture lui sont passées dessus. Il est conscient, son pouls est un peu rapide, sa respiration superficielle et il a de fortes douleurs dans la poitrine. Il ne peut pas bouger la main. J'ai l'impression qu'il s'est fait écraser les doigts.

— Les ambulanciers vont arriver et vous donner des antalgiques. En attendant, nous allons faire en sorte que vous vous sentiez mieux.

Plus facile à dire qu'à faire tant l'accès au patient était difficile. Dans le cas des lésions par écrasement, le taux de mortalité était important si elles n'étaient pas traitées rapidement. En attendant l'arrivée des urgences, Amir ferait son possible pour éviter le pire.

Il s'adressa à tous les chauffeurs et membres de la sécurité qui avaient voyagé avec la famille.

— Nous allons essayer de soulever la voiture. Mais avant, Isolde, est-ce que tu peux lui poser un tourniquet au poignet, s'il te plaît ?

Il dénoua sa cravate et la tendit à Isolde. Si la circulation sanguine était réduite ou empêchée pendant plus de quinze minutes, les toxines libérées dans le sang pouvaient provoquer une insuffisance rénale.

— C'est fait, dit-elle.

— Maintenant, il faudrait que tu maintiennes sa tête, autant que possible, pendant qu'on essaie de soulever la voiture.

Ils n'avaient pas le droit à l'erreur. Il fallait soulever la voiture et la reposer loin de Mike, sans le faire bouger d'un poil. Ils ignoraient l'étendue et la gravité de ses blessures, et un seul petit choc pouvait provoquer sa paralysie, mais il fallait faire quelque chose, le temps que les secours arrivent.

— C'est bon, dit Isolde.

— Bien. À trois, on soulève puis on se déplace vers la droite. Prêts ? demanda Amir qui se tenait à l'arrière du véhicule.

Tous les hommes avaient les mains sous le châssis, prêts à le soulever. Amir savait que dans des circonstances extrêmes, l'adrénaline pouvait rendre un homme capable de soulever une voiture d'une main. Il espérait simplement qu'ils étaient suffisamment nombreux pour y parvenir sans causer de dommages supplémentaires au blessé.

— Un, deux, trois...

Isolde était, elle aussi, en danger de mort au cas où ils lâcheraient la voiture avant de l'avoir déplacée suffisamment loin.

Ils se déplacèrent lentement vers la droite jusqu'à ce que Mike et Isolde soient totalement hors de danger. Amir n'était certainement pas aussi costaud que les agents de la sécurité mais il y mit tout son cœur.

— À trois, on la repose et on s'écarte, dit-il.

Le risque était toujours grand de se blesser, il fallait agir avec prudence et méthode.

— Un, deux, trois...

Il retira ses mains du châssis et recula d'un pas, vérifiant que tous les autres hommes aient fait de même. Puis des applaudissements et des hourras retentirent, et ils se congratulèrent les uns les autres. Amir, lui, se précipita vers Isolde et Mike, restés allongés au milieu de la route. Isolde était toujours sur le ventre, dans sa belle robe sale et déchirée, auprès du motard blessé.

— Je vais bien, mais Mike a des lacérations et des contusions sur tout le corps, dit-elle en s'asseyant.

Amir s'agenouilla et eut du mal à identifier clairement les blessures de Mike, étant donné sa position et le fait qu'il portait des vêtements de protection.

— Mike, je sais que vous souffrez mais nous n'allons pas

vous faire changer de position afin de ne pas aggraver vos blessures. Nous allons essayer de stabiliser votre état afin que les ambulanciers puissent vous emmener au plus vite à l'hôpital.

Il se releva et s'adressa aux personnes présentes.

— Il nous faudrait des couvertures, de l'eau et, si quelqu'un a un kit de premiers secours, ce nous sera très utile.

Les hommes se dispersèrent pour aller chercher le matériel requis. Amir retira sa veste et la déposa sur Mike, pour qui le risque d'état de choc et de complications était élevé.

— Vous m'entendez, Mike ?

— Je suis fatigué…, murmura l'homme.

— Essayez de rester éveillé. Vous avez probablement subi une commotion cérébrale en tombant et il ne faut pas que vous perdiez connaissance. L'ambulance va bientôt arriver. Ils vous feront les examens nécessaires.

Amir fit son possible pour que Mike continue à lui répondre. La perte de connaissance pouvait masquer toutes sortes de complications comme un traumatisme crânien.

Les hommes revinrent avec des couvertures et des bouteilles d'eau. Amir couvrit Mike et tendit une couverture et une bouteille à Isolde.

— Qu'est-ce que tu comptes faire pour sa main ? demanda-t-elle avant de boire une gorgée.

— Il faut la positionner au-dessus du cœur pour réduire la douleur et l'enflure.

Une personne lui tendit un kit de premiers secours, dont il sortit un pack de glace et des bandes.

— Mike, je vais mettre de la glace sur vos doigts. Cela va être désagréable, au début, mais cela devrait endormir la douleur, dit-il en cassant le pack de glace pour l'activer, avant de l'envelopper dans de la gaze et de le poser sur ses doigts qui commençaient à enfler et à s'ecchymoser.

Le motard eut le souffle coupé mais Amir ne s'arrêta pas.

— Mike ? Restez avec nous, dit soudain Isolde sur un ton inquiet, en lui tapotant les joues.

Son visage était devenu gris et il ne réagissait pas. Ne pouvant prendre son pouls au poignet, Amir ouvrit son blouson pour l'ausculter. Mais son cœur ne battait plus.

— Son cœur s'est arrêté. Il faut faire un massage cardiaque.

Malheureusement, ils ne disposaient d'aucun défibrillateur. D'ici à ce que l'ambulance arrive, il faudrait qu'ils se débrouillent avec les moyens du bord, c'est-à-dire eux-mêmes.

— Qu'est-ce que tu veux que je fasse ? demanda Isolde.

— Je vais le masser en comptant. À trente, tu lui fais du bouche-à-bouche. J'espère que l'ambulance va arriver.

Sans plus attendre, Amir posa les mains sur le torse de Mike et commença la réanimation en comptant chaque compression. À la trentième, Isolde souleva la tête de Mike, lui pinça le nez et commença le bouche-à-bouche. Puis Amir reprit les compressions. Ils poursuivirent la manœuvre, sans savoir s'il souffrait d'une hémorragie interne, mais déterminés à refaire battre son cœur.

Amir commença à sentir les muscles de ses bras brûler et s'apprêtait à demander à Isolde de prendre le relais lorsqu'il vit le torse de Mike se soulever de lui-même.

— Stop ! cria-t-il avant qu'Isolde se remette à faire du bouche-à-bouche.

Il se pencha et posa l'oreille sur son torse.

— Il respire ! dit-il dans un soupir de soulagement.

Il replaça Mike en position latérale de sécurité et se redressa. Isolde se jeta à son cou et le serra dans ses bras.

Elle était soulagée, comme lui, que la vie de cet homme ne soit plus entre leurs mains. Il était heureux, lui aussi. Pas seulement de la sentir tout contre lui, mais d'avoir retrouvé une partenaire, quelqu'un avec qui partager ce qu'il vivait. S'il aimait la compagnie d'Isolde, c'était parce qu'elle l'acceptait, qu'elle l'appréciait et qu'elle coopérait avec lui. Autant de choses que sa femme ne faisait pas particulièrement. Avec Isolde, il se sentait aimé. Quel dilemme atroce que celui de vouloir être constamment avec elle, de savoir que cela ne les mènerait à rien et qu'il valait mieux couper court.

Isolde se détacha doucement de lui et il lui sembla percevoir une pointe de regret dans son regard.

— L'ambulance ne va pas tarder, Mike, dit-elle d'une voix rassurante.

Comme si elle avait prononcé une formule magique, le son des sirènes retentit, de plus en plus fort à mesure que les secours approchaient.

Une fois qu'il eut transmis aux ambulanciers les informations au sujet de Mike, Amir tourna son attention vers Isolde, qui avait les traits tirés. Il devait certainement avoir l'air éreinté, lui aussi.

— Tu devrais aller à l'hôpital, toi aussi, pour te faire examiner. Tu t'es fait mal en sortant de la voiture, dit-il en regardant les déchirures dans sa robe et sur sa peau.

Isolde n'avait rien d'une princesse maniérée redoutant de se retrousser les manches et de se salir. Elle était courageuse, généreuse et d'une incroyable bienveillance. Il se demandait pourquoi elle ne s'imaginait pas avoir des enfants alors qu'elle prenait naturellement soin de tout le monde. Les responsabilités qu'elle disait ne pas vouloir assumer étaient présentes dans chacun des gestes qu'elle faisait pour les autres.

Quoi qu'il en soit, ce n'était pas son problème puisqu'il ne pouvait pas y avoir autre chose que de l'amitié entre eux. Il faudrait s'assurer que Farah le comprenne aussi. Elle avait fait des tentatives pour les rapprocher et il ne fallait pas qu'elle se fasse des idées sur la nature de ses liens avec Isolde. Et qu'elle s'imagine qu'Isolde ferait un jour partie de leur petite famille.

Quand ils rentreraient en Angleterre, ils devraient faire en sorte de se voir moins souvent, au moins en privé. Il faudrait aussi qu'il parle sérieusement à Farah pour qu'elle ne soit pas déçue.

Amir et Shula étaient allés s'installer en Angleterre à la naissance de Farah. Il aimait beaucoup ce pays depuis qu'il y avait fait ses études et souhaitait que sa fille reçoive la meilleure instruction possible. Aussi l'avaient-ils inscrite dans l'une des meilleures écoles privées de Londres, bien avant qu'elle ne sache parler. Il s'était dit que ce déménagement ferait du bien à son couple, qui commençait déjà à se fissurer, à l'époque, mais la vie à Londres, pas plus que lui, d'ailleurs, n'avaient correspondu aux attentes de sa femme.

Shula voulait du luxe et du glamour, et son objectif premier était l'ascension sociale. Ce qui était loin des aspirations d'Amir. Elle n'avait pas manqué le lui rappeler, le soir de l'accident, en lui disant qu'il était rabat-joie et manquait d'ambition. Ce qui était ironique puisqu'il s'apprêtait à prendre la succession du trône de Zaki à la place de son frère. Leur séjour en Angleterre avait été, pour lui, l'occasion de vivre une vie de famille tranquille avant qu'il ait à assumer son devoir de prince héritier. Il s'était donc tenu, un temps, à l'écart des mondanités, comme l'avait fait Raed. En un sens, il enviait l'anonymat et la normalité de la vie de son frère, même s'il n'avait jamais imaginé ne pas rentrer à Zaki. Il avait toujours fait ce qu'on lui demandait. Y compris quand ce n'était pas vraiment ce qu'il avait envie de faire.

C'était le cas actuellement. Il avait envie d'être proche de sa famille, pour ne pas être seul et se sentir soutenu, mais c'était à Londres que Farah recevait les meilleurs soins, notamment grâce aux séances d'Isolde. Elle avait déjà fait beaucoup de progrès et il aurait l'impression de la couper dans son élan s'il lui imposait de revenir vivre à Zaki. Il fallait simplement qu'elle comprenne qu'Isolde ne pouvait jouer d'autre rôle, dans leur vie, que celui de kinésithérapeute.

— Ce sont des éraflures, c'est tout, répondit Isolde. Je vais prendre une douche, changer de robe et tout ira bien. Par chance, Farah et moi avons dessiné d'autres tenues pour la soirée.

Elle regarda, dépitée, l'état de sa robe, puis releva la tête.

— Tiens, quand on parle du loup…

Les parents d'Amir et Farah s'approchèrent.

— Papa ! s'écria Farah en passant les bras autour de sa taille.

— Ma chérie ! Ne t'inquiète pas, tout le monde va bien, affirma-t-il en lui caressant les cheveux.

— Et le policier ? demanda-t-elle en sanglotant.

Le cœur d'Amir se serra.

— Il est parti à l'hôpital où on va soigner ses blessures, dit Isolde en s'accroupissant pour être à sa hauteur.

Farah se jeta à son cou et la serra si fort qu'elle faillit tomber. Amir vit Isolde grimacer.

— Doucement, lâcha Amir.

— Ne t'inquiète pas, murmura Isolde. Je suggère qu'on reprenne la route avant que ma sœur devienne complètement folle.

Elle brandit son portable sur lequel Soraya avait laissé différents messages oraux et écrits.

— Je lui ai dit que nous étions tous sains et saufs, fit savoir Djamila.

— Je vais lui envoyer un petit message pour lui dire que je suis vivante, déclara Isolde.

Ce soir, elle avait été témoin de la peur qu'un parent peut éprouver quand il sait son enfant en danger. Soraya avait paniqué en apprenant que sa petite sœur avait été victime d'un accident. Isolde, elle, avait tout de suite pensé à Farah, et pas seulement d'un point de vue professionnel.

Elle sentait que les limites entre sa position de kinésithérapeute, celle d'amie et un autre statut, dans lequel les émotions prenaient davantage de place, avaient commencé à se brouiller.

Farah était en train de s'attacher à elle, et elle finirait par souffrir si Isolde continuait à lui donner de faux espoirs en occupant la place d'une figure maternelle de substitution. Mieux valait mettre les choses au clair rapidement plutôt que d'alimenter les fantasmes de la petite fille.

Sans lâcher Farah, Isolde écrivit un texto à Soraya, de sa main libre, pour la rassurer et lui dire qu'ils s'apprêtaient à reprendre la route du palais.

En arrivant, elle serrerait sa sœur dans ses bras, irait se changer et fêterait son mariage avec Raed. Et, le lendemain, elle s'en irait.

7

Amir jeta un coup d'œil à son téléphone et regarda l'heure. Farah et Isolde étaient parties se changer depuis un bon moment. Il espérait qu'elles aient toujours envie d'assister à la soirée, qu'elles n'aient pas eu de contrecoup après l'accident. Farah avait refusé que quiconque autre qu'Isolde l'aide à se préparer. Amir était donc allé se doucher, avait enfilé un costume propre et repassé et était descendu dans la salle de réception. Il attendait, à présent, qu'Isolde et Farah réapparaissent, priant pour que sa fille ait surmonté au mieux les événements de la journée.

Soraya et Raed s'étaient précipités pour les accueillir à leur arrivée au palais. Une fois qu'Isolde et lui les avaient rassurés, ils avaient fini par les laisser aller se changer et étaient retournés à leurs préparatifs. Ils avaient informé les invités de ce qui s'était passé, vantant leur bravoure et leur héroïsme, et avaient insisté pour que la soirée ne commence que lorsque toute la famille serait réunie. Les parents d'Amir avaient fait leur apparition et les personnes présentes écoutaient la musique que le DJ passait, en attendant que tout le monde soit là.

Amir arrêta Soraya qui circulait au milieu de ses hôtes.

— Il vaudrait peut-être mieux que je monte voir ce qui se passe, non ? demanda-t-il, rongé par l'anxiété.

— Ma sœur déteste qu'on la presse. Détends-toi, Amir. Je suis sûre qu'elles ne vont pas tarder. Elle t'aurait informé si elles avaient eu un problème. Ne t'inquiète pas. Je suis sûre qu'elles font leur possible pour que tu les trouves belles.

Elle lui fit un clin d'œil qui ne contribua pas à apaiser sa fébrilité. La situation était déjà suffisamment compliquée sans que toute la famille s'imagine qu'il se passait quelque chose entre Isolde et lui. Le simple fait de le vouloir ne suffisait pas pour que cela soit possible, il était bien placé pour le savoir. Vu de l'extérieur, il était sans doute facile de les voir en couple puisqu'ils passaient déjà beaucoup de temps ensemble et que Farah aimait bien Isolde, avait confiance en elle et se sentait bien en sa compagnie. C'était lui qui avait mis la pagaille dans leurs relations et qui devait maintenant remettre de l'ordre dans sa vie afin de les protéger, sa fille et lui, à long terme.

Il eut la sensation qu'un grand silence tombait sur la salle et leva les yeux. Isolde et Farah venaient de faire leur entrée. Il se figea. Sa fille portait une combinaison bleu layette ornée de papillons irisés brodés et des chaussures assorties à son sac ivoire, ainsi que les ailes de fée qu'Isolde l'avait encouragée à porter. Mais son plus bel accessoire était son sourire.

— J'espère que nous n'avons pas été trop longues, murmura Isolde en poussant le fauteuil de Farah jusqu'à la table.

— Cela en valait la peine, répondit Amir avec la plus grande sincérité.

Il aurait pu rester là toute la nuit à contempler la joie pure qui irradiait de sa fille. L'épisode traumatisant de l'accident semblait n'être plus qu'un mauvais souvenir.

Il embrassa Farah sur la joue et fit de même avec Isolde, le plus naturellement du monde, à ceci près que le contact produisit de nouveau des étincelles, comme lors de leurs précédents rapprochements.

— Ça va ? Je suis présentable ? demanda Isolde en remettant une mèche de cheveux en place avant de lisser sa robe.

— Tu es magnifique ! répondit Amir, sans se forcer tant elle était éblouissante.

Comme toujours. Elle avait défait le chignon qu'elle portait au cours de la journée et ses cheveux tombaient en souplesse sur ses épaules. Elle avait opté pour le maquillage léger habituel, ce qu'il préférait, personnellement, au masque qu'un professionnel du maquillage lui avait placardé sur le visage pour les photographies officielles. Elle était plus elle-même au naturel. Quant à sa robe bleu cobalt, elle était... somptueuse.

— Nous avons fait de notre mieux, dit-elle en se tournant pour qu'il voie les ailes qu'elle avait cousues à sa robe, assorties à celles de Farah.

Isolde se fichait pas mal de ce que pensaient les gens et il l'adorait rien que pour cela. Mais il ne pouvait pas le lui dire. Il se réjouit d'entendre la musique reprendre et de la diversion offerte par Raed et Soraya qui se dirigeaient vers la piste de danse. Car, en dépit de ses réflexions et de la promesse qu'il s'était faite de ne plus embrasser Isolde, il ne pouvait nier qu'il était amoureux d'elle et se demandait ce qu'il pouvait y faire.

Il regarda les jeunes mariés danser sur la piste et envia la simplicité de leur relation. Il aurait voulu qu'Isolde et lui puissent être ensemble, eux aussi, sans que le spectre d'une catastrophe imminente plane sur leurs moindres faits et gestes.

Après la première danse, Raed alla parler au DJ et sourit à Amir. Lequel ne comprit pourquoi que lorsque le DJ appela la demoiselle d'honneur de la mariée et le témoin du marié à se présenter sur la piste de danse. Il se figea avant de prendre conscience qu'il était impossible de décliner l'invitation, d'autant que les convives se mirent à applaudir pour les encourager.

— Va danser avec Isolde, papa, dit Farah.

Il n'avait pas le choix.

— Vous permettez ? fit-il en tendant la main vers Isolde.

Ils avancèrent jusqu'à la piste de danse et se mirent à danser sur le slow que Raed avait choisi, incapables de se dérober aux regards des personnes présentes.

— Je suis content que tu t'amuses un peu, lança Raed en passant près de lui.

Amir lui adressa un sourire légèrement forcé. Il ne s'amusait pas. Ce slow avec Isolde était une torture. Il sentait ses seins contre son torse et ses cheveux caressant sa joue, et cela le rendait fou.

— Désolée, dit Isolde comme si elle lisait dans ses pensées.

Il s'en voulut d'avoir laissé transparaître aussi visiblement son embarras.

— Tu n'as pas de quoi l'être, murmura-t-il en la serrant un peu plus contre lui.

Elle n'y était pour rien s'il ne savait pas gérer ses émotions quand elle se trouvait dans son orbite. D'autant qu'elle lui avait donné un million de raisons de lui être reconnaissant.

— Merci pour tout ce que tu as fait pour Farah, aujourd'hui. Les tenues sont superbes. Tu es vraiment douée. Je ne sais pas depuis combien de temps je n'avais pas vu ma fille aussi heureuse.

Farah était assise avec ses grands-parents, chantait les paroles de la chanson en regardant les gens danser. Elle ressemblait à n'importe quelle petite fille de son âge. La Farah apeurée, luttant pour s'adapter à sa nouvelle vie et à son handicap, redoutant de faire une apparition publique, avait surpris tout le monde par son courage, en cette journée riche en émotions, et par sa joie de vivre recouvrée.

— Je pense que ce changement est dû pour beaucoup à la présence et à l'attention bienveillantes de son père. Il faut du temps pour digérer et accepter tout ce qu'elle a vécu. Je le vois tous les jours dans mon métier.

Il voyait Farah tous les jours, ce qui expliquait peut-être qu'il ne s'aperçoive du changement que maintenant, dans un autre cadre que celui de leur vie quotidienne à Londres. Quoi qu'il en soit, il se réjouissait de la voir redevenir la petite fille pleine de vie qu'elle était avant l'accident. Et, en dépit de ses efforts pour minimiser sa participation dans les progrès de Farah, Isolde y jouait un rôle essentiel.

D'ailleurs, c'est à Farah qu'elle avait pensé en premier lors de l'accident de voiture, et c'est Farah qu'elle était venue réconforter après s'être occupée du motard blessé. Il comprenait sa réticence à se laisser enfermer dans un rôle, il savait aussi pourquoi il redoutait qu'elle occupe une trop grande place dans leur vie mais il avait toutes les peines du monde à l'accepter. Le destin semblait saisir toutes les occasions de les pousser l'un vers l'autre et il sentait sa résistance fondre à chaque instant. Pourquoi devait-il maintenir ces barrières entre eux au lieu de simplement savourer le bonheur d'être avec elle ?

Le slow se termina et une nouvelle salve d'applaudissements retentit. Puis commença une nouvelle musique, plus rapide, qui l'obligea à se détacher d'Isolde.

— Je crois qu'il y a quelqu'un d'autre qui aimerait danser avec toi, dit Isolde en se dirigeant vers Farah.

Elle poussa son fauteuil sur la piste, suivie par tous les invités désireux de se trémousser à leur tour.

Amir avança vers elles mais Isolde l'arrêta d'un geste de la main et se plaça devant Farah.

— Attends, elle a une surprise pour toi, dit-elle.

Amir se demanda ce qui se tramait. De toute évidence, Isolde et Farah ne s'étaient pas contentées de faire de la couture. Il s'écarta, impatient de découvrir quelle surprise elles lui avaient préparée.

Isolde débloqua le repose-pieds et aida Farah à se lever. Amir résista à la tentation d'intervenir pour éviter que Farah ne tombe. Chaque fois qu'elle avait essayé de se lever, pendant les séances de kinésithérapie, la frustration et la déception n'avaient fait que la décourager davantage. Mais il avait confiance en Isolde. Il savait qu'elle ne ferait rien qui soit nocif pour Farah, bien au contraire.

Il regarda Farah se dresser lentement sur ses jambes, puis Isolde s'écarta d'elle. Farah tenait debout, seule, les jambes tremblantes mais son sourire fier et victorieux illuminait toute la piste de danse. Puis elle fit un pas, et un deuxième…

Amir ne put retenir ses larmes. Voilà la surprise à laquelle Farah et Isolde avaient travaillé !

Farah fit quelques pas hésitants mais bien réels, vers lui, sans le quitter du regard. Il ne put s'empêcher de se rappeler ses premiers pas, quand elle avait un an à peine. La même détermination, le même élan de vie la poussaient vers lui.

Les jambes de Farah flageolèrent. Isolde et lui se rapprochèrent d'elle pour la rattraper. Farah se laissa aller dans leurs bras, sans cesser de sourire.

— J'ai marché, papa, dit-elle, sur un ton empli de fierté et d'espoir.

Il sentit à sa voix que ces quelques pas étaient les premiers d'une longue série qui lui permettraient, un jour, de se passer définitivement de son fauteuil roulant.

— Tu marches, ma chérie ! Je suis tellement fier de toi ! s'exclama-t-il en l'embrassant, le visage trempé de larmes.

Le silence qui était tombé dans la salle alors que tous assistaient au miracle fut peu à peu remplacé par des exclamations admiratives.

— Elle a travaillé dur, tu sais, dit Isolde. Et moi, j'ai pris sur moi pour ne pas t'en parler. Elle voulait te faire une surprise.

Il ne lui en voulait pas d'avoir gardé le secret. Au contraire, Farah avait trouvé en Isolde une amie loyale et fiable en laquelle elle pouvait avoir confiance, et cela n'avait pas de prix.

— Je sais. Bravo à toutes les deux. Isolde, est-ce que tu pourrais aider Farah à se tenir sur mes pieds, comme quand elle était petite ?

Isolde aida Farah à placer ses pieds sur ceux de son père et resta derrière elle, les mains posées sur ses hanches, tandis qu'Amir la soulevait pour la soulager du poids de son corps.

Et ils dansèrent ainsi, tous les trois, sans trop se soucier du tempo ni des regards. Amir n'en revenait pas. Il dansait avec sa fille, chose qu'il pensait ne plus jamais pouvoir faire.

L'avenir lui parut soudain plus joyeux, empli de nouvelles possibilités. Il l'attira contre lui et posa les mains dans le dos d'Isolde pour l'inclure dans cette chorégraphie étrange, lente et parfaite.

Lorsque le morceau de musique changea, il prit sa fille dans ses bras et la porta jusqu'à son fauteuil. Puis toute la famille défila pour l'embrasser et la féliciter, entre rires et larmes.

— Farah va aller se coucher, dit-il au bout d'un moment, en la voyant bâiller. Elle a fourni beaucoup d'efforts, aujourd'hui. Il faut qu'elle se repose.

— Tu veux qu'on l'emmène ? demanda Djamila, lui rappelant qu'à Zaki, il n'avait pas à tout faire tout seul, qu'il était entouré et aidé.

— Reste là, papa, dit Farah en regardant alternativement Isolde puis son père.

De toute évidence, elle n'avait pas renoncé à les voir former un couple.

— Profitez un peu de la soirée, lança Djamila avant de quitter la salle avec son mari et leur petite-fille.

Il les regarda s'éloigner, ému de tout ce qui s'était passé en une journée.

— Sur une échelle de un à dix, quel est ton niveau de colère contre moi ? demanda Isolde.

— Zéro, répondit-il. Pourquoi t'en voudrais-je d'avoir rendu sa mobilité, son sourire et son espoir à ma fille ?

— C'est une petite fille très déterminée.

— Elle a de la chance de t'avoir rencontrée. Entre les séances de kiné, la couture et la surprise de ce soir, tu as eu du pain sur la planche !

— Je suis heureuse de la voir heureuse. Que demander de plus ?

Sans s'en rendre compte, Isolde venait de prononcer les mots que prononçaient les parents aimants du monde entier. Mais il ne pouvait pas le lui faire remarquer sans quoi elle prendrait ses jambes à son cou et ne lui adresserait plus jamais la parole.

— En tout cas, Farah et moi te remercions du fond du cœur.

Elle entrouvrit la bouche pour répondre puis se ravisa et, sans prévenir, se jeta à son cou et le serra dans ses bras. Son geste le troubla. Il ressemblait au point final d'une aventure dont il ne voulait pas qu'elle se termine.

— Et si on buvait quelque chose ? dit-il.

Il avait le pressentiment qu'il n'était pas prêt à entendre ce qu'elle avait failli dire et préférait voir l'euphorie de la soirée se prolonger le plus longtemps possible. Il l'entraîna vers le bar. Toutes les personnes qui avaient assisté au miracle de Farah leur adressaient des félicitations et des encouragements. C'était gentil de leur part mais un peu étouffant. Lui aussi était sous le choc et avait besoin de digérer tout ce qui s'était passé.

Il prit deux coupes de champagne apparues comme par enchantement sur le bar et fit signe à Isolde de le suivre. Il se dirigea vers de grandes portes vitrées et sortit sur la terrasse, loin du monde et du bruit.

— J'ai besoin d'air, dit-il en s'asseyant en haut des marches conduisant dans le grand jardin à la française.

Isolde s'assit à côté de lui et prit la coupe qu'il lui tendait.

— Je comprends. Quelle journée !

— C'est vrai. À notre survie ! lança-t-il en levant son verre.

— Je suis désolée de ne pas t'avoir dit, pour Farah, et… tu sais… de t'avoir sauté au cou.

— Arrête de t'excuser. C'était un grand moment. J'ai moi-même éclaté en sanglots devant les progrès de ma petite fille.

— Tout le monde a pleuré, Amir. Ce qui aurait été bizarre, c'est que tu n'aies pas été touché.

— Tu crois que Soraya et Raed l'ont vue ? Ils n'ont d'yeux que l'un pour l'autre.

— Ce n'est pas gentil, dit Isolde en le tapant doucement sur le bras. Soraya et Raed sont heureux.

— C'est vrai. C'en est écœurant, non ? fit-il avant de boire une gorgée de champagne.

— Non, c'est beau, répondit-elle, refusant de s'apitoyer sur leur propre sort.

— Je sais. Je suis simplement jaloux qu'ils puissent être ensemble et pas nous.

Peut-être les événements de la journée avaient-ils baissé ses défenses, et le champagne l'aidait à dire ce qu'il avait sur le cœur sans trop se soucier des conséquences.

— Nous sommes là, fit-elle.

Il posa son verre, prit celui d'Isolde et le posa avant de prendre ses mains dans les siennes.

— Tu comprends ce que je veux dire, Isolde. Nous nous entendons bien, nous nous plaisons et sommes attirés l'un par l'autre, sans quoi nous n'aurions pas envie de nous embrasser comme nous l'avons fait...

— Amir, nous avons déjà parlé de ça. Il faut penser à Farah. Nous savons tous les deux comment cela va se terminer.

Elle colla son front contre le sien.

— Pourquoi faut-il que nous réfléchissions toujours à tout ? Pourquoi ne pouvons-nous pas profiter de la vie comme tout le monde ? Cela fait des semaines que nous essayons de bien nous comporter, en mettant de côté ce que nous désirons vraiment. Quand allons-nous enfin faire ce qui nous plaît ? Pourquoi ne pouvons-nous pas boire un verre et danser sans crouler sous le poids des attentes des autres ?

Il se leva et lui tendit la main. Il en avait assez de tout faire parfaitement et de prendre sur lui pour protéger les sentiments des autres. Pour une fois, il avait envie d'être lui-même, de faire ce que bon lui semblait, de laisser libre cours à ses sentiments.

Il se mit à danser et attira Isolde contre lui. Surprise, elle se mit à rire, ce qui l'encouragea à être impulsif.

Il l'embrassa, parce qu'il en avait envie et savait qu'elle en avait envie autant que lui. La douceur de ses lèvres le récompensa d'avoir osé sortir de sa zone de confort mais le charme fut rapidement rompu quand Isolde s'écarta et le repoussa. Une fois encore, il avait tout fait de travers.

— Je suis désolé...

— Il faut arrêter ça, dit-elle. Le problème, c'est que j'ai toujours très envie de t'embrasser, mais...

— Mais cela ne se reproduira plus, j'ai compris.

Isolde le regarda, les mains posées sur ses hanches.

— Est-ce que tu peux arrêter de répondre à ma place ? J'allais dire que... si nous devons nous embrasser, je préférerais ne pas le faire en public. Si nous devons passer une nuit ensemble, mieux vaut qu'il n'y ait pas de témoins qui se fassent des idées. D'accord ?

— D'accord, répéta-t-il en essayant de comprendre ce qui était en train de se passer.

Isolde le prit par la main et rentra dans le palais.

— Où allons-nous ?

Elle ne répondit pas avant d'avoir atteint le hall d'entrée, de l'autre côté de la salle de réception.

— Il est courant que le témoin du marié et la demoiselle d'honneur de la mariée couchent ensemble, la nuit du mariage, puis n'en reparlent plus jamais.

— Tu veux dire... nous... coucher ensemble... cette nuit ? balbutia-t-il de peur d'avoir mal compris ce qu'elle disait.

— Si tu en as envie, répondit-elle.

— Oui, j'en ai envie.

Incapable d'attendre plus longtemps, il prit son visage entre les mains et l'embrassa avec une fougue trop longtemps retenue.

S'ils ne pouvaient passer qu'une nuit ensemble, autant lui montrer ce qu'il éprouvait en quelques heures, plutôt que de manquer cette occasion à jamais. Personne ne le saurait jamais, donc personne ne se réjouirait ni ne serait déçu. Ce serait leur secret, leur moment. Il aurait préféré que ce moment se prolonge au-delà d'une nuit, mais peut-être qu'il suffirait pour faire comprendre à Isolde qu'ils avaient un avenir à partager.

Maintenant que les choses étaient dites, le risque était grand que la situation dérape. Ils pouvaient enfin laisser libre cours à toutes ces émotions refoulées, tout ce désir retenu depuis des semaines.

— Il vaut mieux aller dans ma chambre avant que des rumeurs se mettent à courir sur le prochain mariage princier.

Elle ne plaisantait qu'à moitié. Elle se réjouissait de pouvoir passer la nuit avec Amir sans avoir de comptes à rendre, sans que sa sœur ou quiconque se fassent des idées sur la nature de leur relation. Elle ne pouvait décemment pas annoncer qu'ils allaient coucher ensemble une fois, simplement parce qu'elle avait des problèmes à s'engager dans des relations traditionnelles.

— Tu as raison. Ne prenons pas de risques inutiles, dit Amir en la prenant par la main.

Ils gravirent les marches presque quatre à quatre. Isolde s'arrêta pour retirer ses escarpins et pouvoir le suivre, pieds nus, dans les couloirs du palais.

Quand Amir avait avoué avoir besoin d'une trêve dans ses devoirs et responsabilités vis-à-vis de ses proches, Isolde s'était réjouie de pouvoir s'autoriser, elle aussi, à agir de nouveau avec insouciance et spontanéité, sans s'obliger à être sur ses gardes, pendant un temps limité. L'attirance avait toujours été forte entre Amir et elle, et, jusque-là, la peur et la culpabilité les avaient dissuadés de passer à l'acte. Elle se sentait enfin libre de faire ce qu'elle voulait avec lui. Rien que cette pensée la fit frissonner.

Elle ne s'attendait pas à ce qu'il lui propose de se lâcher avec lui. Elle ne connaissait pas sa vie privée en détail mais elle était persuadée qu'elle était la première femme avec qui il avait une aventure depuis la mort de sa femme. C'était sans doute un grand pas pour lui, qu'ils n'avaient jamais évoqué. Elle ignorait même s'il en avait conscience. En tout cas, elle n'avait pas envie qu'il accorde à cette parenthèse plus d'importance qu'elle n'en avait. L'idée était d'éviter toute souffrance inutile, pas d'empirer la situation.

Elle s'arrêta devant la porte de sa chambre et le regarda pour s'assurer qu'il n'avait pas changé d'avis et qu'il ne considérait pas cette nuit comme autre chose qu'une relation physique. Ils ne pouvaient se permettre ni l'un ni l'autre de s'engager sur le plan émotionnel, et une aventure sans lendemain était le seul moyen de régler le problème.

— Prêt ? demanda-t-elle sur un ton léger en dépit du sérieux de la situation.

— Prêt, affirma-t-il en plongeant son regard dans le sien, avant de la plaquer contre la porte pour l'embrasser passionnément, les mains parcourant fébrilement son corps.

Elle sentit son inquiétude se dissiper tandis que les mains d'Amir remontaient le long de ses cuisses.

Elle n'avait pas eu de relation depuis longtemps, elle non plus. C'est pourquoi elle ne tenait pas à ce qu'il accorde plus d'importance à ce qui ne serait qu'une liaison d'un soir. En y réfléchissant, il était évident que ce n'était pas le genre d'Amir d'avoir des aventures sans lendemain. Ce n'était pas non plus l'homme à choisir pour une aventure sans lendemain. Ils étaient collègues, son frère venait d'épouser sa sœur, elle était la kinésithérapeute de sa fille… Les implications affectives étaient nombreuses. Sans compter les sentiments qu'elle éprouvait pour lui, en dehors de toute considération familiale.

Elle sentit sa main se faufiler sous sa robe et ne se soucia plus de ce problème.

Ils entrèrent en titubant dans sa chambre et elle lâcha ses escarpins pour avoir les mains libres. Sans cesser de l'embrasser, elle parvint à lui retirer sa chemise et se mit à lui caresser le torse. Amir dégrafa sa robe, et la sensation de ses doigts descendant le long de sa colonne la fit frémir de désir. Une fois débarrassée de sa robe, loin de se sentir vulnérable, elle sentit son excitation redoubler et retira son soutien-gorge. Son cœur tambourinait d'anxiété et d'euphorie mêlées. Le regard d'Amir la faisait se sentir sexy. Elle retira alors le seul vêtement qu'il lui restait et sourit en voyant Amir déglutir. Il l'attira contre lui et se remit à l'embrasser.

Isolde parvint à le débarrasser du reste de ses vêtements jusqu'à ce qu'il ne reste plus rien entre leurs deux corps nus. Amir la souleva et elle enroula ses jambes autour de ses hanches, accrochée à lui comme si sa vie en dépendait. Jamais elle n'avait éprouvé autant de désir pour un homme. Désir qui était mutuel, assurément. Le fait qu'ils l'aient retenu pendant aussi longtemps expliquait sans doute la manière presque animale dont il s'exprimait à présent.

Il lui traversa brièvement l'esprit que l'intensité de leurs échanges était peut-être due aux sentiments qu'ils éprouvaient l'un pour l'autre et qu'ils avaient peur d'explorer. Cette nuit ne serait pas une aventure sans lendemain si les émotions entraient en ligne de compte. Elle le savait mais, ce soir, elle n'avait pas envie de le reconnaître. Elle aurait tout le temps, plus tard, de regretter et de s'en vouloir. Pour l'heure, ils avaient besoin de vivre le moment présent.

— J'ai envie de toi, dit-elle, en sentant la réponse immédiate d'Amir contre elle.

— Maintenant ? demanda-t-il en scrutant son visage en quête d'une confirmation que son corps lui donnait déjà.

— Maintenant, répéta-t-elle en se tortillant contre lui.

Il entra en elle, lui coupant le souffle. Ils se sourirent, comme s'ils venaient de gagner au loto. C'était en tout cas le sentiment qu'elle éprouva en sentant son sexe en elle. Elle enfouit son visage dans son cou et s'abandonna totalement.

— Ça va ? demanda-t-il en lui soulevant le menton.

— Ça va très bien, lui assura-t-elle en retenant les larmes qui menaçaient de gâcher ce moment magique.

Pas d'émotions, se rappela-t-elle. Que du plaisir.

Il se remit à l'embrasser, plus tendrement cette fois, plus lentement, en leur laissant le temps de reprendre leur souffle. Puis, d'une main, il prit appui sur le mur, plaça l'autre sous ses fesses et se mit à bouger en elle. Elle eut l'impression que son cerveau produisait des étincelles et que chaque terminaison nerveuse était stimulée en même temps. Elle frissonna en l'entendant gémir de sa voix grave tout près de son oreille.

Elle aimait entendre ces sons primaires provenant d'un homme toujours très maître de lui-même, en temps normal. Elle aimait voir à quel point il la désirait, à quel point il avait envie d'elle.

Il se détacha du mur et se rapprocha du lit. Elle ne put s'empêcher de se demander quel effet cela ferait de l'avoir tous les soirs dans son lit. C'était un sentiment que Soraya et Raed allaient éprouver pour le restant de leurs jours mais auquel Amir et elle n'avaient pas droit.

C'était injuste mais leur vie n'avait jamais été juste. Le mieux était de profiter du moment présent et d'en garder un souvenir à chérir quand ils se sépareraient.

Le plus dur était l'idée que tout ce qu'Amir lui donnait, toutes les sensations qu'il lui faisait éprouver ne se répéteraient jamais. C'était la première et la dernière fois qu'elle en ferait l'expérience. Si c'était un châtiment pour sa décision de ne pas avoir d'enfants, elle ferait tout pour profiter à fond de sa liberté avant d'être punie.

Si ce devait être la seule occasion qu'ils avaient d'explorer les sentiments qu'ils avaient peur d'admettre l'un et l'autre, Amir voulait qu'elle dure plus longtemps qu'un coup contre le mur. Quoi qu'en dise son corps affamé. Isolde était telle qu'il se l'était imaginée et telle qu'il l'avait redoutée. Elle était belle, sexy, puissante. Le genre de partenaire que tout homme voudrait avoir dans son lit mais que lui seul avait la chance de posséder. Pour cette nuit, du moins.

Quelque chose venait de changer entre eux. Le besoin urgent de s'unir avait été remplacé par quelque chose de plus profond. Il était question d'une aventure sans lendemain, sur laquelle ils traceraient un trait dès que le soleil se lèverait. Pourtant, en regardant Isolde, en éprouvant ce qu'il éprouvait, il se rendait compte qu'il ne s'agissait pas uniquement de sexe. Il avait envie qu'elle sache ce qu'il ressentait, sans nécessairement prononcer de mots ni la faire fuir. Il ferait comme s'il s'agissait d'une attraction purement physique, pour se protéger.

Il était tout à fait conscient des raisons pour lesquelles il valait mieux que l'aventure ne se prolonge pas au-delà d'une nuit mais cela ne l'empêchait pas d'avoir envie de plus. Maintenant plus que jamais. Si seulement Isolde pouvait se voir comme lui la voyait – une femme aimante et adorable que le passé avait malmenée –, elle pourrait peut-être envisager un avenir avec lui. Rien ne garantissait que leur histoire fonctionnerait à long terme, mais Amir avait envie d'essayer plutôt que de renoncer à tout.

Isolde dut percevoir son changement d'humeur et l'embrassa dans le cou puis glissa la main jusqu'à son sexe. Il essaierait de lui parler plus tard. Ce soir, il était question d'action, pas de paroles.

Il se remit à bouger en elle, et sentit la tension monter en lui et en elle jusqu'à l'explosion finale. Il se félicita que la chambre soit un peu à l'écart des autres, étant donné les cris et les gémissements qu'ils venaient d'émettre l'un et l'autre, emportés par la passion. Ils étaient censés garder ce rendez-vous secret, pas en faire une annonce publique.

Il s'allongea près d'Isolde qui le regardait en souriant et déposa un baiser sur ses lèvres.

— Ça va ?

— Ça va très bien, répondit-elle en essayant de reprendre son souffle.

Elle passa la main sur son torse, et ce simple contact l'électrisa, alors même qu'il avait joui et que ses sens étaient saturés de plaisir. Il avait l'impression qu'il ne se lasserait jamais de ses caresses ni de la caresser. Dommage que cela se termine trop tôt.

— J'ai soif, dit-il en se dressant sur ses jambes flageolantes.

Il alla ouvrir le mini-réfrigérateur et prit une bouteille d'eau, la gorge en feu, les lèvres sèches. L'eau fraîche lui redonna l'énergie que ses efforts physiques lui avaient prise.

Il s'assit sur le bord du lit et tendit la bouteille à Isolde qui se mit à boire avidement. Elle poussa un petit cri en renversant de l'eau fraîche sur sa poitrine. Une idée traversa l'esprit d'Amir. Il reprit une gorgée d'eau, suffisamment grosse pour rafraîchir sa bouche, puis se pencha et prit le bout de son sein dans sa bouche.

— Amir ! s'écria Isolde en faisant mine de lui en vouloir alors que, manifestement, elle appréciait son geste.

Il continua à lécher son sein et elle se remit à se tortiller de plaisir, ce à quoi il était déjà devenu accro. Il renversa doucement la bouteille et versa quelques gouttes sur son autre sein, dont le bout durcit. Il se remit à la lécher, sentant le désir jaillir de nouveau en lui, incapable de s'arrêter. Il allait tout faire pour qu'ils se souviennent de cette nuit toute leur vie.

Isolde se réveilla au son de l'eau de la douche et tendit le bras. Le drap, du côté d'Amir, était encore tiède. L'idée de le rejoindre sous la douche lui traversa l'esprit mais son corps refusa de coopérer, à la fois repu et engourdi par leurs frasques nocturnes. Elle se pelotonna sous le drap, le nez dans son oreiller pour sentir son odeur. Elle aurait voulu ne jamais quitter ce lit.

— Bonjour !

La voix grave d'Amir lui fit rouvrir les yeux. Elle le regarda traverser la chambre pour venir jusqu'à elle, nu et mouillé. Il lâcha la serviette avec laquelle il s'essuyait les cheveux et vint se glisser à côté d'elle.

Elle était épuisée mais sentit le désir monter en elle comme s'ils n'avaient encore jamais fait l'amour. Même sur son lit de mort, elle aurait encore envie de lui. Jamais elle n'avait éprouvé les sensations qu'Amir lui avaient fait éprouver. Et pas seulement physiquement. C'était l'intensité de leur connexion émotionnelle qui rendait cette nuit de plaisir aussi exceptionnelle. Elle n'avait pas envie de se lever, sachant que cela marquerait la fin de leur histoire et que jamais plus elle ne partagerait ce genre d'expérience avec lui.

— Bonjour, dit-elle, les lèvres tremblant à l'idée que c'était la première et la dernière fois qu'elle se réveillerait à ses côtés.

Elle l'embrassa pour masquer son émotion, ce qui ne fit qu'accentuer le regret de ne pas pouvoir prolonger ces moments de tendresse.

— Tu sais, j'ai réfléchi..., dit Amir, le corps et le regard emplis d'une tension enjouée dont elle ne mit pas longtemps à comprendre le sens.

Amir prenait cette aventure sans lendemain pour le début d'une relation et c'était exactement ce qu'elle redoutait et ce dont elle l'avait averti dès le départ. Ils étaient censés se séparer en des termes raisonnablement bons parce qu'ils avaient décidé qu'il n'y aurait qu'une nuit. Elle n'avait pas envie que le conflit vienne ternir les souvenirs merveilleux qu'elle en garderait.

— Amir, je sais ce que tu vas dire, mais le fait que nous ayons couché ensemble ne change rien, mentit-elle, consciente que cela avait tout changé pour elle.

Personne d'autre ne lui ferait éprouver ce qu'elle avait ressenti dans ses bras, personne d'autre que lui ne prendrait la place qu'il occupait dans son cœur. Sa vie amoureuse ne s'en remettrait jamais.

— Es-tu en train de me dire que tu n'as pas envie de remettre ça ? Honnêtement ?

Il souriait, probablement parce qu'il connaissait la réponse.

— Tu sais que j'en ai envie, mais ce n'est pas ce que nous avons décidé.

Leur accord était le filet de sécurité qui lui avait donné une excuse pour écouter son désir et s'y abandonner. Elle espérait ne pas avoir à le regretter, quand le temps viendrait de se séparer. Mais jamais elle avait imaginé que cette nuit serait aussi extraordinaire.

Amir se redressa.

— Écoute-moi, Isolde. Soraya et Raed partent en lune de miel mais nous pourrions rester ici quelques jours. Nous ne reprenons le travail qu'à la fin de la semaine.

— J'ai passé une nuit merveilleuse, mais je ne suis pas sûre de pouvoir survivre à plusieurs jours de sexe pur. Sans compter que ta famille va se demander ce qui se passe si nous restons enfermés pour le restant de notre séjour à Zaki.

Elle avait tenté de désamorcer la bombe par l'humour, mais cela ne fonctionna pas.

— Je ne plaisante pas, Isolde. Je te propose simplement de prolonger notre accord de quelques jours.

— Je ne veux pas que Farah paie les pots cassés.

— Nous ne sommes pas obligés de le lui dire. Je demanderai simplement à ma mère si Farah peut dormir dans leurs appartements quelques nuits de plus pour me reposer. Pour être honnête, je n'ai pas beaucoup d'occasions de rester seul.

— Cette proposition indécente se fonde-t-elle sur les mêmes principes, à savoir pas de complications, pas d'attentes ?

Il était très tentant d'accepter de passer un peu plus de temps ensemble s'ils pouvaient continuer à explorer leur incroyable alchimie sans avoir à se projeter dans une relation à long terme. Mais cela paraissait trop beau pour être possible.

— Si je pensais qu'on pouvait vivre heureux tous les trois dans une relation à long terme, j'aurais déjà créé cette opportunité. Mais nous savons tous les deux que ce n'est pas possible. Tu as été claire sur le fait que ni Farah ni moi ne faisons partie de tes projets d'avenir.

Isolde tressaillit face à la franchise de ses mots et se demanda ce qu'il avait compris de ses raisons pour ne pas vouloir s'engager dans une relation sérieuse avec lui.

— Cela n'a rien à voir avec vous, Amir. C'est juste que je ne suis pas faite pour la vie de famille. Quel genre de mère pourrais-je être, alors que je ne suis même pas capable de m'occuper de moi ? Demande à Soraya.

Le sourire d'Amir disparut, remplacé par une expression de perplexité.

— Je n'aime pas t'entendre te dévaloriser de cette manière. C'est vrai que Soraya s'est occupée de toi quand vous étiez petite. Je sais que votre situation a été difficile et que tu en as souffert mais je commence à te connaître un peu, Isolde. Je vois quelle adulte responsable et aimante tu es, que tu en sois consciente ou non. Tu es libre de ne pas vouloir d'enfants, mais tu n'as pas à te déprécier de cette manière pour te justifier auprès de moi.

— Désolée, fit Isolde, contrite.

Amir lui souleva doucement le menton et la regarda dans les yeux.

— Tu n'as pas non plus à être désolée de quoi que ce soit. N'oublie pas que c'est grâce à toi que ma fille remarche ! dit-il en souriant, le regard empli de gratitude.

— Ça, c'est mon travail. Je suis moins à l'aise avec les émotions.

— Je ne suis pas d'accord, mais qu'importe. Si c'est le seul moyen pour que nous passions encore du temps ensemble, j'accepte. Qu'en penses-tu ? Est-ce qu'on peut transformer une aventure sans lendemain en une aventure de quelques jours ?

— Tu penses que c'est possible ?

— C'est tout ce que tu peux me donner, n'est-ce pas ?

— Oui, c'est tout ce que je peux te donner, confirma-t-elle autant pour elle-même que pour lui.

Il fallait être réaliste ou du moins opter pour la solution qui engendrerait le moins de souffrance possible et leur permettrait de tourner la page sans trop de difficulté.

Elle se rapprocha de lui et sentit toutes les cellules de son corps se réveiller à son contact. Elle était consciente de se leurrer en s'imaginant pouvoir se contenter de quelques heures ou quelques jours de plus. En réalité, ils ne faisaient que retarder l'inévitable. Mais elle était trop faible ou trop impliquée pour tout arrêter immédiatement. Comme chez tous les toxicomanes, le sevrage devait être progressif parce qu'une rupture soudaine et définitive provoquerait un choc trop important pour son organisme, après la nuit qu'elle venait de passer avec lui.

8

— Qu'est-ce que tu as envie de faire aujourd'hui, ma princesse ? demanda Amir à sa fille en lui servant un verre de jus d'orange.

Il avait laissé Isolde se doucher et s'habiller et avait rejoint seul le reste de la famille pour le petit déjeuner, afin de ne pas éveiller les soupçons. Il était affamé. Il avait consumé beaucoup de calories.

Il ne s'en plaignait pas, cela dit. Il s'efforça de ne pas sourire chaque fois qu'il imaginait Isolde nue entre ses bras. Comme il aurait aimé partir en voyage de noces avec elle à la place de Soraya et Raed ! Il aurait donné n'importe quoi pour passer quelques jours au soleil, à ne rien avoir à faire d'autre que manger, dormir et faire l'amour.

Il se réjouissait néanmoins qu'elle ait accepté de prolonger leur accord de quelques jours. Il avait l'intention de profiter de chaque instant qui leur était accordé. Et, en dehors de ces moments volés avec Isolde, il passerait du temps avec Farah.

— Tu veux dire, avec toi ? demanda Farah, un large sourire sur les lèvres.

Son cœur se serra. Il repensa aux jours qui venaient de s'écouler et pendant lesquels il lui semblait avoir passé plus de temps avec Fahid qu'avec Farah. Mais ce séjour à Zaki avait un caractère exceptionnel, après l'année qui venait de s'écouler et où il avait passé tout son temps libre, en dehors du travail, à être aux petits soins pour elle.

— Oui, tu mérites bien une journée de vacances, après les efforts que tu as fournis, même si tu as fait tout ça en cachette de ton père ! dit-il, l'air faussement fâché.

— Je voulais te faire une surprise, répondit-elle avant de porter une cuillérée de céréales à sa bouche.

— Pour une surprise, c'était une surprise ! s'exclama Soraya.

— C'est vrai. Tu nous as tous époustouflés, ajouta le père d'Amir, du bout de la table. Nous sommes vraiment très fiers de toi.

Le roi n'était pas du genre à exprimer ses émotions ni à faire des compliments, et son commentaire étonna tout le monde.

Amir se demanda si le fait qu'il soit passé près de la mort lui faisait apprécier davantage la présence des siens. Et s'il était reconnaissant de tous les efforts que chacun avait fournis pour que la monarchie de Zaki ne s'effondre pas en son absence.

S'il avait dit un jour à son fils cadet qu'il était fier de lui, s'il lui avait donné le sentiment d'être suffisamment bien pour la famille dans laquelle il était né, Amir n'aurait pas passé sa vie à essayer de prouver sa valeur ni épousé une femme qui leur plaise plutôt qu'une femme qu'il aime. Il était trop tard pour arranger la situation avec la mère de Farah mais il espérait mettre fin à la relation parents-enfants toxique qui avait empoisonné la famille royale pendant des années.

— Alors ? De quoi as-tu envie ? Manucure et cocktail sans alcool ? Parc d'attractions ?

Cette dernière idée serait plus difficile à concrétiser au pied levé, étant donné qu'il faudrait mettre en place un service de sécurité, mais il estimait qu'il devait bien cela à sa fille, ne serait-ce que pour récompenser son courage et sa persévérance. Cela l'encouragerait aussi pour poursuivre ses efforts.

Il était encore tôt, et il ne voulait pas exercer sur elle de pression trop forte mais il espérait, comme tout le monde autour de cette table, qu'elle recouvrerait un jour l'usage total de ses jambes. Et qu'ils repenseraient à ces longs mois de souffrance comme à un cauchemar dont ils s'étaient enfin réveillés.

La seule chose positive liée à cette période douloureuse était d'avoir rencontré Isolde. Même si le temps qu'il lui restait à passer avec elle était compté.

— Bonjour !

Isolde entra dans la salle à manger et salua tout le monde. Elle était douchée, habillée et pas une mèche de cheveux ne dépassait de sa coiffure. Elle était magnifique, comme toujours, mais il ne put s'empêcher de penser qu'il la préférait nue et ébouriffée, telle qu'il l'avait laissée une demi-heure plus tôt.

— Bonjour ! répondirent-ils en chœur.

Amir prit pour lui le grand sourire qu'elle donna en réponse.

— Isolde, je suis désolée, dit Soraya en se levant au moment où sa sœur s'asseyait. J'ai fini de déjeuner, il faut que j'aille finir de préparer mes bagages. Mais je viendrai te voir avant de partir.

— C'est moi qui suis désolée d'arriver si tard. Je me suis rendormie, expliqua Isolde en bâillant.

— Tu ne t'es pas couchée tard, pourtant. Tu as été dans les premières personnes à partir.

Amir se demanda si quelqu'un avait remarqué sa propre absence et si, le cas échéant, on n'y verrait autre chose qu'une coïncidence. Mais Soraya ne leva même pas les yeux dans sa direction, contrairement à Isolde qui le fixa en plantant sa cuillère dans son pamplemousse.

— Je n'ai pas bien très dormi, je crois que j'étais trop excitée.

Amir faillit s'étouffer avec sa bouchée de toast, qu'il fit passer avec une gorgée de jus d'orange. Lui qui voulait être discret ! Il se sentit rougir et s'imagina que tout le monde le regardait et comprenait ce qui avait empêché Isolde de dormir.

Il releva la tête. La seule personne qui le regardait était Isolde, dont le sourire contenu lui donna envie de retourner sur-le-champ se coucher avec elle.

— Par le mariage ? Ou par les prouesses de Farah ? demanda Soraya en posant les mains sur les épaules de sa sœur.

— Les deux. Ce n'est pas facile de garder des secrets, tu sais.

Isolde jouait avec le feu et quelqu'un risquait d'être brûlé si elle n'y prenait pas garde. C'était elle qui tenait à ce que leur relation reste secrète. Or, les gens risquaient de comprendre qu'elle ne parlait pas de Farah mais de lui.

— On va faire quelque chose de spécial pour fêter les progrès de Farah, hein, ma chérie ? dit-il, ramenant la conversation sur un terrain moins glissant et priant pour qu'Isolde cesse de le taquiner.

Par chance, elle tourna son attention vers Farah et il put se détendre.

— Oh ! Qu'est-ce que tu as prévu ?

Farah réfléchit un moment.

— J'ai envie d'aller à la plage, finit-elle par dire.

C'était un désir tout simple mais auquel il ne s'attendait pas. Depuis l'accident, chaque fois qu'il avait évoqué l'idée d'aller à la plage, Farah avait refusé. Alors que, depuis toute petite, elle adorait se baigner et jouer dans le sable. Peut-être était-ce une nouvelle avancée dans le rétablissement de sa confiance en elle.

— Tout ce que tu veux, ma princesse.

— Le chef vous préparera un panier pique-nique, si vous voulez, proposa Djamila.

— Bonne idée. Farah, fais la liste de tout ce que tu as envie de manger. J'irai voir ce que le chef peut faire, dit Amir.

— Est-ce qu'Isolde peut venir avec nous à la plage ?

L'enthousiasme de Farah était tel qu'il n'eut pas le courage de refuser, de peur d'avoir l'air mesquin.

Non pas qu'il n'ait pas envie qu'Isolde les accompagne ou qu'elle s'immisce dans leur vie de famille. Il se demandait plutôt comment il allait pouvoir dissimuler à sa fille ses sentiments naissants mais intenses pour Isolde.

C'était une chose de se cacher dans l'intimité d'une chambre, c'en était une autre de faire comme si de rien n'était devant tout le monde, comme l'épreuve du petit déjeuner le prouvait. Mais il fallait résoudre le problème avant de faire exploser la dynamique familiale. Il serait difficile de considérer leur histoire comme éphémère si tout le monde était au courant et que les yeux étaient braqués sur eux chaque fois que la famille se réunissait. Un pique-nique à la plage serait un bon test de leur maîtrise d'eux-mêmes.

— Je suis sûre que ton papa a envie de passer la journée rien qu'avec toi, dit Isolde. Je pense que je vais rester ici.

Son empathie était l'une des facettes de sa personnalité qu'il appréciait tout particulièrement. Elle avait beau dire qu'elle était égoïste, il l'avait souvent vue faire passer les sentiments des autres avant les siens, en particulier ceux de Farah.

— Bien sûr que non ! s'exclama Djamila. Profitez de cette belle journée. Raed et Soraya vont partir, nous-mêmes sommes invités, vous n'allez pas rester toute seule au palais !

— Ne vous inquiétez pas pour moi. J'ai l'habitude d'être seule, dit Isolde pour rassurer Djamila.

Mais Amir savait que c'était peine perdue.

— Il n'en est pas question. Vous avez fait tellement pour ma petite-fille et pour mon fils. C'est la moindre des choses.

Djamila se leva, signifiant par là que le débat était clos.

— Dans ce cas, merci. Je me réjouis de vous accompagner, dit Isolde en regardant Farah.

Puis elle lui adressa un regard embarrassé, auquel il répondit par un sourire qu'il voulut rassurant. Elle n'y était pour rien, après tout. De plus, il se réjouissait de pouvoir passer plus de temps avec elle. Ce qu'il redoutait, c'était le moment où elle disparaîtrait de sa vie.

Lorsque la mer apparut au loin, Isolde se demanda laquelle, de Farah ou d'elle, était la plus excitée. Cela faisait des années qu'elle n'était pas allée à la plage. Amir et Farah vivaient pratiquement à l'hôpital depuis un an. Cette journée de plage était donc bienvenue pour chacun d'entre eux. Ils avaient besoin de changer d'air et de faire le plein de vitamine D. Elle avait également conscience que les projets d'Amir de passer la journée avec sa fille ne l'incluaient certainement pas.

Il avait besoin de passer du temps avec Farah, du temps qui ne soit pas uniquement consacré à son handicap, à sa rééducation, à ses progrès. Du temps lors duquel ils pourraient l'un et l'autre se détendre et simplement profiter du moment présent.

Elle n'était pas censée être là. Amir avait clairement posé une limite entre sa vie de famille et leur aventure secrète. Tout ce qui minimisait leurs chances d'être découverts était bienvenu. Même si elle s'était bien amusée, au petit déjeuner, en le voyant devenir rouge tomate quand elle avait fait des allusions à double sens. Mais elle comptait bien se tenir, en présence de Farah.

— On est arrivés, dit Amir en coupant le moteur. Cet endroit appartient à notre famille, nous ne devrions pas être dérangés.

Il descendit de la voiture et sortit le fauteuil roulant du coffre.

Isolde appréciait qu'il s'en charge lui-même alors qu'il avait toute une équipe de gardes du corps et d'employés à sa disposition en permanence, auxquels il aurait pu demander de le faire. En tant que père, Amir tenait à faire tout ce qu'il pouvait pour sa fille. C'était d'ailleurs la raison principale pour laquelle leur aventure prendrait fin avec celle de leur séjour à Zaki.

Isolde n'était pas la femme qu'il lui fallait. Et sa présence réduisait le temps qu'il pourrait consacrer à sa fille. Elle ne voulait en aucun cas compromettre le lien qu'il avait avec Farah, à plus forte raison s'ils n'avaient pas l'intention de faire évoluer leur relation.

Amir installa Farah dans le fauteuil roulant. Elle avait fait des progrès manifestes mais elle avait encore besoin d'assistance. Il faudrait encore beaucoup de temps et d'efforts avant qu'elle ne recouvre sa mobilité totale. Mais elle y parviendrait, Isolde en était certaine. Elle se demandait simplement si elle serait là pour le voir.

La plage n'était pas très longue mais formait une petite alcôve de sable blanc bordée par une rangée d'arbres. Ainsi, les gardes du corps pouvaient-ils garder leurs distances puisque personne ne pourrait venir les déranger sans être vu.

Ils empruntèrent une rampe en bois dont Isolde imagina qu'elle avait été aménagée spécialement pour Farah et son fauteuil roulant. Des chaises longues et des parasols semblaient attendre leur arrivée. Isolde était impatiente de marcher pieds nus dans le sable et d'aller goûter l'eau.

Elle retira ses sandales et se précipita vers le rivage. Elle fit quelques pas dans l'eau et se mouilla le front et la nuque pour se rafraîchir. Lorsqu'elle se retourna, Amir la regardait, la mâchoire crispée, et elle comprit qu'il pensait à la nuit qu'ils avaient passée ensemble. Des images de leurs deux corps enlacés lui vinrent à l'esprit et elle se surprit à compter les heures qu'il lui restait avant de pouvoir être de nouveau dans ses bras. Ce qui ne contribua pas à faire baisser la température de son corps.

— Tu veux de la limonade, Isolde ? demanda Farah en sortant les vivres du panier que les cuisiniers leur avaient préparé.

Elle n'avait pas l'habitude d'être gâtée comme cela mais elle pourrait bien y prendre goût. Elle n'osait pas imaginer son retour à Londres et ses soirées à passer toute seule dans son petit appartement.

— Avec plaisir ! répondit-elle en les rejoignant.

Farah servit la limonade pendant qu'Amir et Isolde emplissaient les assiettes. Une fois rassasiées, Isolde et Farah s'allongèrent confortablement sur leurs transats. Amir, lui, restait assis sur le bord du sien, l'air un peu crispé.

— Tu n'as pas trop chaud, avec ta veste et tes chaussures ? demanda Isolde en retirant sa tunique à fleurs.

Elle sentit le regard brûlant se poser sur son bikini rouge et les parties de son corps qu'il ne couvrait pas.

— Non, ça va, répondit-il d'une voix rauque.

Isolde prit la crème solaire et en enduit les épaules de Farah avant de s'en passer soigneusement sur tout le corps.

— Je vais me baigner, dit brusquement Amir.

Il se leva, se dévêtit puis marcha jusqu'à la mer. Une fois dans l'eau, il fit quelques pas puis se jeta la tête la première et s'éloigna du rivage à la nage.

— Il est loin ! s'exclama Farah, un peu inquiète, en scrutant la mer.

Isolde s'en voulut un peu de l'avoir provoqué. Il y avait chez Amir quelque chose qui lui donnait envie de jouer avec le feu, quand bien même ils avaient décidé de rester discrets.

— C'est un bon nageur, et il va bientôt revenir, dit Isolde autant pour se rassurer elle-même que pour rassurer Farah.

— J'aimerais bien aller me baigner, fit Farah.

— Dans ce cas, on va attendre qu'il revienne.

Farah secoua la tête avec une résolution qui lui rappela son père. Elle comprenait l'envie de la petite fille de se laisser porter par l'eau, et le sentiment de liberté qu'elle éprouverait.

— Bon, passe le bras autour de mon cou et tiens-toi bien, dit Isolde.

Farah n'était pas très lourde, elle était tout à fait à même de la porter jusqu'au rivage puis, une fois qu'elle serait immergée, elle n'aurait plus qu'à la soutenir pour l'empêcher de couler.

Ellc avança dans l'eau, dont la fraîcheur leur coupa le souffle, puis elles s'acclimatèrent. Amir avait fait demi-tour et nageait dans leur direction. Farah lui fit de grands signes, ravie.

— Papa ! Je me baigne ! cria-t-elle, en vain vu la distance à laquelle il se trouvait.

Isolde changea de position, soutenant sous les bras Farah qui flottait, les jambes portées par la mer.

Amir se rapprocha peu à peu.

— Elle est bonne ? demanda-t-il en les rejoignant.

— Je voulais nager, comme toi ! dit Farah, radieuse.

Amir la regarda d'un air un peu inquiet. Isolde intervint.

— Le fait qu'elle flotte soulage la pression sur les membres. Si tu veux, Farah, tu peux essayer de marcher. C'est très bon pour te remuscler.

— Je ne sais pas si je peux...

— Essaie, dit Amir. Essaie de venir jusqu'à moi.

Il ne lui fallut pas plus d'encouragements pour que Farah se lance dans sa direction, les bras tendus vers lui, éclaboussant tout le monde au passage.

— Bravo, ma princesse ! Maintenant, essaie de battre des pieds derrière toi, dit Isolde en la soutenant sous le ventre.

Farah afficha la même détermination que lorsqu'elle s'entraînait en secret pour faire la surprise à son père. Isolde se demanda si Amir était conscient que sa fille l'idolâtrait et s'il voyait tout ce qu'elle faisait pour qu'il soit fier d'elle.

Elle repensa à sa propre enfance et au peu d'implication de ses parents malades, consciente de tout ce à côté de quoi elle était passée. Dans les rares souvenirs qu'elle avait de son père étaient des quintes de toux, des rendez-vous à l'hôpital et des chuchotements derrière des portes closes. Il était trop malade pour venir la voir sur scène, aux spectacles de Noël ou de fin d'année, ou pour venir l'encourager quand elle faisait du sport. Elle avait un vague souvenir d'un jour où sa mère était venue la voir à une fête de l'école primaire, alors qu'elle jouait un ange dans une pièce représentant la Nativité. Mais ni l'un ni l'autre n'avaient été là pendant ses années de lycée. C'est Soraya qui avait dû prendre leur place et occuper leurs fonctions.

Elle avait été privée de ses parents et ne voulait pas que Farah subisse la même chose. La petite fille avait déjà perdu sa mère, elle ne la priverait pas de son père. Cette journée était la preuve qu'Amir et elle étaient incapables de séparer leur prétendue aventure sans lendemain de sa vie de famille. Farah et Amir n'avaient pas besoin qu'elle sème la pagaille dans l'équilibre qu'ils étaient, malgré tout, parvenus à trouver. Elle s'en voudrait si elle restait attachée à eux sans pouvoir être la figure maternelle dont Farah avait besoin ni la femme qu'Amir méritait. Elle n'aurait pas pu rêver d'une meilleure grande sœur que Soraya, mais ni l'une ni l'autre n'avaient vraiment eu de modèles adultes responsables et inspirants. Avec des enfants, Isolde ne saurait pas par où commencer, alors que Soraya avait fait cela pratiquement toute sa vie. Elle n'avait aucune intention de faire subir à Farah ce que ses propres parents lui avaient fait subir.

Farah avait un père aimant. Isolde n'avait pas le droit de l'éloigner d'elle simplement parce qu'elle en avait envie. Leur histoire était vouée à se terminer rapidement. Elle n'était pas douée pour les relations, comme la dernière avec Olly l'avait prouvé. Amir finirait, lui aussi, par découvrir sa vraie nature, une fois qu'il retirerait ses lunettes roses, et il la quitterait. Comme tous les gens auxquels elle était attachée.

En réalité, rester quelques jours à Zaki en se faisant croire que personne ne souffrirait si leur relation demeurait superficielle était une décision égoïste et destructrice. Elle en avait déjà bien profité et ne voulait pas abuser de l'hospitalité de la famille Ayad. Mais ce n'était ni le lieu ni le moment d'engager cette conversation…

— Super, Farah, relève la tête et tape des pieds, dit Amir en reculant pour encourager sa fille à aller plus loin, le cœur sur le point d'exploser de joie et de fierté.

Elle avait fait des progrès phénoménaux, ces derniers mois. Les efforts qu'elle avait déployés en vue de récupérer la mobilité de son corps portaient leurs fruits. Jamais il n'aurait pu imaginer, un an auparavant, quand leur vie avait volé en éclats, que Farah serait capable de faire quelques pas devant toute la famille ou quelques brasses dans la mer.

Il ne l'aurait pas cru non plus si on lui avait dit qu'il rencontrerait une femme qui l'accepterait pour ce qu'il était dans le fond, indépendamment de son statut social ou avec qui il aurait envie de passer la majeure partie de son temps.

Isolde était au cœur de tous les changements importants qui s'étaient produits dans sa vie et dans celle de sa fille ces derniers temps. Il avait résisté de toutes ses forces à l'idée d'une relation stable de peur que cela détourne son attention de sa fille qui avait plus que jamais besoin de lui, mais Isolde se trouvait être là pour Farah autant que lui.

Isolde était manifestement terrifiée à l'idée de s'engager avec un homme qui ait déjà un enfant mais, curieusement, elle était exactement le genre de personne qui convenait aussi à Farah.

La nuit torride qu'il avait passée avec elle n'avait fait que confirmer que l'attirance était forte et mutuelle, et le fait qu'elle accepte que leur liaison secrète se prolonge de quelques jours signifiait qu'elle avait envie de davantage qu'une nuit avec lui. Restait à espérer qu'après ces quelques jours, elle ait envie de tenter d'aller plus loin.

Farah se lança de nouveau vers lui sans se préoccuper de l'eau qui lui entrait dans le nez au passage. Il tendit les bras et prit ses mains dans les siennes tout en continuant à reculer. Elle battait des pieds en éclaboussant Isolde qui n'en revenait pas plus que lui de son endurance et de sa persévérance.

— C'est incroyable, Farah ! s'exclama-t-elle en avançant à ses côtés pour la retenir au cas où elle faiblirait.

Amir se rendait compte qu'Isolde était attachée à sa fille, même si elle refusait de l'admettre. C'était son engagement, la certitude qu'elle faisait tout pour le bien-être de Farah qui l'avaient convaincu qu'il valait peut-être la peine d'essayer d'aller plus loin en tant que couple et peut-être en tant que famille. Il fallait rester prudent et ne pas l'effrayer en prononçant des mots comme « couple », « engagement » ou « famille ». Lui aussi avait peur de faire entrer quelqu'un dans la vie qu'il avait tenté de reconstruire avec Farah, peur que cela menace l'équilibre précaire qu'il essayait de maintenir au jour le jour. Même si

Isolde faisait partie de leur vie depuis quelque temps déjà, le fait qu'elle passe du statut de collègue à celui d'amie puis à celui de partenaire était un grand pas à franchir pour chacun d'entre eux.

En un sens, il était plus facile de n'être qu'avec Farah. Si l'on mettait de côté le handicap de Farah, ainsi que la culpabilité et le chagrin qui le rongeaient. Au moins n'avaient-ils à répondre qu'à lui-même. Il n'avait pas à marcher sur des œufs, à modifier son comportement ni à refréner ses émotions de peur de contrarier l'autre. Tout ce qu'il avait à faire, c'était de se concentrer sur le bien-être et la convalescence de sa fille. Il n'avait pas envie de rester célibataire à vie, pas plus qu'il n'avait aimé vivre avec une femme qui le rabaissait constamment. Isolde était différente.

Quand Farah montra des signes évidents de fatigue, il la prit dans ses bras et la porta jusqu'à la chaise longue. La vue d'Isolde dans son tout petit bikini le torturait, sachant qu'il devrait se retenir de lui sauter dessus tant qu'ils ne seraient pas enfin seuls dans sa chambre.

— Amir, est-ce que je peux te parler ? demanda-t-elle une fois qu'il eut donné sa tablette et ses écouteurs à Farah qui voulait regarder des vidéos sur Internet.

Ils allaient pouvoir avoir une conversation sérieuse sur leur avenir sans que leur libido leur joue des tours. Il se félicita qu'Isolde remette sa tunique à fleurs. Il pourrait ainsi se concentrer sur ce qu'il avait à lui dire, sur la question cruciale qu'il avait à lui poser.

Il la rejoignit et ils se mirent à marcher au bord de l'eau, suffisamment loin de Farah pour qu'elle ne les entende pas tout en gardant un œil sur elle.

— Moi aussi, je voulais te parler, dit-il. Je pense que nous...

Mais Isolde lui coupa la parole :

— Cela ne peut pas fonctionner.

— Je sais. Cela se voit comme le nez au milieu de la figure, que nous sommes ensemble. Nous devrions peut-être nous calmer, tant que nous sommes à Zaki. Mais j'ai envie que nous tentions notre chance, une fois que nous serons rentrés à Londres. En tant que couple, je veux dire.

Isolde écarquilla les yeux.

— C'est impossible, et tu le sais.

— Non, ce que je sais, c'est que tu as peur. Mais je pense que cela vaut la peine d'essayer, même si j'ai une fille.

Il posa les mains sur ses épaules, résistant à la tentation de la serrer dans ses bras et de l'embrasser. Il pourrait tenir quelques jours s'il avait la certitude de pouvoir être avec elle autant qu'ils le voudraient, une fois à Londres.

— Qu'est-ce que tu en penses ?

Isolde secoua la tête. Il eut la sensation qu'on arrachait son cœur de sa poitrine.

— Je t'ai dit que je ne voulais pas. Je ne veux pas que Farah souffre et je ne suis pas sûre de pouvoir vous donner ce que vous attendez de moi, elle et toi. Ce ne serait juste pour personne. Mieux vaut que je m'en aille.

Sur ce, elle tourna les talons avant qu'il ait une chance de réagir. Puis elle alla ramasser ses affaires et remit ses sandales.

— Isolde ! Attends au moins que nous soyons rentrés au palais. On pourra parler de tout cela tranquillement.

Il comprenait sa réticence à s'engager dans une relation avec un père célibataire, elle avait été claire là-dessus, mais il sentait que leur histoire en valait la peine. Si seulement il pouvait l'aider à surmonter ses peurs et à se concentrer sur le moment présent, ils pourraient au moins essayer...

— Non, c'est terminé, Amir. Cela ne sert à rien de nous bercer d'illusions. Je rentre au palais.

— Tu n'as pas à rentrer à pied. Ne te mets pas en danger. Monte dans la voiture. Je t'en prie.

Il se rendait compte que la faire venir à la plage avec eux l'avait mise sous pression, alors qu'elle avait demandé, à mots couverts, à rester seule, peut-être pour réfléchir au calme. Il s'en voulut de l'avoir forcée à faire une chose qu'elle n'avait pas envie de faire. Pas pour le moment, du moins. Par chance, il restait encore quelques jours pour réparer les dégâts avant qu'ils reprennent l'avion pour l'Angleterre. Il voulait garder espoir. Il ne voulait pas la perdre.

— Non, je vais marcher. J'ai besoin d'être seule, dit-elle en se dirigeant vers la route.

Amir eut le sentiment atroce que c'était la dernière fois qu'il la voyait. Il eut envie de la rattraper mais Farah était sur la plage et il ne pouvait pas partir sans elle. Une fois encore, il était déchiré.

Isolde sentit son cœur saigner. C'était douloureux, écrasant, mais elle ne pouvait s'en prendre qu'à elle-même. Elle savait pertinemment les risques qu'elle prenait en se rapprochant d'Amir, mais elle avait repoussé les limites jusqu'au moment où elle n'avait plus pu contenir ses émotions. En conséquence de quoi, elle se retrouvait le cœur brisé.

Elle s'était attachée à Amir, comme à Farah. Elle avait eu envie de faire partie de cette famille mais elle ne correspondait pas à la personne dont ils avaient besoin dans leur vie. Il fallait qu'Amir s'en rende compte et mieux valait percer l'abcès maintenant plutôt que d'attendre que la plaie s'infecte. Elle ne voulait pas abîmer la relation qu'il avait avec sa fille, mais c'était inévitable. Alors autant se retirer maintenant. Amir trouverait une explication à donner à Farah. Ce qu'elle faisait, c'est surtout pour la petite fille qu'elle le faisait.

Cette journée avait ressuscité toutes ses peurs liées à l'engagement. Elle avait pris conscience de la place de plus en plus importante qu'elle occupait dans leur vie et du risque de perturber le lien entre le père et sa fille. Amir et Farah comptaient tous deux sur une jeune femme qui n'avait jamais assumé de responsabilités dans sa vie. Même en cet instant précis, elle était incapable d'assumer ses émotions et s'enfuyait, en dépit de l'amour qu'elle leur portait. Ce qui était la preuve, s'il en fallait une autre, qu'elle était un très mauvais parti.

Puisque Amir ne lui avait pas couru après ni demandé au chauffeur de la suivre, elle en concluait qu'il avait fini par en arriver à la même conclusion. Il était resté auprès de sa fille, et c'était la meilleure solution pour tout le monde. Même si elle se sentait plus seule que jamais.

Des larmes chaudes et salées coulèrent sur ses joues. Sous la semelle fine de ses sandales, les cailloux lui piquaient la plante des pieds. Elle ne put s'empêcher d'interpréter cela comme un châtiment mérité pour sa stupidité. Il n'en demeurait pas moins qu'elle avait besoin d'être seule pour recouvrer un peu de clarté sur la situation. Son histoire avec Amir avait été merveilleuse mais illusoire. Une erreur qu'elle ne pouvait se permettre de commettre de nouveau.

Pour éviter une nouvelle rechute, elle comptait plier bagage et prendre le premier vol pour Londres. Avec un peu de chance, Amir serait trop pris par sa fille pour faire une scène. Maintenant que le mariage avait eu lieu, elle n'était pas censée s'éterniser à Zaki, d'autant que sa sœur n'était plus là. Soraya et Raed étaient partis pour leur lune de miel, ce qui lui permettrait de s'éclipser sans que cela ne fasse trop d'histoires. Elle laisserait un gentil mot à ses hôtes pour les remercier de leur hospitalité car elle risquait de s'effondrer si elle devait les saluer. Jamais elle n'aurait imaginé que des adieux puissent être aussi douloureux.

9

— Comme je suis contente d'entendre ta voix, Isolde ! C'est vraiment bizarre de ne plus pouvoir te parler tous les jours, dit Soraya dans un soupir, à l'autre bout de la ligne.

— C'est toi qui es partie te marier à l'autre bout du monde, je te rappelle, rétorqua Isolde sur un ton léger. En fait, nous sommes tous occupés. Je suis sûre que nous trouverons un moment pour discuter plus longuement.

Isolde éprouva le sentiment familier de culpabilité et de tristesse qui s'emparait d'elle chaque fois qu'on lui rappelait qu'elle n'était pas très disponible pour les autres. Non seulement elle avait laissé Amir, Farah et le reste de la famille Ayad à Zaki, mais elle avait également remis sa démission à l'hôpital de Londres. Et, en attendant de partir, elle faisait tout pour éviter les membres de la famille Ayad. Elle avait fait en sorte qu'un de ses collègues kinésithérapeutes reprenne les séances de rééducation de Farah et de ne pas travailler aux mêmes horaires qu'Amir.

Elle s'était dit qu'un voyage lui ferait du bien, lui donnerait le temps et la distance nécessaires pour se remettre de son chagrin d'amour. À son retour, elle aurait un nouveau travail, rencontrerait de nouvelles personnes. Pourtant, son tour d'Europe ne semblait pas produire les résultats escomptés. Et plus la date du retour approchait, plus elle redoutait de se retrouver sans Amir, Farah et Soraya. Elle ne voulait pas vivre sans famille.

Le voyage avait été agréable mais n'avait rien résolu de ses problèmes. Elle pensait qu'elle apprécierait sa liberté et l'absence de responsabilités. Qu'elle redeviendrait l'Isolde qu'elle était avant Olly. En fin de compte, les boutiques de chocolat en Belgique et la visite du Louvre, à Paris, ne l'avaient pas divertie autant qu'elle l'espérait. En fait, elle avait pris conscience d'à quel point les gens qu'elle aimait lui manquaient.

— Euh... Il faut que je te dise quelque chose, fit Soraya sur un ton sinistre.

Isolde s'attendait à ce qu'elle lui annonce qu'un bébé était en route mais son hésitation lui fit comprendre qu'elle avait plutôt une mauvaise nouvelle à lui annoncer.

— De quoi s'agit-il ? Tout va bien ?

Pendant son voyage en Europe, elle avait très peu parlé à sa sœur, en partie parce qu'elle avait envie d'oublier tout ce qu'elle avait quitté. Amir, en l'occurrence. Elle n'avait pas eu de ses nouvelles depuis son départ et changeait de sujet chaque fois que Soraya mentionnait son nom. Et elle avait réussi à ne pas le croiser à l'hôpital. Elle espérait pouvoir reprendre un jour le travail qu'elle aimait tant et, pourquoi pas, rencontrer un homme qui lui fasse oublier Amir mais, pour le moment, c'était chose impossible.

Soraya prit une profonde inspiration.

— Amir et Farah sont revenus vivre à Zaki.

Isolde employa le silence qui s'ensuivit pour comprendre ce que sa sœur venait de dire.

— Isolde ? Tu es là ? Tu m'entends ? dit Soraya au bout d'un laps de temps qu'elle avait dû trouver trop long.

Il fallait répondre quelque chose. Même si son univers venait d'être de nouveau mis sens dessus dessous.

— Oui, je suis là.

— Il avait besoin d'être entouré. Ce n'est pas simple de s'occuper de Farah tout seul, en plus de son travail. Mais qu'est-ce qui s'est passé entre vous ? J'avais l'impression que vous étiez super proches, tous les trois, et puis, tout à coup, tu es rentrée à Londres toute seule...

Isolde n'aimait pas cacher des choses à sa sœur, mais elle n'avait pas envie de compliquer la situation non plus. Surtout si Amir vivait désormais avec eux tous.

— Qu'est-ce qu'il t'a dit ?

— Rien. Il n'est pas très bavard. En fait, il ne parle guère qu'avec Farah. Et il a le regard éteint. Raed assure qu'il ne l'a pas vu comme ça depuis l'accident. Que s'est-il passé, Isolde ? Il y a eu quelque chose entre vous ?

Isolde sentit qu'elle ne pouvait pas garder le secret plus longtemps.

— Une nuit, voilà ce qui s'est passé.

— Oh ! Isolde..., soupira Soraya sur un ton à la fois déçu et désespéré qui fit grimacer Isolde.

— Il voulait davantage que ce que je suis en mesure de lui donner, dit-elle calmement, alors que la douleur se répandait de nouveau en elle.

— Qu'est-ce qui t'a pris, Isolde ? Amir et Farah ont suffisamment de problèmes comme ça.

— À ton avis, pourquoi est-ce que j'ai disparu de la circulation ? Ils ont besoin de quelqu'un capable d'assumer des responsabilités de parent. Je ne suis pas la bonne personne. Je suis bien trop égocentrique pour ça.

— Tss... Tu dis n'importe quoi. J'ai vu comment tu te comportais avec Farah. Avec Amir aussi, d'ailleurs. Je sais que ce genre d'engagement fait peur. Moi aussi, j'ai tremblé avant d'accepter de sortir avec Raed, mais je suis contente d'avoir tenté ma chance. Si j'étais persuadée que tu ne les aimais pas, je te dirais : « Très bien, passe à autre chose, va voir du pays, sœurette ! » mais j'entends bien à ta voix que tu n'es pas heureuse. Sinon, pourquoi tu m'appelles alors que tu te trouves dans l'une des villes les plus belles et les plus romantiques du monde ?

— Pour avoir un peu de compagnie, répondit Isolde en levant les yeux vers la tour Eiffel scintillant dans la lumière du soir.

Elle donnerait n'importe quoi pour voir le visage de Farah, pour être avec Amir. Elle avait choisi pour destination Paris en espérant secrètement qu'un beau Français la séduirait et l'embrasserait jusqu'à lui faire oublier son histoire avec Amir. En réalité, Amir était le seul homme qu'elle aurait voulu retrouver.

Elle avait fait une erreur monumentale.

À cause de sa peur de traumatiser Farah comme Soraya et elle l'avaient été, petites, elle s'était privée d'une relation avec Amir. Mais, à aucun moment, elle n'avait pris ses propres sentiments en compte. Ni le fait qu'Amir et Farah lui manquaient, ni celui qu'elle était amoureuse d'Amir. C'étaient des vérités trop difficiles à admettre.

C'était peut-être même précisément ce qu'elle avait voulu fuir. Or, la maturité consistait, entre autres, à reconnaître et prendre en considération ses sentiments et ses émotions. Elle ne s'était pas sentie prête, au moment où Amir lui avait demandé de vivre avec elle davantage qu'une aventure. Depuis, la vie sans lui paraissait être un destin bien pire.

Disparaître du jour au lendemain, démissionner, toutes ces décisions prises au pied levé qui lui rappelaient ses années de jeunesse et d'insouciance ne l'amusaient plus, en réalité. La dernière fois qu'elle avait été vraiment heureuse, c'était à la plage, en voyant Farah nager avec son père. C'était avant qu'elle se mette à paniquer à cause de ce qu'elle éprouvait pour lui et prenne ses jambes à son cou.

— Tu veux que je lui dise que tu vas bientôt arriver... ?

Isolde n'en revint pas que sa sœur la connaisse aussi bien. Peut-être même mieux qu'elle ne se connaissait elle-même...

— Hé, Fafa, tu veux venir avec nous au centre ? dit Raed en rejoignant Amir et Farah dans le jardin.

Amir avait jugé bon de faire prendre un peu l'air à sa fille après sa séance de kinésithérapie matinale. Elle se déplaçait encore en fauteuil roulant, la plupart du temps, mais elle faisait des progrès. Le seul problème était le nouveau kinésithérapeute.

Non pas que Sam soit un mauvais kiné. Au contraire, il était compétent, patient et enthousiaste. Mais ce n'était pas Isolde. Farah ne réagissait pas de la même manière avec lui qu'avec elle. Comment le lui reprocher ? Lui-même éprouvait les mêmes sentiments. Personne ne pouvait remplacer Isolde.

— Papa, je peux ?

— Je pensais qu'on pourrait déjeuner ici, dans le jardin, aujourd'hui.

— On déjeune dans le jardin tous les jours, rétorqua Farah en levant les yeux au ciel.

Les choses ne s'étaient pas déroulées exactement comme il l'avait espéré, c'était le moins que l'on puisse dire. Après le départ d'Isolde, il avait tenté de reprendre le cours de sa vie à Londres, entre le temps passé avec Farah et son travail à l'hôpital. Mais la vie avait perdu sa saveur. Farah était contrariée et perdue. Comme lui, quand il avait découvert qu'Isolde avait démissionné de l'hôpital.

Il avait gâché la vie de tout le monde.

Le déménagement à Zaki était censé marquer un nouveau départ. Ici, il avait le soutien de ses proches et ne serait pas seul comme il l'était à Londres. Farah avait changé d'école et s'était fait de nouveaux amis. Lui avait plus de mal à trouver ses marques. Raed et Soraya lui avaient proposé de s'impliquer dans le centre – mais l'ambiance et l'énergie de l'hôpital lui manquaient. Et, plus que tout, Isolde lui manquait.

Elle avait coupé les ponts mais les souvenirs des moments passés ensemble ne cessaient de le hanter. D'après Soraya, elle était partie en voyage – elle se trouvait actuellement à Paris – et profitait de la vie. Il avait eu l'impression qu'elle essayait de lui prouver à quel point elle était un mauvais parti, trop versatile, inconstante, en agissant de manière soudaine et inconsidérée. Mais il n'était pas convaincu. Il savait à quel point elle aimait son métier et à quel point elle s'était attachée à Farah. Il la soupçonnait même d'avoir des sentiments pour lui, ce qui pouvait expliquer qu'elle ait sauté dans le premier avion pour Londres dès qu'il avait suggéré qu'ils transforment leur aventure sans lendemain en histoire plus sérieuse.

C'est aussi ce que Soraya avait sous-entendu, même si elle ne s'était pas étalée sur le sujet. Elle avait simplement dit que sa sœur n'avait pas l'air très heureuse. Ce qui n'avait pas aidé Amir à se sentir mieux. Quand il était rentré à Londres, après le mariage de son frère, il n'avait pas cherché à la recontacter, pensant qu'elle avait besoin de faire le point. Mais si sa décision de ne plus le voir ne la rendait pas plus heureuse, le sacrifice en valait-il la peine ? Ils auraient pu vivre une belle histoire, mais la peur de souffrir les avait fait renoncer avant même d'essayer. Résultat : il n'était pas heureux et il souffrait quand même.

— Je pourrais peut-être venir avec vous, suggéra-t-il à Raed. Je suis sûr que je pourrais trouver de quoi m'occuper au centre.

Le jardinier du palais ne tenait pas vraiment à ce qu'il l'aide à élaguer, désherber ou participe à quelque activité que ce soit qui lui permette de penser à autre chose qu'à Isolde et à ce qu'elle pouvait bien fabriquer à Paris. Il n'avait pas envie de l'imaginer remontant les Champs-Élysées main dans la main avec un bel étranger ou allant dîner dans un bistrot typique…

— En fait, je crois qu'il vaudrait mieux que tu restes ici, dit Soraya en les rejoignant. Nous attendons une livraison.

— Il y a suffisamment de monde au palais pour récupérer un paquet, rétorqua-t-il.

Il ne comprenait pas pourquoi elle recourait à une excuse aussi nulle pour se débarrasser de lui alors que tout le monde savait que les membres de la famille royale ne géraient pas eux-mêmes le courrier et les livraisons.

Raed intervint.

— C'est un paquet pour toi.

Son regard fuyant ne lui échappa pas. De toute évidence, il se tramait quelque chose et personne n'avait envie qu'il soit présent au centre.

— Très bien, je vais rester ici pendant que vous continuez vos petites cachotteries au centre, dit-il en levant les mains.

Il n'avait pas envie de leur mettre des bâtons dans les roues, s'ils avaient décidé de faire quelque chose de spécial avec Farah. Raed et Soraya la faisaient beaucoup participer à leurs activités. Ce qui lui donnait moins mauvaise conscience d'avoir déménagé à Zaki.

— Bon, il faut qu'on y aille. Amir, sans vouloir te vexer, tu devrais aller te raser et te changer, dit Raed en jetant un coup d'œil à sa montre.

Puis il fit un geste à Soraya qu'Amir n'était peut-être pas censé voir.

— Une livraison, c'est ça ! dit-il sans s'adresser à personne en particulier, en regardant le trio de conspirateurs s'éloigner sur la pelouse.

Il tourna la tête et vit son reflet dans la baie vitrée de la maison d'été et convint que son frère avait peut-être raison. Son humeur commençait à déteindre sur son apparence.

L'arrivée d'Isolde à Zaki fut une expérience totalement différente de celle qu'elle avait vécue en tant que membre de la famille royale. Soraya et Raed avaient voulu lui dérouler le tapis rouge mais elle préférait venir en toute discrétion. Elle ne voulait pas débarquer en fanfare et en calèche dorée, au cas où Amir la rejette. Dans cette hypothèse, elle repartirait, dépitée et malheureuse, en traînant sa dignité derrière elle.

Mais la classe économique bondée, la chaleur, le transfert en bus et le chauffeur de taxi se prenant pour un pilote de course lui firent regretter les privilèges dont elle avait bénéficié lors de son premier séjour sur l'île.

Soraya et Raed avaient tout de même anticipé son arrivée au palais et prévenu les gardes, ce qui n'en était pas moins impressionnant pour autant.

Elle aurait aimé se doucher et se changer avant de retrouver Amir. Soraya lui avait dit, par texto, qu'ils emmenaient Farah au centre pour la journée, ce qui leur laisserait un peu d'intimité pour parler. Soraya avait eu beau lui assurer qu'Amir était malheureux sans elle, elle n'était pas persuadée qu'il serait heureux de la voir et encore moins de reprendre les choses là où ils les avaient laissées la dernière fois qu'ils s'étaient vus.

La faire entrer dans sa vie avait été un grand pas pour Amir mais elle n'avait rien trouvé de mieux à faire que de rejeter sa proposition d'aller plus loin. Comment savoir s'il était prêt à la pardonner ? Peut-être que l'éloignement lui avait fait comprendre, au contraire, qu'il l'avait échappé belle.

C'était maintenant à elle de parler franchement, de lui dire qu'elle avait commis une erreur, qu'elle l'aimait et voulait tout reprendre à zéro. Amir déciderait alors si, oui ou non, il était prêt à tenter de nouveau sa chance.

S'il disait non, elle repartirait à Londres dès que possible. Pas question de s'attarder à Zaki s'il ne voulait plus la voir. Dans ce cas, elle n'était pas sûre d'assister aux futures réunions de famille si elle devait subir l'humiliation et la douleur de le revoir, peut-être même un jour, avec une nouvelle partenaire. Ce serait au-dessus de ses forces.

Maintenant qu'elle était là, elle espérait de tout son cœur qu'il voudrait toujours d'elle dans sa vie. Et, si elle était passée à côté de cette opportunité, elle avait l'impression que jamais elle ne s'en remettrait.

Au lieu de se diriger vers l'entrée du palais, elle décida de passer par les jardins. Elle avait besoin d'air. La tête lui tournait. Elle s'approcha d'un banc et s'assit.

— Isolde ? C'est toi ?

Amir apparut devant elle, à contrejour. Les rayons du soleil auréolant sa tête lui donnaient un air éthéré et elle se demanda si elle était en train de délirer. C'est quand il lui prit la main qu'elle comprit qu'il était bien réel.

— Qu'est-ce que tu fais là ? Ça va ? Tu n'as pas l'air dans ton assiette.

— Je n'imaginais pas que...

Tout allait de travers. Dans le scénario qu'elle avait passé et repassé cent fois dans sa tête, elle se présentait à lui, tellement ravissante qu'il ne pouvait pas résister. En réalité, elle était tellement fatiguée et tellement débraillée qu'il semblait presque sur le point d'appeler une ambulance.

— Que se passe-t-il, Isolde ? Je croyais que tu étais à Paris, dit-il en s'asseyant à côté d'elle sans lâcher sa main.

— J'y étais. Mais j'en suis partie pour venir ici.

— Je vois.

Son sourire était aussi renversant que dans son souvenir. Elle se demanda où elle avait trouvé la force de le quitter et, surtout, pourquoi.

— J'ai réfléchi et... Je voulais te revoir.

Elle avait du mal à trouver les mots et redouta qu'ils ne suffisent pas à convaincre Amir du bien-fondé de sa démarche.

— Oh... Est-ce que tu serais, par hasard, la livraison spéciale que tout le monde voulait que je réceptionne en personne ? demanda-t-il, un sourire en coin sur les lèvres.

Au moins ne semblait-il ni en colère ni terriblement déçu de la voir. C'était un début.

— Peut-être. Je suis désolée pour la manière dont les choses se sont passées. Et dont je me suis comportée.

Amir plissa le front. Leur séparation n'était manifestement un bon souvenir pour personne.

— Quand je suis rentré au palais, avec Farah, ce jour-là, tu étais déjà partie. Farah était bouleversée. Moi aussi.

Elle déglutit, sentant la honte s'infiltrer en elle. Il lui avait demandé de rester et elle était partie. Que pensait-il d'elle, depuis ? Elle avait déçu non seulement Amir mais aussi sa fille.

— Je suis désolée. J'ai fait n'importe quoi. Mais j'avais peur que tu me fasses changer d'avis si je restais.

Amir écarquilla les yeux de surprise, comme s'il ne s'imaginait pas qu'elle puisse changer d'avis.

— Tu avais l'air tellement déterminée. J'étais loin d'imaginer que tu puisses changer d'avis. Que tu aies envie de rester avec nous. Avec moi.

Elle sentit son cœur se serrer.

— Je n'avais envie que de ça, mais j'avais peur. J'étais persuadée d'être trop égocentrique, trop immature. Et que Farah et toi aviez besoin de quelqu'un de mûr, d'adulte.

Elle sourit tristement en repensant à sa vie à Londres. Cette période de solitude lui avait au moins montré qu'elle était adulte, qu'elle avait des émotions d'adulte et qu'il ne suffisait pas de partir en vacances au pied levé et de boire des verres de vin français en solo pour les faire disparaître.

— Et maintenant ?

Isolde prit une profonde inspiration pour tenter de chasser l'anxiété qui menaçait de l'engloutir. Qu'était-elle en train de faire ? Était-ce bien le moment d'ouvrir son cœur ? N'était-ce pas la porte ouverte à des souffrances supplémentaires ?

Mais avait-elle le choix ? Si elle décidait de rentrer à Londres sans même essayer, cela la renverrait directement à la case départ sans avoir réglé le problème. Non, elle n'avait pas le choix.

— En fait, je crois que j'avais des sentiments pour toi depuis longtemps. Et la nuit du mariage a réveillé quelque chose de plus fort, en moi, qui m'a fait peur. Je ne suis pas très douée pour les relations à long terme et je ne peux pas te garantir que je serai la femme qu'il te faut ni un bon exemple pour ta fille. Mais jamais je n'ai voulu vous faire de mal, ni à l'un ni à l'autre. Je voulais au moins que tu saches ce que je ressentais.

— Tu ne l'as pas exprimé clairement. Je comprends que tu aies eu peur de t'engager dans une relation sérieuse parce que j'éprouve la même chose. Moi aussi, j'ai peur. Mais garder les choses pour nous est le meilleur moyen de nous faire du mal. Il faut que nous soyons honnêtes et que nous exprimions ce que nous ressentons l'un pour l'autre. Je suis revenu vivre à Zaki avec Farah parce que je ne supportais pas de vivre à Londres sans toi. Car, au cas où tu aies encore des doutes là-dessus, sache que je suis fou de toi. Je t'aime, Isolde.

Elle lui sut gré de prononcer le premier les mots qu'elle avait si peur de prononcer elle-même.

— Moi aussi, je t'aime, Amir. J'avais simplement peur de l'avouer, y compris à moi-même.

Amir se pencha vers elle et l'embrassa. Elle perçut que les tensions accumulées au fil des semaines disparaissaient. Être avec Amir, se sentir en sécurité dans ses bras, était tout ce qu'elle cherchait depuis le début. Elle n'en avait simplement pas pris conscience.

Épilogue

— Ça, c'est la vie que je veux mener, déclara Isolde, allongée sur une chaise longue au soleil.

— Profitons au maximum du calme et du silence tant qu'il y en a, dit Amir en venant s'allonger à côté d'elle.

Isolde posa instinctivement la main sur son ventre arrondi et imagina le chaos qui déferlerait dans leur vie quelques mois plus tard. Ils n'avaient pas prévu d'avoir des enfants aussi vite, mais ce bébé avait été conçu la nuit du mariage de Raed et Soraya.

Contre toute attente, elle qui n'avait jamais voulu avoir d'enfant était aux anges de porter le fruit de leur amour. Et sa relation avec Farah lui avait montré qu'elle était capable d'assumer des responsabilités et d'aimer un enfant. Elle avait beaucoup de chance d'avoir croisé le chemin d'Amir et de Farah. C'était la première fois qu'elle recevait autant d'amour.

— Farah sera une grande sœur merveilleuse, dit-elle.

La fille d'Amir déployait encore plus d'efforts pour pouvoir tenir sur ses jambes afin de jouer le plus tôt possible avec son petit frère ou sa petite sœur. Elle était ravie que son père et Isolde forment enfin le couple dont elle avait rêvé en secret. Elle avait versé autant de larmes de joie que son père quand elle avait appris qu'Isolde était enceinte.

— Et une cousine merveilleuse, ajouta Amir en souriant. La famille va s'agrandir d'un coup.

Peu après qu'Isolde eut fait le test de grossesse qui s'était révélé positif, Soraya avait annoncé que Raed et elle attendaient, eux aussi, un enfant. Isolde et Soraya avaient enfin trouvé la famille qu'elles n'avaient jamais eue. La vie était devenue tellement merveilleuse pour elles deux qu'elle se demandait parfois si elle ne rêvait pas.

Elle tendit la main vers Amir.

— Merci. Je n'ai jamais été aussi heureuse.

Amir sourit et elle sentit son cœur se gonfler. Jamais elle n'avait aimé un homme comme elle l'aimait, lui.

Il se redressa et fouilla dans le sac de plage.

— Qu'est-ce que tu cherches ? demanda-t-elle, prête à l'aider, le cas échéant.

Pour toute réponse, il se leva et vint s'agenouiller entre les deux chaises longues.

— Qu'est-ce que tu fabriques ? Le sable est brûlant.

Il lui présenta un petit écrin qu'il ouvrit devant elle. Le solitaire en diamant et platine étincela au soleil. Isolde cligna des yeux.

— Moi non plus, je n'ai jamais été aussi heureux de ma vie. Isolde Yarrow, est-ce que tu me ferais l'honneur de devenir ma femme ?

Elle décela une ombre d'incertitude dans son regard. La dernière fois qu'il avait suggéré qu'ils aient une relation plus sérieuse, elle avait pris ses jambes à son cou. Cette fois, elle était prête à s'engager, parce qu'elle n'avait plus aucun doute sur le fait qu'ils étaient faits l'un pour l'autre.

— Oui, je serais ravie de devenir ta femme, Amir, s'empressa-t-elle de répondre.

Elle tendit la main et le regarda passer la bague à son doigt. Puis il la serra dans ses bras. Isolde faisait désormais partie d'une famille aimante qui s'agrandissait de jour en jour, et rien ne pouvait la rendre plus heureuse.